Neuromuscular Disorders

简明神经肌肉疾病学

〔美〕拉比·N·塔维尔
〔加〕沙南·韦南斯　　主　编

卢家红　赵重波　　主　译

吕传真　　主　审

天津出版传媒集团

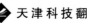

天津科技翻译出版有限公司

著作权合同登记号:图字 02 - 2012 - 137

图书在版编目(CIP)数据

简明神经肌肉疾病学 / (美)塔维尔(Tawil, R. N.)，(加)韦南斯(Venance, S.)主编;卢家红等译. —天津:天津科技翻译出版有限公司，2013.8
书名原文:Neuromuscular Disorders
ISBN 978 - 7 - 5433 - 3240 - 9

I. ①简… II. ①塔… ②韦… ③卢… III. ①神经肌肉疾病 - 诊疗 IV. ①R746

中国版本图书馆 CIP 数据核字(2013)第 121356 号

授权单位: John Wiley & Sons Limited.
出　　版: 天津科技翻译出版有限公司
出 版 人: 刘 庆
地　　址: 天津市南开区白堤路 244 号
邮政编码: 300192
电　　话: 022 - 87894896
传　　真: 022 - 87895650
网　　址: www.tsttpc.com
印　　刷: 高教社(天津)印务有限公司
发　　行: 全国新华书店
版本记录: 787×1092　16 开本　14.75 印张　300 千字　4 页彩插
　　　　　　2013 年 8 月第 1 版　2013 年 8 月第 1 次印刷
　　　　　　定价:58.00 元

(如有印装问题,可与出版社调换)

译者名单

主　译　卢家红　赵重波
副主译　朱雯华　林　洁
主　审　吕传真

译　者
卢家红　复旦大学附属华山医院神经内科
赵重波　复旦大学附属华山医院神经内科
朱雯华　复旦大学附属华山医院神经内科
林　洁　复旦大学附属华山医院神经内科
董继宏　复旦大学附属中山医院神经内科
奚剑英　复旦大学附属华山医院神经内科
罗苏珊　复旦大学附属华山医院神经内科
陆　珺　复旦大学附属华山医院神经内科
岳冬日　复旦大学附属华山医院神经内科
蔡　爽　复旦大学附属华山医院神经内科
黄　莹　上海市第九人民医院神经内科
王　蓓　上海市静安区中心医院神经内科

编 者 名 单

W. David Arnold, Department of Neurology, Division of Neuromuscular Medicine, The Ohio State University Medical Center, Columbus, OH, USA

Steven K. Baker, Department of Medicine, Physical Medicine and Neurology, Neuromuscular Disease Clinic, McMaster University Medical Center, McMaster University, Hamilton, Ontario, Canada

Nikhil Balakrishnan, Wake Forest University Baptist Medical Center, Winston Salem, NC, USA

Richard J. Barohn, Department of Neurology, University of Kansas Medical Center, Kansas City, KS, USA

James Burge, MRC Centre for Neuromuscular Diseases, and National Hospital for Neurology and Neurosurgery, UCLH FT, London, UK

Kate Bushby, Institute of Genetic Medicine, International Centre for Life, Newcastle upon Tyne, UK

Jean-Pierre Bouchard, Department of Neurological Sciences, Université Laval, CHA Hôpital Enfant-Jésus, Québec, Canada

Kristine Chapman, Division of Neurology, University of British Columbia, Vancouver, British Columbia, BC, Canada

Amy Chen, Department of Neurology, University of Rochester, Rochester, NY, USA

Emma Ciafaloni, Department of Neurology, University of Rochester, Rochester, NY, USA

Nigel Clarke, Institute for Neuroscience and Muscle Research, The Children's Hospital at Westmead, Sydney Medical School, University of Sydney, Sydney, NSW, Australia

James C. Cleland, Auckland City Hospital and University of Auckland School of Medicine, Auckland, New Zealand

Maxwell S. Damian, Cambridge University Hospitals Department of Neurology, Addenbrooke's Hospital Neurosciences Critical Care Unit, Cambridge, UK

Mazen M. Dimachkie, Neuromuscular Section, Department of Neurology, University of Kansas Medical Center, Kansas City, KS, USA

Annie Dionne, Department of Neurological Sciences, Université Laval, CHA Hôpital Enfant-Jésus, Québec, Canada

Valentina Emmanuele, Department of Neurology, Columbia University Medical Center, New York, NY, USA

Andrew G. Engel, Department of Neurology, Mayo Clinic, Rochester, MN, USA

Constantine Farmakidis, Columbia University Medical Center, Neurological Institute, New York, NY, USA

Steven A. Greenberg, Department of Neurology, Brigham and Women's Hospital and Harvard Medical School, Boston, MA, USA

Michela Guglieri, Institute of Genetic Medicine, International Centre for Life, Newcastle upon Tyne, UK

Michael G. Hanna, MRC Centre for Neuromuscular Diseases, and National Hospital for Neurology and Neurosurgery, UCLH FT, London, UK

Chad R. Heatwole, Department of Neurology, University of Rochester Medical Center, NY, USA

Michael K. Hehir, Department of Neurology, University of Rochester, Rochester, NY, USA

David N. Herrmann, Department of Neurology, University of Rochester Medical Center, Rochester, NY, USA

David Hilton-Jones, Department of Clinical Neurology, University of Oxford, and John Radcliffe Infirmary, Oxford, UK

Agnes Jani-Acsadi, Department of Neurology, Wayne State University, School of Medicine, Detroit, MI, USA

Nicholas Johnson, Department of Neurology, University of Rochester Medical Center, NY, USA

Petra Kaufmann, National Institute of Neurological Disorders and Stroke (NINDS), National Institutes of Health, Bethesda, MD, USA

Kurt Kimpinski, Department of Clinical Neurological Sciences, University Hospital and London Health Sciences Centre, University of Western Ontario, London, ON, Canada

John T. Kissel, Department of Neurology, Division of Neuromuscular Medicine, The Ohio State University Medical Center, Columbus, OH, USA

Richard A. Lewis, Department of Neurology, Wayne State University, School of Medicine, Detroit, MI, USA

Eric L. Logigian, University of Rochester Medical Center, Rochester, NY, USA

Matthew N. Meriggioli, Division of Neuromuscular Medicine, University of Illinois College of Medicine, Chicago, IL, USA

Hiroshi Mitsumoto, Eleanor and Lou Gehrig's MDA/ALS Research Center, Columbia University, New York, NY, USA

Jacqueline Montes, SMA Clinical Research Center, Department of Neurology, Columbia University, New York, NY, USA

Michael W. Nicolle, Department of Clinical Neurological Sciences, University of Western Ontario, and Myasthenia Gravis Clinic, University Hospital, London, ON, Canada

Kathryn North, Institute for Neuroscience and Muscle Research, The Children's Hospital at Westmead, Sydney Medical School, University of Sydney, Sydney, NSW, Australia

Araya Puwanant, Department of Neurology, University of Rochester Medical Center, Rochester, NY, USA

Catarina M. Quinzii, Department of Neurology, Columbia University Medical Center, New York, NY, USA

Donald B. Sanders, Duke University Medical Center, Durham, NC, USA

Amanda Sherwin, Vancouver Hospital, Vancouver, British Columbia, BC Canada

Christen Shoesmith, London Health Sciences Centre Motor Neuron Diseases Clinic, and University of Western Ontario, London, Ontario, Canada

Rabi Tawil, Neuromuscular Disease Unit, Fields Center for FSHD and Neuromuscular Research, University of Rochester Medical Center, Rochester, NY, USA

Ingrid Tein, Neurometabolic Clinic and Research Laboratory, Department of Pediatrics, Division of Neurology, and Genetics and Genome Biology Program, The Hospital for Sick Children, University of Toronto, Toronto, Ontario, Canada

Pariwat Thaisetthawatkul, Department of Neurological Sciences, University of Nebraska Medical Center, Omaha, NE, USA

Bjarne Udd, Neuromuscular Research Center, University of Tampere and Tampere University Hospital, Tampere; Folkhalsan Institute of Genetics, University of Helsinki, Helsinki; and Department of Neurology, Vasa Central Hospital, Vasa, Finland

Shannon L. Venance, Department of Clinical Neurological Sciences, University of Western Ontario, London, Canada

Matthew P. Wicklund, Department of Neurology, Penn State College of Medicine, Hershey, PA, USA

Douglas W. Zochodne, Department of Clinical Neurosciences, University of Calgary, Alberta, Canada

中译本序

　　神经肌肉疾病是神经系统疾病中最常见、最复杂的一组疾病,其不仅范围宽广(包括肌病、神经-肌肉接头疾病、周围神经病和运动神经元病),而且病因复杂,临床表现多样,治疗困难,是一组神经系统难治性疾病,亦是让临床神经科医生经常烦恼和困扰的一种疾病。

　　随着现代科学技术的迅速发展,神经肌肉疾病的病因、临床表现和治疗措施均有了很大进步。回顾我国神经科医生对神经肌肉疾病的认识过程,从20世纪80年代介绍骨骼肌疾病开始,虽然在格林-巴利综合征的研究方面有了些进展,但对肌肉疾病的分子诊断、基因分析等均在90年代后期才刚起步。近十年来,国内已有6~7个中心开展了肌肉疾病的分子诊断,亦有了为数不少的神经肌肉疾病的相关参考书、图谱的出版和发行。然而,就广大临床神经科医生而言,对神经肌肉疾病的认识范围和水平仍十分有限,因此借助国外经验,快速普及神经肌肉疾病知识为广大读者和患者服务亦是重要的途径。

　　卢家红教授和赵重波副教授多年来一直从事神经肌肉疾病的临床和研究工作,并热心于该学科的教育和普及工作,因此翻译这本《简明神经肌肉疾病学》可谓得心应手。该书分述了肌病、神经-肌肉接头疾病、周围神经病和运动神经元病四个部分,介绍了各组疾病的临床表现、诊断方法、诊疗流程和注意事项等。全书简明扼要,始终贯穿为临床医生服务的宗旨,是一本可用以提高神经科医生对神经肌肉疾病的认识水平、诊断水平和处理能力的参考书。同时,具有很好的指导性和实用性。

　　本书的翻译出版有助于提高我国广大神经科医生对神经肌肉疾病的诊疗水平,亦可为广大内科、骨科、手外科、康复科以及相关学科医生提供参考,同时为广大医疗护理人员提供指导。

译者前言

神经肌肉疾病既罕见又复杂,而且随着分子生物学的不断发展,关于诊断和治疗的各种概念也在不断被重新定义,其知识涵盖面之广、更新速度之快往往令初学者望而却步。但不管怎样,作为神经科医生,在日常工作中无法避免该类患者。即使对于很多目前没有特效治疗的神经肌肉疾病,明确诊断、判断预后、遗传咨询、提供对症支持治疗、陪伴和安慰患者仍是我们的责任。

有关神经肌肉疾病的专业书籍大多篇幅冗长和内容繁多,一般临床医生很难迅速掌握并应用于临床实践。在临床神经科日趋专科化的今天,住院医生具备普通神经科的基本知识和技能尤其不容忽视。通过一本简明扼要的参考书来了解神经肌肉疾病的定义、分类、临床表现、诊断和治疗,是全科医生和神经科住院医生入门的最佳选择,也是译者承担翻译本书工作的初衷。

拉比·N·塔维尔(Rabi N. Tawil)和沙南·韦南斯(Shannon Venance)主编的《简明神经肌肉疾病学》邀请了许多在神经肌肉疾病领域有权威性的临床神经科专家执笔,对各类神经肌肉疾病做了全面而又各有侧重的介绍。本书不仅语言简明扼要,而且在每一章都有清晰的图表重点总结每种疾病的诊断和处理流程,更有特色的是穿插于其中的知识点——"要点和诀窍"及"注意事项"是编者经验的提炼和总结,"基础知识回顾"则简要概括了疾病相关的研究进展,使本书兼具科学性和实用性,对全科医生和神经科医生的临床实践有很强的参考价值。

本书的翻译工作凝集了复旦大学附属华山医院、中山医院、上海市第九人民医院和静安区中心医院多位同仁的劳动结晶,没有他们严谨而辛勤的工作,不可能让这本书得以及时翻译出版。

本书的出版得到了天津科技翻译出版有限公司白玖芳编辑的大力支持和帮助,在此深表谢意。当然,由于水平所限,加之时间紧凑,可能在译文中存在一些缺点和错误,我们诚挚地希望广大读者提出批评并给予指正。

前　言

　　神经肌肉疾病包括获得性和遗传性肌肉、神经、神经-肌肉接头疾病。作为神经肌肉疾病临床医生,我们发现熟悉和掌握这些疾病对所有内科医生来说都很重要。其原因有三:首先,很多获得性神经肌肉疾病是明显可治的,有些可表现为临床急症,因此早期识别非常重要;其次,同样重要的是,现代医学手段在很大程度上改善了很多遗传性神经肌肉疾病患者的生活质量,目前很多遗传性神经肌肉疾病已被认为是慢性疾病,早期发现一些特定疾病的并发症,然后通过干预可以挽救生命;最后,神经肌肉疾病通常涉及多个专科,包括心内科、呼吸科和消化科等,多学科协同治疗已成为此类疾病的标准治疗方式。

　　编写此书的挑战在于如何对神经肌肉疾病这个复杂领域的研究提供易于接受而有用的信息。自 1987 年发现 Duchenne 肌营养不良症的致病基因以来,我们对于遗传性神经肌肉疾病的认识日新月异,此种分子信息量的剧增使一些神经肌肉疾病的诊断和治疗简单化,而使另一些神经肌肉疾病变得复杂化。在基于临床表现进行分类的神经肌肉疾病中,我们已经发现几十种特定基因缺陷造成的疾病,分子遗传学使一些疾病的临床确诊成为可能,但却模糊了另外一些疾病的临床界限,因为不同的基因缺陷可能导致相同的临床表现。更为复杂的是,相同的临床表现既可出现在获得性神经肌肉疾病中,也可出现在遗传性神经肌肉疾病中。

　　尽管分子生物学的分类日益复杂,但神经肌肉疾病的诊断仍以临床为主。如果没有进行 DNA 检测,辅助检查仅有助于缩小鉴别诊断的范围,但很少能确诊疾病。而且,对于临床医生而言,基因检测并不总是可行的,因此准确的病史和详细的查体可为诊断提供最有用的线索。即使在基因检测广泛应用的地方,病史和查体也是决定进行何种 DNA 检测最经济有效的重要手段。现今,在很多情况下会首先进行 DNA 检测来确认临床的诊断猜测,从而使患者避免其他一些不必要的检查。

　　这本教科书对住院医生和非专科医生来说是一本入门性书籍,而实用的编写体例有助于临床医生更好地掌握诊断和治疗神经肌肉疾病的方法。本书共分四部分,叙述了四大类神经肌肉疾病,包括肌病、神经-肌肉接头疾病、周围神经病和运动神经元病。此书涵盖了神经肌肉疾病中的常见病和罕见病,每一章都有文本框重点总结每种疾病诊断和处理的相关信息,并且每章结尾处都有简短的参考文献,为有兴趣继续深入学习的读者提供参考。

　　我们希望编者的"要点和诀窍"以及"注意事项"会对临床实践有所帮助。随着神经肌肉疾病研究领域的日益复杂,除专业学习中心外,某些情况下对特定疾病的确诊很困难。然而,对神经肌肉疾病及其相关并发症了解的越多,就越能更好地为患者服务。

拉比·N·塔维尔

沙南·韦南斯

目　录

第 1 章　神经肌肉疾病的临床诊断步骤 …………………………………… 1

第一部分　肌病 …………………………………………………………… 5

第 2 章　肌病的诊断 …………………………………………………… 7
第 3 章　炎性肌病 ……………………………………………………… 12
第 4 章　中毒性肌病 …………………………………………………… 18
第 5 章　代谢性肌病 …………………………………………………… 25
第 6 章　线粒体肌病 …………………………………………………… 34
第 7 章　Dystrophin 蛋白病 …………………………………………… 41
第 8 章　肢带型肌营养不良 …………………………………………… 46
第 9 章　面肩肱型肌营养不良 ………………………………………… 58
第 10 章　强直性肌营养不良 ………………………………………… 63
第 11 章　眼咽型肌营养不良 ………………………………………… 69
第 12 章　远端肌病 …………………………………………………… 73
第 13 章　肌肉离子通道病 …………………………………………… 78
第 14 章　先天性肌病 ………………………………………………… 85

第二部分　神经–肌肉接头疾病 ………………………………………… 93

第 15 章　神经–肌肉接头疾病概论 …………………………………… 95
第 16 章　重症肌无力 ………………………………………………… 99
第 17 章　肉毒中毒 …………………………………………………… 106
第 18 章　Lambert-Eaton 肌无力综合征 …………………………… 113
第 19 章　先天性肌无力综合征 ……………………………………… 120

第三部分　周围神经病 …………………………………………………… 127

第 20 章　周围神经病的诊断 ………………………………………… 129
第 21 章　遗传性运动感觉神经病 …………………………………… 137
第 22 章　糖尿病性神经病 …………………………………………… 144
第 23 章　中毒性和代谢性神经病 …………………………………… 150
第 24 章　急性炎性脱髓鞘性神经病和变异型 ……………………… 155
第 25 章　慢性免疫介导的脱髓鞘性多发性神经病 ………………… 161
第 26 章　血管炎性神经病 …………………………………………… 168
第 27 章　副肿瘤性神经病 …………………………………………… 173
第 28 章　臂丛神经病及腰丛神经病 ………………………………… 178

第四部分　运动神经元病 ·· 187

第 29 章　运动神经元病概论 ····································· 189

第 30 章　脊肌萎缩症 ··· 195

第 31 章　肌萎缩侧索硬化症 ····································· 201

第 32 章　重症监护室中的神经肌肉疾病 ················· 207

索引 ··· 213

第 1 章

神经肌肉疾病的临床诊断步骤

Shannon Venance，Rabi Tawil

神经肌肉疾病的有效诊断有赖于医生运用临床技巧仔细地进行病史采集及查体。根据临床表现和病史特点提出假设，然后通过查体进一步明确。在进行鉴别诊断和确定所需进行的检查之前，对神经系统病变进行精确定位是神经科的独特之处，只有这样才能获得明确的临床诊断。一旦病史和查体提示周围神经肌肉系统病变，医生需要进一步明确病变是在周围神经、肌肉、神经–肌肉接头，还是在运动神经元。神经肌肉疾病会出现较为复杂的情况，譬如肌萎缩侧索硬化症(amyotrophic lateral sclerosis，ALS)，可同时存在上运动神经元和下运动神经元的症状和体征。诊断神经肌肉疾病的常规做法是逐渐缩小诊断范围，使之反映合理的临床过程以及最有可能的诊断考虑。明确诊断对于不同情况和不同个体具有各自不同的重要意义，其可以指导治疗，了解预后以及潜在的并发症，在某些情况下，还可使患者获得内心的宁静。本章节重点阐述如何进行详细的病史采集和查体，如何应用新的影像和分子诊断技术来获得神经肌肉疾病的诊断信息。

病史采集：提出诊断假设

神经肌肉疾病的临床表现反映了下运动神经元的损害、感觉系统周围部分的损害以及自主神经系统损害，非神经系统病变或中枢神经系统病变也可有相似的主诉。因此，有技巧地采集病史，让患者来描述他或她的疾病过程是明确其是否有神经系统疾病(特别是神经肌肉疾病)的关键。

疾病症状分为阳性症状(如痉挛、抽搐、强直、刺痛、发麻、烧灼感)和阴性症状(如无力、肌萎缩、麻木、共济失调)。值得注意的是，阴性症状常可在查体时发现相应体征，而若只有阳性症状，查体可能完全正常。让患者清晰地说明某种症状的真正含义(例如，麻木其实指的是无力，或发麻，或沉重感)，以及是否和如何影响其日常工作、学习或生活。通常，神经系统病变所致无力的患者会通过描述某种动作费力(如上楼需要扶楼梯扶手)或不能(如因咀嚼困难而不吃牛排或色拉)来代替直接述说"无力"，而系统性疾病如肿瘤、充血性心力衰竭或抑郁症患者常使用"无力"来代表倦怠和乏力。在适当情况下，还需要询问自主神经系统的功能状况。

将起病方式分为急性(数小时至数天)、亚急性(数周至数月)和慢性(数月至数年)，症状演变分为静止、进展、发作或波动。例如，患者出现超过 5 天的急性加重的近端和远端肌无力，并伴有四肢麻木和反射消失，则容易得出格林–巴利综合征或急性炎性脱髓鞘性多发性神经病的诊断。相反，如果相同的症状在数月或数年中以复发、缓解形式存在，则应考虑慢性炎性脱髓鞘性多发性神经病。

后面的章节将重点阐述如何系统地获得疾病相关症状以及诱发因素、加重因素、缓解因素等信息。同样是青少年起病，临床表现为运动不耐受、肌痛、发作性肌红蛋白尿，查体正常的患者，若诱发症状的运动类型不同，诊断也就不同。例如高强度短时运动诱发，且出现较长时间痛性痉挛，则提示糖原累积病；而耐力运动诱发，饥饿或病毒感染加重，则提示为脂质沉积性肌病。仔细询问功能状况、系统疾病、社会关系、职业情况、用药情况（包括草药、保健品、违禁品、酒精和其他潜在毒物接触）以及个人爱好等将为诊断提供有用的线索。若鉴别诊断考虑到遗传疾病，则需要详细询问发育史、三代家谱以及种族渊源和血缘关系等。简单询问其他家庭成员是否有神经或肌肉疾病可能帮助不大。

查体：验证诊断假设

首先根据神经系统查体来进行神经系统精确定位，确定病变是仅仅影响周围神经系统还是同时影响中枢神经系统（例如 ALS、线粒体病、先天性肌营养不良）。系统查体也是常规查体的一部分，因为很多遗传性和获得性神经肌肉疾病会有系统受累的表现，在获得性疾病中，神经系统表现也可能由系统疾病所致。从治疗方面来看，明确有无心脏和呼吸系统受累至关重要。

建议先进行简单的认知筛查。认知功能减退是某些神经肌肉疾病的主要症状，如 Duchenne 肌营养不良症、先天性强直性肌营养不良、线粒体病、ALS 伴额颞叶痴呆，或者继发于某些疾病的并发症（如慢性呼吸衰竭和高碳酸血症所致的意识混乱）。相关的颅神经检查包括眼底（视网膜色素变性是某些线粒体疾病的特点）、瞳孔（重症肌无力不影响瞳孔，而肉毒中毒则使瞳孔固定、散大）、眼睑和眼外肌运动。三叉神经病变可见于干燥综合征或其他周围神经病。面肌无力在很多肌病中表现突出，同时也见于一些遗传性周围神经病，轻微的面肌无力可表现为埋睫不全。神经性耳聋可能是周围神经病和线粒体病的证据。高颚弓是病程较长的遗传性疾病的诊断线索。构音及软腭上提障碍提示第Ⅸ、Ⅹ对颅神经受累。除舌运动外，还需要注意有无舌肌萎缩（舌下神经受累、ALS）、舌体肥大（Duchenne 肌营养不良症、淀粉样变）、舌肌纤颤。在很多肌病和重症肌无力中，屈颈比伸颈肌力更差，但也会有例外。

详细的运动系统检查对诊断很有帮助，因为无力的分布特点是很有价值的信息。在检查肌力前，先仔细观察肌肉有无自发活动（如肌束颤动和肌纤维颤搐）和肌肉容积。肌张力及反射的检查有助于鉴别神经源性抑或肌源

★ 要点和诀窍

出现明显呼吸系统受累，需要考虑

- 急性/亚急性
  - 格林-巴利综合征
  - 重症肌无力
- 慢性
  - 肌萎缩侧索硬化症
  - 酸性麦芽糖酶缺乏症
  - Duchenne 肌营养不良症
  - 强直性肌营养不良

★ 要点和诀窍

出现明显心脏受累，需要考虑

- 心脏传导异常
  - 强直性肌营养不良
  - Emery-Dreyfuss 综合征
- 心肌病
  - Duchenne 肌营养不良症
  - 肢带型肌营养不良
  - Pompe 病（婴儿起病）
  - 线粒体肌病
  - 淀粉样变

★ 要点和诀窍

出现眼睑下垂和（或）眼肌麻痹，需要考虑

- 急性/亚急性
  - 重症肌无力
  - Lambert-Eaton 肌无力综合征
  - 格林-巴利的 Miller-Fisher 变异型
- 慢性
  - 强直性肌营养不良
  - 线粒体病
  - 眼咽型肌营养不良
  - 先天性肌病

改变等可发现早期薄髓纤维或无髓纤维的受累迹象。

定位：确定进一步的鉴别诊断及实验室检查

完成病史和查体后，通常定位诊断就能明确，但也可能定位在周围神经系统的多个部位（如近端对称性无力伴反射消失可能定位于神经、神经-肌肉接头或肌肉），这时就需要实验室检查做进一步区分。

实验室检查：根据临床可能性选择进行

在过去的几年中，医疗费用增长迅速，因此每位医生都有义务根据最有可能的诊断及可能对治疗的影响来决定做哪些检查。神经肌肉疾病一线实验室检查包括肌肉疾病的肌酸激酶（creatine kinase，CK）和促甲状腺激素刺激激素（thyroid-stimulating hormone，TSH）检查；神经-肌肉接头疾病的乙酰胆碱受体抗体、TSH 检查；周围神经病的空腹血糖、糖耐量和血清蛋白免疫固定电泳检查。其他检查需要根据临床表现来选择。例如，对于一个亚急性感觉运动神经病但无结缔组织疾病或其他免疫疾病症状或体征的中年妇女来说，低滴度抗核抗体阳性没有临床意义；但如果临床典型，一些特异抗体、免疫或副肿瘤生物学标志则有诊断意义（例如，高滴度电压门控钾通道抗体可确诊临床诊断的神经性肌强直）。

性损害，并排除上运动神经元损害。直接用叩诊锤叩击肌肉可能诱发出一些对诊断具有重要线索的体征，如涟漪样运动、肌丘及肌强直。系统肌力检查涵盖所有肌群，如肩、肘、腕、指、髋、膝、踝，检查结果可缩小鉴别诊断的范围。以包涵体肌炎为例，早期主要影响股四头肌和指屈肌。最后，观察站姿、步态以及一些功能状况，如举臂过头、足跟行走、足尖行走、单脚跳、蹲位站起、爬楼梯、从地板起身等，常能提供重要的诊断信息。脊柱前凸和鸭步常提示慢性疾病过程，尽管患者主诉症状发作仅有数月。

仔细的感觉检查要求在面部、上肢、下肢和躯干进行针刺觉（±温度觉）和振动觉（±关节位置觉）的检查并确定受累范围。对于有感觉、平衡功能障碍以及共济失调主诉的患者，感觉检查可明确受累类型为单神经、多数单神经、神经丛、神经根、近端、远端或中枢型，例如亚急性手套-袜套样感觉缺失伴腱反射消失而肌力保存者提示为感觉神经病，由此需要反过来追问有无吡哆醇摄入史、眼干和口干史等。大直径感觉纤维受累时，共济运动检查显示 Romberg 征呈阳性并伴辨距不良。以疼痛、烧灼感为主的小纤维神经病变腱反射保存，而影响自主神经小纤维神经病变的划痕征阳性。仔细观察足部的皮肤、营养状况（厚薄、皮温、色泽）及其出汗

对于神经肌肉疾病来说，熟练的电生理诊断技术（神经传导、重复电刺激、肌电图、体感诱发电位、激发实验）非常有用。电生理可帮助明确运动神经元病的下运动神经元受累节段；区分轴索型周围神经病和脱髓鞘性周围神经病；确定具体的神经根或神经丛病变；检测神经-肌肉接头疾病的递增或衰减；以及识别肌病受累的肌群并指导肌肉活检。重要的是，电生理诊断是病史和查体的延续，很少能

单独进行诊断，例如，通过神经传导检查发现的无症状腕部正中神经病变并不能诊断腕管综合征；而低波幅、短时程运动单位电位伴纤颤和正尖波提示炎性、中毒性或遗传性肌病的可能。

目前，临床上可以进行不少疾病的 DNA 检查，特别是遗传性肌病。在某些遗传性肌病如 Duchenne/Becker 肌营养不良症、面肩肱型肌营养不良 (facioscapulohumeral muscular dystrophy, FSHD)、强直性肌营养不良 1 型和 2 型、眼咽型肌营养不良中，基因检查对于明确诊断是合适而非创伤性的，但医生有义务了解所做检查的特异性和敏感性。

肌肉活检在肌病诊断中至关重要，但活检时机、部位、后续的分析和肌肉的其他检查，以及同时进行的皮肤活检和成纤维细胞培养酶活性测定等均应根据诊断需要来进行。据文献报道，应用磁共振结果来指导其他检查的情况越来越多，但其价值是否优于仔细的病史采集和查体还有待明确。另一方面，神经活检在周围神经病诊断中并未广泛应用，但其对血管炎性周围神经病和淀粉样周围神经病的诊断仍很重要。对于神经电生理无法明确的小纤维神经病，一种相对较新的技术——皮肤穿孔活检，通过观察表皮神经支配，对诊断很有帮助。

诊断：归纳整合

最后，需要明确诊断来指导治疗。不同个体有不同需求，有些简单而有些复杂，诊断明确后就可以和患者以及家属进行充分讨论。无论是疗效好的疾病(如格林–巴利综合征、重症肌无力)，还是只能通过教育、规划和解决相应问题等进行支持治疗的疾病(如 FSHD、遗传性周围神经病)，沟通都是建立有效治疗关系的基础。在可能的情况下，建立跨专业的治疗团队将有益于改善患者的生活质量。除药物治疗和手术治疗外，健康的生活方式和行为方式也非常重要。

（卢家红 译校）

参考文献

Amato AA, Russell JA. *Neuromuscular Disorders.* New York: McGraw Hill, 2008.

Dyck PJ, Thomas PK. *Peripheral Neuropathy*, 4th edn. New York: Elsevier Saunders, 2005.

Engel AG, Franzini-Armstrong C. *Myology*, 3rd edn. New York: McGraw Hill, 2004.

Washington University's Neuromuscular Homepage. http://neuromuscular.wustl.edu (a comprehensive, continually updated, reference for all neuromuscular disorders).

第一部分

肌 肉

第 2 章

肌病的诊断

Matthew P. Wicklund

肌病几乎均表现为无力,有时可伴肌痛、挛缩或肌红蛋白尿,偶尔出现慢性呼吸功能障碍或心脏异常。首先需要明确的是:无力可由肌肉、神经-肌肉接头、周围神经抑或运动神经元病变所致,这通常可以通过临床、实验室和电生理检查来评估。一旦明确病变部位是肌肉,接下来的目标就是给出进一步特定的诊断或综合征诊断。最后,如果有治疗办法则开始相应治疗,如果没有有效治疗方法则给予支持治疗。

病史采集和查体将为特定肌肉疾病的诊断提供最有用的线索,进一步的检查,如血尿检查、电生理检查、肌肉活检和基因检查则提供确诊依据。有序的诊断步骤将简化这个过程,通过抽丝剥茧直至获得最可能的诊断。

病史采集和查体

采集病史常从 6 个问题开始。

1. 有什么"阴性"和(或)"阳性"症状

通常阴性症状多见,包括无力、萎缩、易疲劳和运动不耐受。下肢近端无力的患者下蹲、上楼、如厕、从座椅或汽车座位站起困难;上肢近端无力的患者举物、梳头、从橱柜中取物困难;远端无力的患者开罐、转动钥匙、演奏乐器困难,行走时容易绊倒。颅神经支配肌无力可出现吸管无力、吞咽无力、吹口哨无力、吹蜡烛无力、言语不清、眼睑下垂和复视等。

阳性症状包括肌痛、痉挛、肥大、挛缩、强直、涟漪样运动、肌丘、肌红蛋白尿等。尽管肌痛可伴发于线粒体肌病、炎性肌病、中毒性肌病(他汀类)、感染性肌病(病毒)、内分泌肌病(甲状腺功能减退)和代谢性肌病,但有肌痛而无肌力影响者通常提示骨、关节或肌腱病变。肌肉痉挛除见于多发性周围神经病和肌萎缩侧索硬化症外,尚见于脱水、低钠、氮质血症和肌肉水肿,而在肌病中少见。肌肉挛缩反映了肌纤维放松不能,并且其在针极肌电图上是电静息的。肌肉挛缩和肌红蛋白尿可见于某些代谢性肌病。肌强直常见于强直性肌肉疾病,如强直性肌营养不良、先天性肌强直和副肌强直、周期性麻痹和甲状腺功能减退性肌病。涟漪样运动和肌丘不常见,一旦出现则提示小窝蛋白(caveolin)基因突变所致疾病。

2. 起病和临床过程

起病时间很重要,要注意起病是在出生时、儿童期抑或成人后。大部分先天性肌病病程进展缓慢或静止,血 CK 正常或轻度升高。肌营养不良、糖原累积病、线粒体肌病和炎性肌病常在儿童期或青少年期起病。强直性肌营养不良、远端肌病、炎性肌病通常在成人起病。

肌肉无力进展的速度和持续时间也能帮助区分不同肌病。获得性肌肉疾病如皮肌炎、多肌炎的进展以日、周或月来计,而很多遗传性肌病的进展以月、年来计。周期性麻痹和代谢性肌病的无力是间歇性的,而肌营养不良的无力则相对恒定进展。

3. 有无家族史

遗传类型包括常染色体显性遗传、常染色体隐性遗传、X-性联遗传、线粒体遗传(仅母系传递)。当询问家族史时,不能简单询问家庭成员是否有肌肉问题,而要详细询问家庭成员在行走、上楼、吞咽等方面是否有问题,或是否需要辅助器具如手杖、助行器或轮椅等。

4. 有无诱发因素

酒精、激素、他汀类药物、化疗药物均可致无力;而可卡因、酒精、他汀类药物和生肌制剂有可能会造成横纹肌溶解症。寒冷可诱发发作性强直(先天性副肌强直),而高碳水化合物饮食(对于周期性麻痹)或发热(对于肉毒碱棕榈酰基转移酶缺乏)可诱发肢体的无力发作。

5. 其他器官是否受累

明确是否有其他器官受累不仅可以缩小诊断范围,而且可以确保相关专科医生给予患者合适的监测和治疗。Duchenne 肌营养不良症(DMD)、Becker 肌营养不良症(BMD)、Emery-Dreifuss 肌营养不良、肢带型肌营养不良、线粒体肌病、杆状体肌病、糖原累积病、多肌炎和 Andersen-Tawil 综合征可伴心律失常和充血性心衰。酸性麦芽糖酶缺乏、线粒体肌病、多肌炎和一些肌营养不良可早期出现或有明显的呼吸功能障碍。不同器官受累与不同疾病相关,如胃肠功能障碍与儿童皮肌炎及线粒体病,肝肿大与糖原累积病,白内障与强直性肌营养不良,皮疹与皮肌炎,早期的关节挛缩与 Emery-Dreifuss 肌营养不良,周围神经病与 HIV 感染、化疗药,肿瘤与皮肌炎、坏死性肌病等。

> **⚕注意事项**
>
> 尽管肌病本身可致残甚至致死,但对于绝大部分患者来说,其他器官受累往往是最终的致死原因。因此,在肌病患者的治疗中,其他专科医生,特别是心内科和呼吸科医生的参与至关重要。

6. 肌无力的分布

不同肌病有其不同的最初受累肌群,这些肌群包括眼肌、咽喉肌、面肌、呼吸肌、躯干肌、肢体近端肌群或远端肌群。通常,这些肌群中的一组以上会受到影响。确定受累肌群分布可明显缩小鉴别诊断范围。

仔细查体可将患者的无力归于以下 6 种不同的肌群受累方式之一(图 2.1)。

四肢近端无力

"肢带型"是大部分临床医生考虑为肌病的类型,其最常见也最没有特异性。皮肌炎、多肌炎和大部分肌营养不良均表现为此种类型,先天性、线粒体、肌原纤维、内分泌、代谢性和中毒性肌病也多表现为此种类型。然而,病史可帮助缩小诊断范围。炎性肌病常为急性或亚急性起病;出生既存在肌无力,则提示先天性肌病;一个 Gower 征阳性的 6 岁男孩很有可能是 Duchenne 肌营养不良症;近期有服用降脂药史的患者,则可能为中毒性肌病。

四肢远端无力

该类型表现为踝背屈或跖屈无力,腕、指无力,或不同肌群受累的组合。在远端肌病中,Nonaka、Laing 和 Miyoshi 远端肌病在儿童或青年起病,Markesbery-Griggs、Welander 和 Udd 远端肌病在中年或老年起病。肌原纤维病或强直性肌营养不良也可存在明显的远端肌无力。

上肢近端和下肢远端无力

"肩腓型"主要影响肩胛周围肌和小腿前群肌,肩腓综合征、Emery-Dreifuss 肌营养不良和面肩肱型肌营养不良属于此类。

下肢近端和上肢远端无力

这是散发性包涵体肌炎的典型无力类型,股四头肌明显无力和萎缩(图 2.2),同时腕、指屈肌无力。

眼睑下垂和眼外肌麻痹

眼睑下垂伴眼外肌麻痹是少数疾病的特征

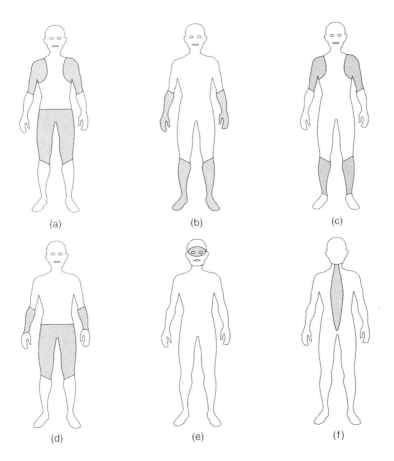

图 2.1　肌无力的分布类型:(a)近端;(b)远端;(c)上肢近端和下肢远端;(d)下肢近端和上肢远端;(e)眼睑下垂;(f)躯干肌。

性表现,如眼咽型肌营养不良和线粒体肌病。尽管患者有眼外肌运动受限,但他们很少主诉有复视。眼睑下垂不伴眼外肌麻痹者可见于强直

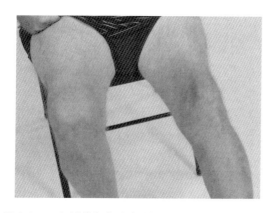

图 2.2　一包涵体肌炎患者明显的股四头肌萎缩——注意其不对称性,左侧萎缩更明显。

性肌营养不良、先天性肌病和肌原纤维病。

躯干肌无力

部分患者临床最突出的症状可能是颈肌无力(孤立性颈部伸肌肌病)或椎旁肌无力(躯干前屈症),这些肌群无力可能是肌病所致,但更多出现于神经-肌肉接头疾病或运动神经元病。患者也可出现脊柱强直,但不是因为无力而是因为中轴结构的挛缩,常见于先天性、Ullrich型和 Emery-Dreifuss 肌营养不良。

最后,部分患者在发作性无力、强直、肌红蛋白尿或疼痛的间歇期可相对无症状,不属于上述任何一种无力分布的类型。这些患者绝大部分是因为肌膜成分或能量代谢异常所致,包括肌强直、周期性麻痹、代谢性肌病和药物摄入等。随着时间推移,部分患者可从发作性无力演

变为进展性无力。

诊断检查

6个问题加上6种无力分布类型可在很大程度上帮助我们缩小诊断范围,决定进一步做什么检查。肌酸激酶(CK)是最有价值的实验室检查,可有助于缩小鉴别诊断范围。明显的CK升高出现于伴肌膜受累的肌营养不良,如Duchenne肌营养不良症、部分炎性肌病、甲状腺功能减退性肌病和横纹肌溶解。相反,CK水平在肌力很差的皮肌炎或甲状腺功能亢进患者中可能相对较低。

神经传导速度(NCV)和肌电图(EMG)可帮助明确肌源性损害并除外其他神经肌肉疾病。周围神经病、神经-肌肉接头疾病和前角细胞病变的临床表现都类似肌病,但NCV/EMG检查可区分这些病变。EMG出现短时程、低波幅运动单位电位,同时募集提早,则提示肌源性损害(图2.3)。EMG还能反映肌群受累的类型、程度、病程,并评估最合适的肌群以指导肌肉活

★ 要点和诀窍

CK受肌肉容积、性别和种族的影响。尽管大部分实验室的CK正常上限在160~240 IU/L,但研究显示种族和性别因素均应该被考虑在内。

分组	组成	正常上限(97.5%)
高	黑人男性	520 IU/L
中	非黑人男性和黑人女性	345 IU/L
低	非黑人女性	145 IU/L

⚓ 注意事项

丙氨酸转氨酶(ALT)和天冬氨酸转氨酶(AST)同时存在于肝脏和肌肉:

● 在肌病中,ALT和AST可随CK相应升高,除非同时有γ-谷氨酰转移酶(GGT)升高,一般不考虑肝损伤。

● 同样,ALT和AST升高但不伴GGT升高,需要考虑肌病的可能,并进一步行CK检查。

检。需要指出的是,部分非活动性肌病的EMG可能正常。单靠EMG不能作出特定疾病的诊断,需要结合病史、神经系统体格检查以及其他实验室检查得出结论。

影像学检查对肌病诊断具有一定价值。CT、肌肉超声和磁共振成像显示肌群受累分布的类型、肌肉及间质受累的严重程度、病程,甚至可能的病理线索。影像学检查的优势在于非创伤性以及同时可评价多组肌群,还能指导选择合适肌群行肌肉活检。

如果临床和电生理特征提示肌病,肌肉活检是合适的确诊手段;如果临床提示是某种可以进行基因检查的肌病,DNA检查应该放在肌肉活检之前进行。选择合适的肌肉进行活检非常重要,严重无力的或肌力正常的肌肉均不适合活检。光镜、电镜、生化及免疫染色可提供有用的诊断线索。典型的肌源性改变包括核内移、肌纤维呈圆形萎缩和肥大、肌纤维分裂、肌纤维变性、坏死(图2.4)。慢性肌病常有结缔组织和脂肪增生,而炎性肌病表现为肌内膜、肌束膜和(或)血管周围的单核细胞浸润。电镜对于先天性肌病、肌原纤维病和线粒体肌病超微结构改变的识别很有帮助。生化分析中特殊酶染色的异常对代谢性肌病和线粒体肌病的诊断至关重要。

不少肌病能进行商业化的基因检测,这需要临床、实验室和电生理的引导。另外,肌肉活检结果可指导进行何种基因检测来明确诊断。明确的基因诊断对于患者获得内心平静、了解预后、预警其他器官受累、作为合适对象备选参加临床试验,以及遗传咨询等都很重要。

本章节所述内容为肌病的诊断提供了一种直接的方法。关于症状、病程、家族史、诱因、其他器官受累、无力分布的6个问题加上6种受累肌群分布类型,可使检查者判断患者属于某种综合征或某种肌病,进一步指导实验室检查、电生理检查、影像学检查、肌肉活检和基因检测,从而最终得出明确诊断,进而指导治疗。接下来的章节将进行详细叙述。在这样的结构框架下,读者可以获得肌病诊断的捷径和专业知识。

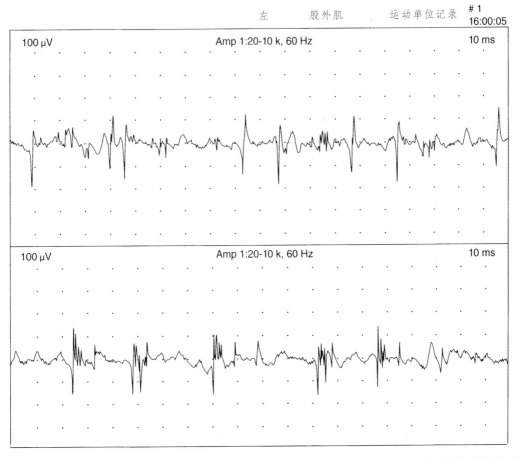

图 2.3　短时限（2~5 ms）、低波幅（50~300 μV）运动单位，其中部分为多相波。这是一名肌病患者轻微收缩时的肌电图，提示早期募集。

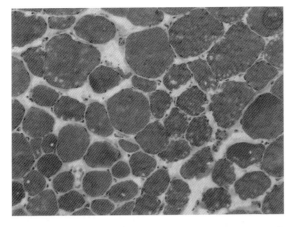

图 2.4　一名肢带型肌营养不良症 2 I 型男孩患者的肌肉活检组织横断面：HE 染色可见明显的肌纤维大小不等，间质内脂肪及结缔组织增生，偶见肌纤维核内移。（见彩图）

（卢家红　译校）

参考文献

Black HR, Quallich H, Gareleck CB. Racial differences in serum creatine kinase levels. *Am J Med* 1986;**81**:479–87.

Carpenter S, Karpati G. *Pathology of Skeletal Muscle*, 2nd edn. Oxford: Oxford University Press, 2001.

Mercuri E, Pichiecchio A, Allsop J, et al. Muscle MRI in inherited neuromuscular disorders: past, present, and future. *J Magn Reson Imaging* 2007;**25**:433–40.

Preston DC, Shapiro BE. *Electromyography and Neuromuscular Disorders*, 2nd edn. Philadelphia: Elsevier, 2005.

Wong ET, Cobb C, Umahara MK. Heterogeneity of serum CK activity among racial and gender groups of the population. *Am J Clin Pathol* 1983;**79**:582–6.

第 3 章

炎性肌病

Steven A. Greenberg

分类和发病机制

炎性肌病是一类部分由免疫系统介导的肌肉疾病。三种发病率最高的亚型分别为皮肌炎、包涵体肌炎和多肌炎。其他类型有重叠综合征（炎性肌病合并其他结缔组织病）、坏死性肌病、嗜酸性肌病以及肉芽肿性肌炎等。对于很多不能归入某一种亚型的炎性肌病，可将其归入非特异性肌炎。

皮肌炎

皮肌炎是一种多系统疾病，主要累及皮肤和肌肉，也可累及肺脏和其他器官。某些皮肌炎病例仅有皮肤受累（无肌炎性皮肌炎）。皮肌炎并非等同于"伴有皮肤症状的多肌炎"，因为两者具有完全不同的病理表现和发病机制。

在皮肌炎患者的皮肤和肌肉活检标本中，可见到大量Ⅰ型干扰素诱导产生的分子，针对其中一种 IFIH1 分子的抗体是新近发现的自身抗体，其对一种主要累及皮肤和肺脏的皮肌炎亚型具有高度特异性。

> **基础知识回顾**
>
> 最新的研究发现，Ⅰ型干扰素通路在皮肌炎中十分活跃，这为开发诊断用生物标记及新的治疗路径提供了可能性。

多肌炎

"多肌炎"这一术语涵盖的疾病范围很广。这组疾病的定义是对称的近端肌肉无力及特定的肌肉活检病理表现，不同专家对于该病的诊断也是"仁者见仁，智者见智"。非特异性肌炎作为替代诊断对很多患者来说更为恰当，多肌炎的异质性造成我们对其发病机制缺乏统一的认识。很多被诊断为难治性多肌炎的病例，实际上是包涵体肌炎。

包涵体肌炎

包涵体肌炎系指中年及老年出现的炎性肌病，表现为特征性的腕屈肌、指屈肌（图 3.1）及股四头肌非对称性无力，并具有特征性的病理学表现（肌纤维周围炎症细胞浸润和镶边空泡）。

目前，对包涵体肌炎中肌纤维损伤的机制了解较少。虽已明确存在肌核异常，但其与肌纤维损伤的关系尚未明确。

临床评估

概述

炎性肌病的诊断及分型基于临床表现、实验室检查及肌肉活检的病理改变。一般而言，起病多表现为急性或亚急性（数周或数月）发展的肌无力（在从较矮的椅子上站起、上下

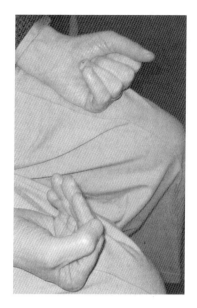

图 3.1　包涵体肌炎表现为不对称的指屈肌无力。图中患者试图双手握拳。

楼梯、迈入出租车，以及进行洗头、刷牙等动作时感到困难，在包涵体肌炎中常表现为抓握物体困难）或皮疹（皮肌炎）。以明显而广泛的肌肉疼痛起病的病例往往不是炎性肌病。而无痛性慢性肌病的表现则需要考虑其他疾病而非炎性疾病，如显著的腰椎前凸和鸭步、面肌受累、翼状肩等。

除血清肌酸激酶（CK）外，其他实验室检查结果对于支持或排除炎性肌病诊断的价值有限。在未经治疗的活动性皮肌炎中，CK 值也可能正常。血清"肝功能指标"——天冬氨酸转氨酶（AST）和丙氨酸转氨酶（ALT），可在炎性肌病或其他肌病中升高；这两种酶存在于肌肉中。一些临床上肌肉无力表现与多肌炎或包涵体肌炎相似的病例可能与 HIV 或 HTLV-1 感染相关，可以考虑进行这两项的检查。检测自身抗体，如抗核抗体、抗组氨酰 tRNA 抗体（Jo-1 抗体）、抗 IFIH1 抗体和抗线粒体抗体 2（Mi-2 抗体），可对疾病的诊治提供帮助。比如，对于 Jo-1 抗体阳性的多肌炎或皮肌炎，应关注是否存在间质性肺病，需进行胸部 CT 和肺功能的评估，应考虑到甲氨蝶呤潜在的肺毒性，对该类病例要避免使用含甲氨蝶呤的治疗。对于考虑结节

病的病例，胸部 CT 检查可有助于判断，同时其也可以作为评估成人皮肌炎是否伴有恶性肿瘤的手段之一。

对于疑诊为炎性肌病的病例，肌肉活检及对所取标本的病理学检查是重要的诊断步骤。一般而言，肌力从轻到中度减退的肌肉最适于活检。肱二头肌和股外侧肌是较常选用的部位，但特殊病例需要个体化考虑。

皮肌炎

儿童与成人均可发病。成人皮肌炎起病主要表现为亚急性、进展性、无痛性近端肌无力或皮疹，或两者均有。青少年皮肌炎的起病可类似于成人，还可能以急性或亚急性发热起病，之后出现皮肤、肌肉，或有时是多系统受累的症状。

皮肌炎的皮肤损害可有多种表现，包括眼睑部向阳性皮疹（紫红斑疹）；面部、颈部、上胸部（V 字征）、上背部（披肩征）、肘部或膝盖皮肤的红色斑疹；指间关节和掌指关节伸面附有鳞屑的紫红色丘疹（Gottron 征）；双手手心和手背皮肤增厚皲裂（技工手）等。在儿童皮肌炎中，皮下钙化是个值得注意的问题，但成人中不常见。包括剧烈瘙痒在内的各种皮肤病变严重降低了皮肌炎患者的生活质量。

四肢近端无力并不能作为皮肌炎的特异性表现而与其他肌病进行鉴别。对于肌肉无力明显不对称或四肢远端（前臂或小腿）显著无力并伴有皮疹的病例，应注意鉴别结节病，该病的临床表现与皮肌炎相似。即使在进展期的皮肌炎，CK 值仍可能在正常范围内，因此血清 CK 值正常不能排除皮肌炎的诊断。对于 CK 值升高的皮肌炎病例，其数值通常会随治疗或复发而降低或升高。

因为成人皮肌炎易合并肺间质性病变和恶性肿瘤，所以对成人皮肌炎病例需要增加一些评估。对于所有皮肌炎患者，需要行肺功能和胸部 CT 检查及抗组氨酰 tRNA 抗体（Jo-1 抗体）检测。6%~45% 的成人皮肌炎合并恶性肿瘤，其危险性随年龄增长而增加，在年龄超过

40 岁的女性患者中尤为明显。对于每一个新诊断为成人皮肌炎的患者,应进行恶性肿瘤的评估。检查项目包括体格检查(皮肤检查、女性乳腺及盆腔的检查、男性睾丸及前列腺的检查)、血液检查(全血细胞计数、肝功能、乳酸脱氢酶、前列腺特异性抗原)、粪隐血、CT(胸部、腹部、盆腔)和结肠镜检查。

　　肌肉活检是诊断皮肌炎的重要步骤。束周萎缩、不存在大量周边有炎性细胞浸润的肌纤维是常规临床研究中最具诊断意义的两个病理特点。束周萎缩是指在肌肉切片 HE 染色中,可见偏深染、蓝染的萎缩变小肌纤维特征性地出现于肌束的边缘(图 3.2)。

> **★ 要点和诀窍**
>
> - 6%~45%的皮肌炎病例合并恶性肿瘤。
> - 对于诊断为皮肌炎的患者,有必要进行恶性肿瘤的评估。

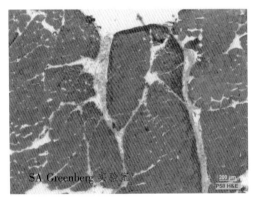

图 3.2　皮肌炎的肌纤维束周萎缩。HE 染色在肌束及肌束膜间可见萎缩而呈蓝染的肌纤维。(见彩图)

包涵体肌炎

　　包涵体肌炎一般在中年及老年以后起病。50 岁以前的发病者占所有病例的 18%~20%,大多为 50 岁以后发病。根据以往的经验,包涵体肌炎的诊断往往在最初症状发生后平均 5~8 年。

　　包涵体肌炎的临床表现与其他炎性肌病不同,以腕屈肌、指屈肌和股四头肌的萎缩和无力为特征性表现, 对怀疑该病的患者做体格检查时应仔细检查这些肌群。将腕伸肌、指伸肌与相应的腕屈肌、指屈肌肌力进行比较,可以发现屈肌受累更加严重,并且肌肉受累不对称(见图 3.1)。值得注意的是,与前臂屈肌相比,三角肌相对完好,这与多肌炎和皮肌炎肌无力的分布有很大不同。胫前肌受累也会比较特异地出现在包涵体肌炎中。吞咽困难是包涵体肌炎中比较重要的问题,有高达约 66%的病例出现吞咽困难。

　　包涵体肌炎的血清 CK 仅中度升高。虽然曾有 CK 值超过正常上限 16 倍的病例报道,但根据研究标准, 仍将诊断标准中 CK 值上限设置为正常上限的 12 倍。

　　肌肉活检显示多个肌纤维周边有炎性细胞围绕,并且较多肌纤维内存在镶边空泡,这两点高度支持包涵体肌炎的病理学诊断。在常规研究中, 包涵体肌炎的炎性细胞在肌肉组织中的分布与多肌炎相似。炎性细胞深入肌束之内,围绕并侵犯正常肌纤维,这与皮肌炎截然不同(图 3.3)。在与多肌炎鉴别方面,包涵体肌炎在光镜下可见较多的镶边空泡,并且存在一些慢性病变的表现,如肥大肌纤维和纤维化。对于症状典型但肌肉活检缺乏炎性细胞浸润或镶边

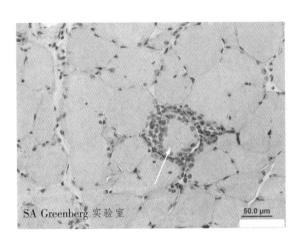

图 3.3　包涵体肌炎中,炎性细胞围绕并侵犯肌纤维(箭头所示)。

> ★ 要点和诀窍
>
> ● 包涵体肌炎肌无力的分布与多肌炎和皮肌炎明显不同。
>
> ● 包涵体肌炎选择性累及腕屈肌、指屈肌和股四头肌，从而造成前臂屈肌凹陷和股四头肌的萎缩。
>
> ● 除特征性的四肢肌无力外，多数包涵体肌炎病例还出现吞咽困难。

空泡的病例，诊断本病比较困难。

多肌炎

某些获得性肌病的肌无力在免疫抑制治疗后出现改善，而随免疫抑制治疗逐渐减量后会复发，临床上缺乏皮肌炎的特征性皮疹和病理学表现。对于这类病例的临床分类比较困难。根据不同的诊断标准，这类病例可能被诊断为多肌炎、非特异性肌炎、坏死性肌病、重叠综合征等。对于亚急性、进展性和对称性四肢近端无力的病例，若不伴有皮疹，肌肉活检有明显炎性细胞浸润大量肌纤维，同时无束周萎缩病理改变，最恰当的分类是多肌炎或非特异性肌炎。不同

研究中所采纳的多肌炎诊断标准使得多肌炎的诊断极富挑战性。由于大多数肢带型肌营养不良和包涵体肌炎可符合现在普遍应用的多肌炎诊断标准，实践中应避免将其误诊为多肌炎。

和皮肌炎一样，多肌炎也可能合并肺间质病变，但其与恶性肿瘤的关系尚未确定。几乎全部进展性多肌炎病例的血清 CK 值有升高。对多肌炎病例，还需进行临床评估并检测血清抗核抗体，以判断是否合并有其他结缔组织病。

治疗

治疗方法概述

包涵体肌炎缺乏有效的治疗手段。考虑到免疫抑制剂疗效不佳且有不良反应，多数专家不推荐使用免疫抑制剂治疗。皮肌炎、多肌炎和坏死性肌病则多采用系统性免疫抑制治疗。对仅有皮肤表现而没有无力症状的皮肌炎患者，可考虑进行系统的免疫抑制治疗，也可选用外用糖皮质激素、外用他克莫司、止痒剂、氯喹或其他药物。大体的治疗路径见图3.4。

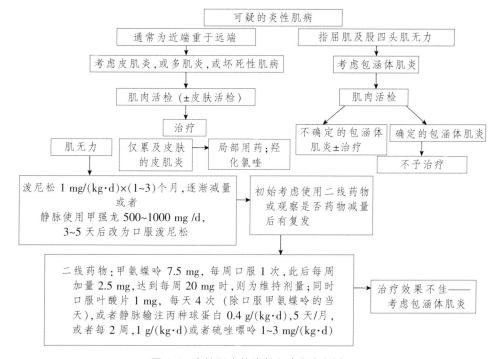

图 3.4　炎性肌病的诊断和治疗流程图。

每种免疫治疗及其相关并发症会在下文进行讨论。总体而言，首先使用大剂量激素控制病情，然后慢慢减量。如果在小剂量时复发，如泼尼松 20 mg 以下，则加大激素剂量，并且加用第二种药物长期使用，代表性药物为甲氨蝶呤或硫唑嘌呤。为避免长期使用激素，还有一些治疗方法可在疾病开始时或早期使用。部分患者仅通过每月静脉输注一次丙种球蛋白即可使病情得到控制。或者在早期将静脉输注丙种球蛋白或甲氨蝶呤与激素同时使用。

预防骨质疏松

糖皮质激素是治疗皮肌炎和多肌炎的一线用药，而骨质疏松是长期使用类固醇激素对人体最严重的不良影响。用药后 3~6 个月即会出现明显的骨质丢失。每天摄入钙 (>1 g/d) 和维生素 D (400 IU/d) 是长期以来被推荐的预防措施。在启动激素治疗当天，越来越多的患者同时应用双膦酸盐，但对于绝经前的妇女应禁用或者慎用，因为其有潜在的致畸性。阿伦膦酸盐 (每周口服 70 mg) 和利塞膦酸盐 (每周口服 35 mg) 均被试验证实有预防糖皮质激素所致骨质疏松的作用。患者需要在清晨空腹时用白水送服，服药后 30 min 内保持直坐或站立位，以避免药物对食管的刺激。其他双膦酸盐药物也可以选用。

感染风险

免疫抑制剂治疗的皮肌炎或多肌炎患者易出现机会性感染，包括金罗维肺孢子虫、军团菌、念珠菌属、曲霉菌、组织胞浆菌、芽生菌和巨细胞病毒等病原体的感染。在最大的病例系列报道中，156 名皮肌炎或多肌炎患者中有 12% 出现机会性感染，其中死亡率为 28%。淋巴细胞计数降低增加了感染风险。预防性使用甲氧苄啶/磺胺甲噁唑 (复方新诺明) 对预防金罗维肺孢子虫肺炎有效，剂量为每周 3 次，每次 1 片双倍强度药片。所有接受两种或两种以上免疫调节治疗的患者应考虑使用。

在开始治疗前，应回顾患者是否有结核病史，并对患者进行胸部摄片检查，若提示既往有结核感染，应做结核皮肤试验。对于有结核病史或者 PPD 试验阳性的患者，应在免疫抑制治疗的同时给予异烟肼治疗。

糖皮质激素

应用糖皮质激素治疗有很多种方案，但对成人患者而言，经典方案是口服泼尼松 1 mg/(kg·d)，直至肌力出现明确而满意的好转。一般需持续 1~3 个月。之后以每月递减 10 mg 的速度缓慢减量，这样在治疗开始的 6 个月后，剂量已减至每天 20 mg。根据不同患者对治疗的不同反应，其治疗需要做具体调整。其他方案包括早期大剂量静脉冲击治疗 (甲强龙 1 g/d 持续 3~5 天) 用于危重患者，每周单次快速静脉注射用于青少年皮肌炎的强化治疗，以及隔天代替每天给药的治疗方案等。

关于激素隔天给药和每天给药的利弊尚无定论。在一项多肌炎的非对照研究中，针对这两种给药方式进行了比较，表明隔天给药带来的副作用较少。但这项研究没有在相同剂量下进行比较，也没有对被选入每天给药组并维持每天给药的患者的疾病严重程度进行控制。在一项关于肌肉疾病 (Duchenne 肌营养不良症) 的对照研究中，提出在剂量相等的情况下，两种给药方式的副作用没有差异。一些针对其他疾病的研究也显示，每天接受激素治疗的患者的骨量丢失与隔天给药相比并没有区别。

甲氨蝶呤

甲氨蝶呤通常用于减少激素用量。其有潜在的肺毒性，因此在使用前排除肺间质性病变十分重要。对皮肌炎和多肌炎患者需进行胸部 CT 和肺功能检查，并检测血清的 Jo-1 抗体，有阳性结果者应避免使用甲氨蝶呤。甲氨蝶呤的用法是每周 1 次，总量分次给予。常用的方案是初始每周口服 7.5 mg (分 3 次，每次 2.5 mg，每两次服药间隔 12 h)，然后以每周增加 2.5 mg 的速度加大剂量，直至每周剂量达 20 mg。肌肉注射剂量较大，但一般不超过每周 40 mg。服药期间应同时补充叶酸，除当天服用甲氨蝶呤外，每天均应口服 1 mg 叶酸。甲氨蝶呤的主要不良反应是脱发、口腔炎、感染、贫血和肝肾毒性。

> **⚠ 注意事项**
>
> 　　因为甲氨蝶呤对肺脏具有潜在的毒性，对于同时存在炎性肌病和肺间质性病变的患者，应避免使用甲氨蝶呤。

硫唑嘌呤

　　和甲氨蝶呤一样，硫唑嘌呤长期用药的不良反应比糖皮质激素轻微。硫唑嘌呤起效慢，其作用达峰的时间也很长。由于该药发挥功效有很长的延迟，故应早期注意患者的最大耐受剂量，通常是每天口服 2.5~3 mg/kg，同时注意监测骨髓抑制情况和肝脏毒性。建议每月监测一次血常规、肝功能和血淀粉酶，检查结果允许淋巴细胞轻度减少。硫唑嘌呤用药可从每天 50 mg 的初始剂量开始，一次或分两次口服，之后每过一周增加日剂量 50 mg。少数患者会出现腹痛、恶心，有时可伴胰腺炎，对这些出现不容忽视的副作用的少数患者，应停止使用该药，并在以后也避免使用。

静脉输注丙种球蛋白

　　对于希望更快改善症状的严重病例，静脉输注丙种球蛋白可以作为初始治疗手段。针对其他的一些难治病例，或者为减少激素的长期使用，静脉输注丙种球蛋白有时会被作为维持治疗的手段。静脉输注丙种球蛋白的方法为：首次治疗总剂量 2 g/kg，分 2~5 天连续静注，之后按每月 1~2 g/kg 的总剂量，每 2~4 周重复输注。

其他免疫调节治疗

　　与其他免疫介导的神经系统疾病类似，还有很多免疫调节治疗可用于皮肌炎和多肌炎。这些治疗药物包括环磷酰胺、环孢菌素、他克莫司、苯丁酸氮芥和霉酚酸酯等。

（蔡爽　译　卢家红　校）

参考文献

Amato AA, Barohn RJ. Evaluation and treatment of inflammatory myopathies. *J Neurol Neurosurg Psychiatry* 2009;**80**:1060–8.

de Padilla CM, Reed AM. Dendritic cells and the immunopathogenesis of idiopathic inflammatory myopathies. *Curr Opin Rheumatol* 2008;**20**:669–74.

Greenberg SA. Inflammatory myopathies: disease mechanisms. *Curr Opin Neurol* 2009;**22**:516–23.

Mastaglia FL. Inflammatory muscle diseases. *Neurol India* 2008;**56**:263–70.

Needham M, Mastaglia FL. Inclusion body myositis: current pathogenetic concepts and diagnostic and therapeutic approaches. *Lancet Neurol* 2007;**6**:620–31.

Salajegheh M, Pinkus JL, Taylor JP, et al. Sarcoplasmic redistribution of nuclear TDP-43 in inclusion body myositis. *Muscle Nerve* 2009;**40**:19–31.

Salajegheh M, Kong SW, Pinkus JL, et al. Interferon-stimulated gene 15 (ISG15) conjugates proteins in dermatomyositis muscle with perifascicular atrophy. *Ann Neurol* 2010;**67**:53–63.

Sato S, Kuwana M. Clinically amyopathic dermatomyositis. *Curr Opin Rheumatol* 2010;**22**:639–43.

Sato S, Hoshino K, Satoh T, et al. RNA helicase encoded by melanoma differentiation-associated gene 5 is a major autoantigen in patients with clinically amyopathic dermatomyositis: Association with rapidly progressive interstitial lung disease. *Arthritis Rheum* 2009;**60**:2193–200.

Tawil R, Griggs RC. Inclusion body myositis. *Curr Opin Rheumatol* 2002;**14**:653–7.

第 4 章

中毒性肌病

Steven K. Baker

对于神经肌病临床医生而言，中毒性肌病是一个很重要的诊断，因为正确的诊断和治疗可以改善临床结果并避免不必要的治疗。中毒性肌病的临床表现广泛，可以是无痛性肌病抑或急性横纹肌溶解症。大量药物都可以导致肌肉破坏；在典型的毒物接触病例中，撤换导致疾病的毒性药物可以逐渐改善病情。然而，不太常见的是，有些潜在的肌病可由某些肌肉毒性药物激发而被发现。在这些病例中，撤药和干预治疗是需要的。骨骼肌活检是明确获得性肌肉疾病的基础，也能支持中毒性肌病的临床推测(框4.1)。如果有可能，病理是确诊的关键，因为患者受到潜在肌肉毒性药物的影响并不能说明药物就是致病的。基于肌肉病理改变和(或)药物药效学的共同作用,中毒性肌病的分类见框4.1。

框4.1　中毒性肌病的病理分类

坏死性：他汀类药物、贝特类。

炎性：他汀类药物、D-青霉胺、α-干扰素、IM基因治疗。

肌球蛋白溶解：危重疾病性肌病。

Ⅱ型肌纤维萎缩：激素、肿瘤恶病质。

线粒体：叠氮胸腺嘧啶(AZT)、他汀类药物、锗、非阿尿苷。

微管：秋水仙碱、长春新碱、鬼臼树脂。

肌原纤维：依米丁/土根碱。

曲线体：羟氯喹。

空泡(低血钾)：利尿药、轻泻药、两性霉素、甲苯、酒精、黑甘草。

目前尚不知道中毒性肌病确切的发生率，但是根据已报道的所有药物的不良反应，估计低于1%,其中包括门诊所见的严重药物反应。在接受他汀类药物而没有症状的患者中发现病理异常，给我们提出了一个问题——是否所有的肌肉活检异常都是病理性的？这个问题和一些临床实践尤其相关，当患者因心血管病和血脂障碍而接受他汀类药物治疗时,诉说有大腿无力，并在活检中发现轻度线粒体异常和轻度肌细胞间脂肪堆积,但没有其他诊断的提示(如致密髂胫带、臀部骨关节炎、椎管狭窄或神经根病),由此中断使用他汀类药物可能是不恰当的。

✋ 注意事项

肌肉活检

　　可逆性他汀类药物肌病可以没有明显的临床症状而只有肌肉活检的提示,血清肌酸激酶也可以正常。因此,决定做肌肉活检时必须非常慎重，对于患者临床症状的可能解释必须仔细推敲。给予治疗的临床医生需要充分考虑那些造成肌痉挛、腿重/腿无力和肌痛的疾病。

降脂药物

　　事实上,所有的降脂药物(包括他汀类药物、贝特类药物、胆汁酸结合树脂和依泽替米贝)都有可能对肌肉造成毒性损害。许多药物已经通过理论证实,如胆固醇对骨骼肌细胞膜至关重要,则降低胆固醇可以解释这类药物潜在的毒性反应。这个原理似乎可在表面上对其解释,但直接证据不足。事实上,人类骨骼肌在接受辛伐他汀(80 mg/d)治疗 8 周后胆固醇含量增加,而接受阿托伐他汀(40 mg/d)治疗却没有变化。就这点而言,去除胆固醇在降脂药物肌病中的机制尚不明确,可能的机制是这类药物的毒性反应。

他汀类药物

所有的他汀类药物在药效学水平(即其作用位点)的作用类似,通过选择性结合羟甲基戊二酰辅酶 A(HMG-CoA)还原酶活性位点,竞争性抑制酶活性。然而,在药物代谢动力学水平(即吸收、分布、代谢和排泄),他汀类药物具有与其理化特点相关的代谢差异,反过来可表现为在发生潜在肌肉毒性以及与其他药物或毒素相互作用的风险方面有差异(框 4.2)。例如,药物与细胞色素 P450(CYP)CYP3A4 系统相互作用会增加某些他汀类药物的血清水平,这必须引起注意。除药物以外,大量并存疾病也会增加罹患他汀类肌病的风险。

框 4.2　与他汀类药物相互作用的药物
胺碘酮
吡咯类抗真菌药
钙通道阻滞剂(地尔硫草和维拉帕米)
环丙沙星
秋水仙碱
环孢菌素
降脂药物(考来烯胺、吉非贝齐和其他贝特类药物、烟酸、依泽替米贝)
HIV 蛋白酶抑制剂
大环内酯类抗生素(克拉霉素、红霉素、阿奇霉素)
萘法唑酮
组胺 H_2-受体拮抗剂(西咪替丁、雷尼替丁)
西他列汀(?)
华法林

注意事项

他汀类药物的相互作用

CYP3A4 和 CYP2C9 依赖的他汀类药物易受到药物之间相互作用的影响,使得血清中他汀类水平按比例上升,从而导致肌病。因此,确保肝肾功能正常,选择非相互作用的药物将最低程度减少肌肉毒性的风险。事实上,监测不良事件的美国食品和药品管理局(FDA)最近报道,使用辛伐他汀治疗的患者在联用和不联用 CYP3A4 抑制剂治疗时,辛伐他汀诱导的横纹肌溶解不良事件比例为 6.4。框 4.2 列出了与他汀类药物产生相互作用的各种已知药物。

另外的一个复杂问题是,我们发现基因编码的人类有机阴离子运输多肽 C(SLCO1B1)可以影响血清中他汀类的水平,也与他汀类药物肌病相关,例如 SLCO1B1 基因中的单一等位基因突变(Val174Ala)大约占辛伐他汀肌病的 60%。

他汀类药物诱导肌肉损害的机制尚不知晓,但一些危险因素已被认知。许多人对辅酶 Q_{10}(CoQ10,也就是泛醌)的角色感兴趣。CoQ_{10} 是一种脂溶性复合物,其在线粒体电子传递链中传递电子。他汀类药物可降低血液中 CoQ_{10} 的水平,同时被认为可以反映低密度脂蛋白(LDL)-胆固醇的作用。他汀类药物通过阻断 HMG-CoA-还原酶,修复类异戊二烯合成,从而依次降低 CoQ_{10} 的水平,但目前还没有这一机制的确切证据。无论如何,已有的病例报道指出他汀类药物治疗可引起乳酸酸中毒,提示线粒体病理机制至关重要。

★ 要点和诀窍

他汀类药物肌病危险因素

- 老年人
- 糖尿病
- 药物之间相互作用(例如胺碘酮、环孢菌素、秋水仙碱)
- 女性
- 甲状腺功能减退
- 肝衰竭
- 原有肌肉疾病
- 肾衰竭

脂肪酸和碳水化合物降解的代谢活性受损表明存在其他机制,有三级证据支持。例如他汀类药物被报道可加重或激发患者的肌肉症状和高 CK 血症,这些患者在导致代谢性肌病的基因(例如 PYGM,CPTⅡ)中存在单一异质性突变。

钙离子失调是另一个他汀类肌病的病理假设。Capacchione 等学者报道了一位 30 岁的非美裔男子,他在服用辛伐他汀(20 mg/d)一个月后,行走 4 km 后出现了劳力性横纹肌溶解。基因筛查发现,钙调控蛋白存在基因多态性。这一点突出了有遗传基础的个体存在触发潜在他汀类药物肌病的可能。对于有劳力性横纹肌溶解病史的患者,需要在进行全面的神经肌肉检查后才能使用他汀类药物。患者若有恶性高热和涟漪性肌病病史,则需要密切关注药物的不良反应。

普遍认为,免疫因素在他汀类肌病/肌炎的患者中扮演重要角色。有病理报道,在肌肉活检中有炎性细胞的浸润,其与皮肌炎和多肌炎一致。然而,也有患者的肌肉活检发现 MHC-1 上调,但没有炎性细胞浸润的证据,最后证实为坏死性肌病。坏死性肌病可以是特发性、副肿瘤性或继发于结缔组织病。如果在他汀类药物的不连续治疗后出现坏死性肌病,则提示先前的限制性表位可能通过毒性机制在他汀类药物治疗中被暴露,这可能会激发一种表现为坏死性或炎性改变的自身免疫性肌病。

既然他汀类药物肌病涉及的机制众多,那么不同神经肌肉疾病在他汀类药物治疗中被诱发或暴露则属正常。在某些情况下,建议曾有肌肉疾病的患者避免使用他汀类药物,而将胆酸树脂或低剂量的贝特类药物作为最安全备选。临床疑诊他汀类药物肌病的诊疗策略见图4.1。

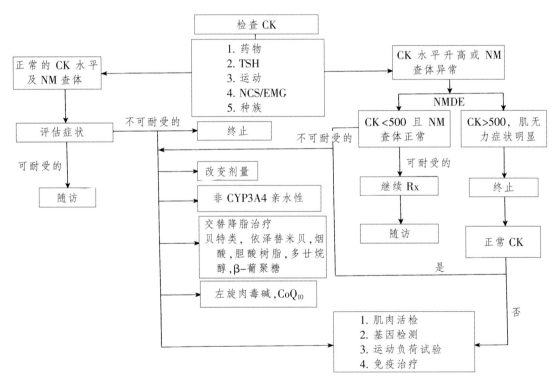

图 4.1 他汀类药物肌肉疾病的诊疗流程图。当遇到一个疑似他汀类药物肌病患者时,在"检查 CK"下面的框中提示有 5 种直接的可能性,包括药物相互作用、甲状腺功能减退、劳力性高 CK 血症、活动性神经根或神经病和种族特异性CK 增高,需要在最初被排除。CK,肌酸激酶;CoQ_{10},辅酶 Q_{10};CYP,细胞色素 P450;EMG,肌电图;NCS,神经传导研究;NM,神经肌肉;NMD,神经肌肉疾病;Rx,治疗;TSH,促甲状腺激素。(Reproduced from Baker SK,Samjoo IA. A neuromuscular approach to statin-related myotoxicity. *Can J Neurol Sci* 2008; 35:8−21,with permission from *Canadian Journal of Neurological Sciences*.)

贝特类

贝特类药物在一些个体中也具有肌肉毒性。贝特类药物通过减少肝脏产物和增加其破坏来减少细胞质甘油三酯。贝特类药物通过增加肝脏中脂肪酸 β 氧化来减少甘油三酯及低密度脂蛋白合成。吉非贝齐可抑制 CYP3A4 同工酶的氧化能力,比非诺贝特更具有肌肉毒性。尤其在合用 CYP3A4 依赖的他汀类药物(即阿托伐他汀,辛伐他汀,洛伐他汀)时。急性神经肌肉疾病和横纹肌溶解可以在使用贝特类药物时出现,更多见于与他汀类药物和吉非贝齐合并治疗时。

依泽替米贝

依泽替米贝是一种新型降脂药物,其结合了 Niemann-Pick 类 C11(NCP1L1)转运体,在肠道刷状缘表面调节胆固醇的吸收并对全身胆固醇稳态进行调节。单独应用依泽替米贝或与一种他汀类药物合并使用时可以触发肌病。Phillips 等指出,由于肌病综合征的反复发作,多数他汀类药物耐受的患者也不能耐受依泽替米贝。在最初选择降脂治疗时,对于任何他汀类药物不耐受的患者都需要谨慎随访和监测。

两性药物

阳离子两性药物包括一个亲水区和一个疏水区。亲水区或脂溶性区域与酸性的/阴离子磷脂膜相互作用,导致髓样碎片包裹在溶酶体内形成自噬泡。

氯喹和羟氯喹

抗疟疾药物氯喹和羟氯喹被用于治疗结缔组织病。眼部副作用包括角膜沉积、罕见的视网膜病变或偶发的"水牛眼"样黄斑病变。除肌肉病变,还可出现感觉周围神经病和心脏毒性。肌病往往表现为隐匿而无痛性。呼吸衰竭在 3 例合并多种疾病的患者中有报道。电生理

检查发现有纤颤、正尖波、小波幅短时限动作电位、募集早和多相运动单位电位。肌肉活检发现空泡变性和特殊的曲线小体表现,图 4.2 是羟氯喹肌病的表现。由秋水仙碱或阿托伐他汀(个例报道)引发的急性肌病增加了慢性无痛性羟氯喹肌病发生的可能。因此,患者在使用第二种可能的肌肉毒性药物之前需要谨慎评估肌病症状。

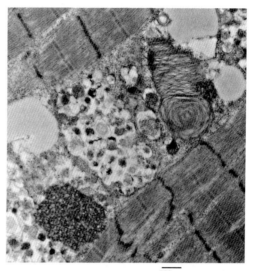

500nm

图 4.2 电镜下羟氯喹肌病的表现。注意广泛分布的数量惊人的多形胞质内溶酶体包涵体。有特征性的同心圆膜性髓样体聚集。几乎所有的包涵体都有特征性的曲线样结构。可见毛细血管增厚和基底膜增加。直接放大倍数:×25 000。

胺碘酮

胺碘酮是 III 类抗心律失常药物,其可以延长心脏动作电位的第 3 期。胺碘酮是脂溶性药物,广泛分布于脂肪、肌肉、皮肤、肝脏和肺。其被 CYP3A4 大量代谢,所以在与 CYP3A4 依赖的他汀类药物联合使用时需要引起注意。据报道,胺碘酮的药物毒性主要有甲状腺毒症、甲状腺功能减退、小脑共济失调、感觉运动轴索/脱髓鞘性多发性神经病、肺纤维化、骨髓抑制、皮肤反应和肌病。关于潜在的甲状腺毒性,甲状

腺功能减退性肌病也要作为鉴别诊断。神经和肌肉毒性的共同作用可导致神经肌肉疾病,并出现近、远端肌肉无力。撤药会导致不可预测的恢复,但多数会经历相当的改善。

注意事项

药物警告

胺碘酮不能用于服用辛伐他汀剂量超过20mg/d的患者。研究者发现,本来服用胺碘酮的患者在服用辛伐他汀80mg/d一年后,发生肌病[确诊肌病(CK>10倍正常上限)和早期肌病(CK>3倍正常上限+5倍于基线水平)]的相对风险性为8.8。如果胺碘酮要和他汀类药物一起使用,则推荐普伐他汀,它们之间的药物相互作用较少。

抗微管药物

秋水仙碱

秋水仙碱常用于治疗痛风,是一个已知的微管毒性药物,通过与微管蛋白 α、β 单体结合而破坏微管。膜结构如溶酶体和自噬泡,沿着

注意事项

药物警告

对于有肾功能异常的患者,秋水仙碱的每日使用量不能>0.6 mg。肾可清除体内 10%~20% 的秋水仙碱。因此,肌酐清除率超过 50 mL/min 的患者才可使用。

秋水仙碱还可以通过 CYP3A4 经肝脏去甲基化。因此,亲脂/CYP3A4 依赖的他汀类药物(即阿托伐他汀、辛伐他汀、洛伐他汀)可能通过药物代谢动力学相互作用和直接肌肉毒性双重机制导致肌肉损害。非 CYP3A4 依赖的他汀类药物[即普伐他汀、瑞舒伐他汀、氟伐他汀(2C9)]在与秋水仙碱共用时也需要引起注意。

微管依赖的细胞骨架网络运输。高 CK 血症典型者伴有近端肌无力,其在有肾功能损害和接触其他肌肉毒性药物的患者中可快速进展。与使用羟氯喹和胺碘酮的患者类似,这类患者也可出现远端感觉或感觉运动性周围神经病。活检病理提示溶酶体空泡性肌病。在秋水仙碱肌病中,Ⅰ型肌纤维受累明显。

抗线粒体药物

HIV 相关:齐多夫定(叠氮胸腺嘧啶)

齐多夫定(3'-叠氮基-3'-脱氧胸苷,AZT)是一种核苷类似物反转录酶抑制剂(NRTI),是治疗获得性免疫缺陷综合征(AIDS)的第一个抗反转录病毒药物。AZT 的骨骼肌毒性作用在于抑制了 DNA 聚合酶 γ,这是一种参与线粒体 DNA 复制的核编码的线粒体酶。无论在短程还是长程治疗中,线粒体毒性都会发生。AZT 肌病表现为慢性进展的近端无力、肌痛和疲劳感。CK 可能升高,但与病情严重程度不相关。肌肉活检可发现破碎红纤维、细胞色素氧化酶(COX)阴性纤维、类结晶样包涵体,但缺乏炎性浸润表现。

除 AZT 诱导的线粒体肌病,HIV 感染也可以合并炎性肌病(如多肌炎、包涵体肌炎)、坏死性肌病、继发于 HIV 废用综合征的 Ⅱ 型肌纤维萎缩和骨骼肌微血管炎。如果 CK 非常高,AZT 诱导的肌病或横纹肌溶解更容易发生。由于诊断的经常不确定性,肌肉活检对于描述病理和指导临床治疗非常必要。例如,当 AZT 肌病患者需要撤药时,其合并的炎性肌病需要应用激素和(或)静脉输注丙种球蛋白治疗。更新的 NRTI 类药物,例如 lamiduvine(3TC)、扎西他滨(ddC) 和去羟肌苷(ddI)被认为比 AZT 更安全,其他更高活性的反转录病毒治疗药物(HAART)(tenofir 和 lopinavir/ritonavir)也是如此。然而,ritonavir 是 lopinavir 的药物增强剂和其他蛋白酶的抑制剂,通过抑制 CYP3A 发挥作用,当同时使用其他 CYP3A(4)依赖药物时必须引起警惕。

药物诱导的肌炎

D-青霉胺

D-青霉胺是一种极具代表性的药物,其可以诱导免疫介导性疾病的发生,包括系统性红斑狼疮、硬斑病、天疱疮、肾小球肾炎、重症肌无力、多肌炎和皮肌炎。由 D-青霉胺所导致的多肌炎和皮肌炎大约为 0.6%。撤药可能出现临床恢复,但使用免疫抑制治疗仍有必要。

苯妥英

苯妥英通过"使用-依赖"模式阻断电压门控神经钠离子通道,从而可抑制复燃。极少情况下,药物毒性以高敏性肌炎、皮肌炎或横纹肌溶解形式发生。同时, 也可能出现肝炎、皮疹、肌痛和发热。对 CK 高达 242 000 U/L 的患者进行活检,发现早期坏死和肌浆溶解,但没有炎性细胞浸润或血管炎表现。撤药可以改善肌病。

普鲁卡因酰胺

普鲁卡因酰胺是 I A 类的抗心律失常药物,主要通过阻断钠离子通道发挥作用。20%~30%的患者经长期普鲁卡因酰胺治疗后可发展为狼疮样综合征,83%的患者抗核抗体阳性。血管炎、纯红细胞再生障碍、粒细胞缺乏症和血小板减少症也可能发生。狼疮样综合征较中毒性肌病更常见,但在肌肉活检中可发现血管周围有以单核细胞和巨噬细胞为主的炎性细胞浸润,提示为一种低级别的多肌炎。撤药后病情可在数周内恢复,但可能需要免疫治疗。

其他药物

激素

内源性分泌(例如 Cushing 综合征)和外源性长期使用激素可产生缓慢进展的近端肌病,主要表现为 II 型肌纤维萎缩(尤其是 II B 型),但 I 型纤维也可能轻度萎缩。糖皮质激素将骨骼肌蛋白转化为分解代谢状态。这个反应由许多关键基因介导。激素治疗诱发谷氨酰胺合成以及肌肉萎缩相关的基因-1(还有其他导致肌肉萎缩的基因,例如 atrogenes)和肌骨素(myostatin)的表达。谷氨酰胺、睾酮、选择性雄激素受体调节剂、胰岛素样生长因子-1 和生长激素可抵消糖皮质激素对肌肉的萎缩效应。

(林洁 译　卢家红 校)

参考文献

Abdel-Hamid H, Oddis CV, Lacomis D. Severe hydroxychloroquine myopathy. *Muscle Nerve* 2008;**38**:1206–10.

Baker SK, Samjoo IA. A neuromuscular approach to statin-related myotoxicity. *Can J Neurol Sci* 2008;**35**:8–21.

Barclay CL, McLean M, Hagen N, Brownell AK, MacRae ME. Severe phenytoin hypersensitivity with myopathy: a case report. *Neurology* 1992;**42**:230–3.

Bradley WG, Lassman LP, Pearce GW, Walton JN. The neuromyopathy of vincristine in man. Clinical, electrophysiological and pathological studies. *J Neurol Sci* 1970;**10**:107–31.

Capacchione JF, Sambuughin N, Bina S, Mulligan LP, Lawson TD, Muldoon SM. Exertional rhabdomyolysis and malignant hyperthermia in a patient with ryanodine receptor type 1 gene, L-type calcium channel alpha-1 subunit gene, and calsequestrin-1 gene polymorphisms. *Anesthesiology* **112**:239–44.

Chariot P, Abadia R, Agnus D, Danan C, Charpentier C, Gherardi RK. Simvastatin-induced rhabdomyolysis followed by a MELAS syndrome. *Am J Med* 1993;**94**:109–10.

Christopher-Stine L, Casciola-Rosen LA, Hong G, Chung T, Corse AM, Mammen AL. A novel autoantibody recognizing 200-kd and 100-kd proteins is associated with an immune-mediated necrotizing myopathy. *Arthritis Rheum* **62**:2757–66.

Dalakas MC. Toxic and drug-induced myopathies. *J Neurol Neurosurg Psychiatry* 2009;**80**:832–8.

Engel JN, Mellul VG, Goodman DB. Phenytoin hypersensitivity: a case of scvere acute rhabdomyolysis. *Am J Med* 1986;**81**:928–30.

Fontiveros ES, Cumming WJ, Hudgson P. Procainamide-induced myositis. *J Neurol Sci* 1980;**45**:143–7.

Grable-Esposito P, Katzberg HD, Greenberg SA, Srinivasan J, Katz J, Amato AA. Immune-mediated necrotizing myopathy associated with statins. *Muscle Nerve* **41**:185–90.

Link E, Parish S, Armitage J, et al. SLCO1B1 variants and statin-induced myopathy – a genomewide study. *N Engl J Med* 2008;**359**:789–99.

Magarian GJ, Lucas LM, Colley C. Gemfibrozil-induced myopathy. *Arch Intern Med* 1991;**151**: 1873–4.

Meier C, Kauer B, Muller U, Ludin HP. Neuromyopathy during chronic amiodarone treatment. A case report. *J Neurol* 1979;**220**: 231–9.

Niemi M, Schaeffeler E, Lang T, et al. High plasma pravastatin concentrations are associated with single nucleotide polymorphisms and haplotypes of organic anion transporting polypeptide-C (OATP-C, SLCO1B1). *Pharmacogenetics* 2004;**14**:429–40.

第 5 章

代谢性肌病

Ingrid Tein

运动中能量代谢底物的利用

肌肉能量代谢缺陷的症状与 ATP 利用率（能量需求）和肌肉代谢途径中 ATP 再生（能量供给）能力间的不匹配直接相关。能量供需的不匹配损害了能量依赖的过程，这些过程又影响了肌肉收缩（无力、劳累性疲劳）、调节肌肉放松（肌痉挛、紧张感）和（或）保持膜离子梯度所必需的膜兴奋性（疲劳、无力）以及肌细胞的整合（肌痛、损伤、肌红蛋白尿）。在代谢性肌病中，

🔧 基础知识回顾

静息期肌肉的能量主要来源于脂肪酸氧化（fatty acid oxidation，FAO）。静息期的糖利用为整体氧消耗的 10%~15%，不论慢收缩纤维还是快收缩纤维都有相似的糖含量。肌肉工作中的能量代谢途径选择由运动类型、强度和持续时间决定，同时也由饮食和身体健康情况所决定。在中等量运动的最初 5~10 min，高能磷酸被首先用于三磷酸腺苷的再生。紧接着，在运动最初的 10 min 内乳酸陡然升高提示肌糖原分解。随着肌肉甘油三酯和血源性能量被使用，血乳酸水平开始下降。90 min 后，主要的能量来源是糖和游离脂肪酸。在 1~4 h 的轻-中度运动过程中，肌肉利用游离脂肪酸约增加 70%，4 h 后，游离脂肪酸的利用是碳水化合物的 2 倍。

介导易疲劳、痉挛、疼痛和肌肉损伤的特异性代谢介质是复杂的，而且在不同的代谢性疾病中也是各异的。

糖原、脂肪和线粒体的代谢性疾病在肌肉中可以表现为两类主要的临床综合征：①急性、复发性、可逆性肌肉损害伴有运动不耐受和急性肌肉破坏或肌红蛋白尿（伴或不伴肌痉挛）；②进行性肌无力。进行性肌无力和复发性肌红蛋白尿也可以在同一个疾病中出现。

肌红蛋白尿临床综合征和机制

肌红蛋白尿是代谢性肌病的常见临床表现。肌红蛋白尿是一种临床综合征，而并非一种生化状态。

肌红蛋白尿的病因学可以分为遗传性和散发性。散发性肌红蛋白尿见于正常个体，其病因与过度用力、挤压伤、缺血、中毒、药物、代谢降低、体温异常、感染，以及进行性肌肉疾病和其他特发性原因相关。肌红蛋白尿与过度用力、中暑、精神安定类药物恶性综合征和恶性高热的比较见表 5.1。

遗传性肌红蛋白尿（框 5.1）尤其重要，因为其会反复发作，并提示潜在的病理机制。这可以为治疗策略、预防方法和遗传咨询提供依据。根据生化异常已知、不完全了解和不知道，可以将这些疾病分为 3 组。第一组中至少有 25 个已知疾病。其中除 3 个 X-性联遗传疾病外，其

表5.1 发热和肌红蛋白尿

	运动诱发肌红蛋白尿	恶性高热	恶性精神安定类药物综合征	热耗竭/热休克
肌红蛋白尿	+	+	+	+
刺激因素	运动	氟烷	精神安定类药物	运动/暴晒
心动过速	+	+	+	+
酸中毒	+	+	+	+
DIC	+	+	+	+
肌肉僵硬	0	+	+	0
发作持续时间	分钟	分钟	数日	分钟
家族史	很少 [a]	很少	无	无

[a] 遗传性生化异常可能被确定。

DIC，弥散性血管内凝血。

Reproduced from Rowland LP. Myoglobinuria. *Can J Neurol Sci* 1984;11:1–13 with permission from Canadian Journal Of Neurological Science.

★ 肌红蛋白尿诊断的要点和诀窍

如果患者留心，则会发现肌痛或四肢无力。尿色呈棕色，而不是红色或粉色，尿蛋白和血色素均呈阳性，并且尿中仅有少量或没有红细胞。通过免疫化学方法检测出尿中肌红蛋白，但肌酸激酶（CK）是发现肌肉破坏最敏感的指标，CK往往是正常值的100倍。其他的特征包括高尿酸血症、高磷血症和高/低钙血症。如果患者出现肾衰竭，血清中钾、钙水平可能升高。如果患者处于昏迷状态或所表现的疾病是急性肾衰竭的一种，则或许没有肌肉病变的症状或体征。如果符合以下条件，诊断仍然能够成立：①血清CK是正常值的100倍；②肾衰竭。发生肌红蛋白尿的主要风险在于潜在威胁生命的呼吸衰竭、肾衰竭和心律失常，需要仔细护理。

他均为常染色体隐性遗传。线粒体缺陷可以是常染色体隐性、常染色体显性、X-性联、散发或线粒体母系遗传。

在脂肪酸氧化疾病中，肌红蛋白尿发生在轻至中度运动之后，此时脂肪酸成为运动中肌肉的主要能量来源。由于禁食或感染伴呕吐，同时得不到足够的碳水化合物摄入，则进一步

降低了血糖，从而肌红蛋白尿进一步恶化。其他危险因素包括感染，感染时代谢过程优先依赖脂肪酸氧化途径；尽管有葡萄糖的参与，但脂肪酸氧化途径依然非常重要，因此在感染中增加了对其依赖性。发热寒战和禁食呕吐也有可能触发肌红蛋白尿。寒冷和寒战一样对身体有损害，因为不随意肌肉活动主要依赖长链脂肪酸（long-chain fatty acid, LCFA）。情感应激也是已知的致病因素。与游离脂肪酸升高相关的其他毒性机制增加了通路近端的阻断，尤其是长链脂肪酸具有细胞膜毒性。

嘌呤核苷酸脱氨酶和葡萄糖-6-磷酸脱氢酶（G6PD）缺陷并没有确定的致病相关性，因为这两个酶在无症状患者中也可以缺失。

在成人和儿童中，遗传性肌红蛋白尿的病因学是有区别的。在一项100例反复发作的儿童起病的肌红蛋白尿研究中，只有24%的儿童被诊断为生化异常，其中16例为肉毒碱棕榈酰转移酶Ⅱ（CPTⅡ）缺陷，7例为不同类型糖酵解/糖原分解缺陷。这些患儿被分为两组：第一组为疲劳组，他们的主要致病因素为疲劳；第二组为毒性组，他们的致病因素为感染和（或）发热及白细胞增多。第二组毒性患儿与第一组疲劳患儿组和成人组的差别在于致病原因，毒性组限

已知的生化异常

1. 糖酵解/糖原分解
   磷酸化酶[a]
   磷酸果糖激酶
   磷酸甘油酸激酶[a]
   磷酸甘油酸变位酶[a]
   乳酸脱氢酶[a]
   磷酸化酶"b"激酶
   去分支酶
   醛缩酶 A[a]
2. 脂肪酸氧化
   肉毒碱棕榈酰转移酶 II[a]
   长链乙酰辅酶 A 脱氢酶
   极长链乙酰辅酶 A 脱氢酶
   中链乙酰辅酶 A 脱氢酶
   短链 L-3 羟乙酰辅酶 A 脱氢酶[a]
   三功能蛋白/长链 L-3 羟乙酰辅酶 A 脱氢酶[a]
   中链 3 酮脂酰辅酶 A 硫解酶[a]
   乙酰辅酶 A 脱氢酶 9(ACAD9)[a]
3. 戊糖磷酸通路
   葡萄糖-6-磷酸脱氢酶[a]
4. 嘌呤核苷酸循环
   肌腺苷酸脱氨酶
5. 呼吸链
   复合物 II[a]和乌头酸酶
   辅酶 Q
   多重线粒体 DNA 片断缺失[a]
   复合物 I[a]
   复合物 III(细胞色素 b)
   复合物 IV(细胞色素氧化酶)[a]
6. 甘油三酯和膜磷脂生物合成
   LPIN1-肌肉特异性磷脂酸磷酸酶[a]

不完全了解的生化异常

长链脂肪酸氧化障碍[a]
家族性恶性高热的肌浆内质网障碍(中央轴空病常见)[a]
肌膜结构的异常,如 DMD 和 BMD[a]

不了解的生化异常

家族性复发性肌红蛋白尿[a]
反复发作的散发病例[a]

[a] 文献中已报道可引起儿童复发性肌红蛋白尿的病因。(Modified from Tein I, DiMauro S, Rowland LP. Myoglobinuria. In: Rowland LP, DiMauro S (eds), *Handbook of Clinical Neurology*, vol 18. *Myopathies*. Amsterdam: Elsevier Science Publishers BV, 1992.)

于脂肪酸氧化缺陷,在后面两组里女性的症状明显较轻而男性的症状明显较重。在第二组毒性组,进一步以肌红蛋白尿发病年龄的早晚作为区分,发病年龄早的患儿出现更多的全身症状(如发作性延髓症状、脑病、抽搐、进展性痴呆)和更高的致死率。在一项 77 例成年患者的研究中,Tonin 等人发现 36 名患者存在酶学异常,其中 CPT II 缺失的有 17 名,糖酵解/糖原分解缺陷的有 15 名,既有 CPT II 又有嘌呤核苷酸脱氨酶缺陷的仅有 1 名。在儿童型中包括男孩和女孩,复发性肌红蛋白尿最常见的病因是 CPT II 缺乏,成年型常见原因是磷酸化酶缺乏,其次为 CPT II 缺乏。经典 CPT II 与磷酸化酶缺乏的鉴别见表 5.2。

糖酵解/糖原分解疾病

肌肉糖原累积病的临床特征、受累组织和酶缺陷见表 5.3。在肌肉组织中,糖原累积可以出现也可以不出现。磷酸化酶缺乏或 McArdle 病是最常见的导致复发性肌红蛋白尿的原因。其他诸如磷酸化酶(PPL)和磷酸果糖激酶(PFK)缺乏症可以通过肌肉组织化学染色发现。

伴糖酵解/糖原分解缺陷的个体,其最脆弱的时候是在激烈运动的最初阶段,由于肌疼挛,他们必须在开始运动后休息一段时间。然而,如果他们在一个低强度的运动量下继续运动 10~12 min,他们就可以继续运动更长时间,这就是"继减现象(second-wind phenomenon)",其归因于从碳水化合物到脂肪酸利用的代谢转换和由此增加的循环血量,导致从肝糖原分解来的血糖利用增加。

前臂缺血试验是一个有用的试验,用于发现非溶酶体糖酵解和糖原分解的酶缺陷疾病。

磷酸化酶缺陷的治疗包括使用葡萄糖或蔗糖和维生素 B[6]。然而,对于 PFK 和通路远端的糖酵解疾病,葡萄糖治疗无效。酸性麦芽糖缺陷有 3 种不同的临床表现:①婴儿严重的全身性疾病,也称为 Pompe 病,一般在 2 岁前死亡,表

★ 前臂缺血试验的要点和诀窍

在缺血条件下,高强度反复抓握 1 min 后,分别在 1、3、5、7、10、15 min 采集肘前静脉血。正常个体的乳酸水平较基线会有 4~6 倍的增加,运动后高峰持续 1~2 min,15 min 后回到基线。同时血氨会有 5 倍或更多倍的升高,高峰普遍出现在运动后 2~5 min。肌肉嘌呤核苷酸脱氨酶活性正常。在糖酵解/糖原分解缺陷的个体中,乳酸升高不明显(小于 2 倍),血氨有代偿性明显升高,同样提示个体的某些部分非常充分。乳酸升高不明显提示 PPL、去分支酶、PFK、磷酸甘油酸激酶(PGK)、磷酸甘油酸变位酶(PGAM)、乳酸脱氢酶(LDH)缺乏,但不是酸性麦芽糖酶缺乏或磷酸化酶 b 激酶缺乏。这个试验的主要限制在于,没有通路缺陷的个体其静脉乳酸升高的程度高度依赖于患者的运动能力和意愿。因此,患者乳酸水平低可能是由于没有努力运动,或者用其他静脉血替代了中间肘前静脉血,从而出现了比例低的血氨反应。如果患者出现急性肌痉挛,试验应立即停止,因为在糖原累积病患者中可能出现肌坏死。

现为弥漫性幼儿肌张力下降、巨舌、呼吸无力、心肌病、肌病、肝肿大和前角细胞疾病;②儿童期起病的青少年类型,其不同程度地影响不同肌肉组织,一般可存活至 20~30 岁;③成年起病的类型,程度相对轻而类似肢带型肌病。酶替代治疗在儿童和成年起病的酸性磷酸酶缺乏症中已见曙光。此外,对磷酸化酶缺陷、磷酸化酶 b 激酶和磷酸果糖激酶缺乏的患者,建议使用高蛋白饮食。

脂肪酸氧化疾病

由于脂肪酸氧化缺陷存在潜在的快速致死性风险,且患病率不低,因而是一组重要的疾病,其涵盖了多种临床疾病,包括复发性肌红蛋白尿、进展性脂质沉积性肌病、周围神经病、视网膜色素变性、进展性心肌病、复发性低血糖低血酮脑病或类 Reye 综合征、抽搐、认知发育延迟(表 5.4)。患者经常有猝死综合征的家族史,这些都是常染色体隐性遗传性疾病。早期发现、及时制订治疗方案、合适的预防方法以及个体化治疗可能挽救生命并明显延长生存时间,尤其对中枢神经系统后遗症者更为重要。在脂肪酸氧化疾病中,至少有 21 种已知的酶缺陷。新生儿筛查血酰基肉毒碱已经在许多国家开始应用,并应用于这些疾病的早期检查。最常见的

表 5.2　鉴别糖原和脂肪代谢导致的运动不耐受和(或)肌红蛋白尿

	糖酵解/糖原分解 磷酸化酶缺乏	脂肪酸氧化 肉毒碱棕榈酰转移酶 II 缺乏 "成人型"
运动中出现的症状	早(开始的数秒)	晚(尤其 1 h 后)
继减现象	+	−
肌痛	肌痉挛	肌肉僵硬
伴肌无力	很常见	很少见
发作间期肌酸激酶升高	+	−
前臂缺血乳酸试验异常	+	−
生酮延迟	−	+
肌肉活检	±糖原沉积	±脂质沉积

Taken with permission from Tein Ⅰ. Approach to muscle cramps, exercise intolerance and recurrent myoglobinuria. Proceedings of the 38th Anuual Meeting of the Canadian Congress of Neurosciences. Muscle Disease Course, Quebec City, Cabada, 2003: 1−29(CME course).

表 5.3　糖原累积病的临床表现

类型	酶缺乏	受累组织	临床表现
Ⅱ 婴儿型	酸性麦芽糖酶	全身	心脏肥大、无力、肌张力下降、死亡年龄<1 岁
Ⅱ 儿童型	酸性麦芽糖酶	全身	类似 Duchenne 肌营养不良症的肌病、呼吸无力
Ⅱ 成人型	酸性麦芽糖酶	全身	类似肢带型肌营养不良或多肌炎的肌病、呼吸无力
Ⅲ	去分支酶	全身	肝肿大、空腹低血糖、进行性肌无力
Ⅳ	分支酶	全身	肝脾肿大、肝硬化、肝衰竭、肌病、心肌病、APBD
Ⅴ	肌肉磷酸化酶	骨骼肌	激烈运动不耐受、肌痉挛、肌红蛋白尿
Ⅶ	肌肉磷酸果糖激酶	骨骼肌、RBC	激烈运动不耐受、肌痉挛、肌红蛋白尿
Ⅷ	磷酸化酶激酶	肝脏	无症状性肝肿大
Ⅷ	磷酸化酶激酶	肝脏和肌肉	肝肿大、进行性痴呆、肌张力低下
Ⅷ	磷酸化酶激酶	骨骼肌	运动不耐受、肌红蛋白尿
Ⅷ	磷酸化酶激酶	心脏	致死性婴儿心肌病
Ⅸ	磷酸甘油酸激酶	全身	溶血性贫血、抽搐、无学习能力、激烈运动不耐受、肌红蛋白尿
Ⅹ	肌肉磷酸甘油酸变位酶	骨骼肌	激烈运动不耐受、肌红蛋白尿
Ⅺ	肌肉乳酸脱氢酶	骨骼肌	激烈运动不耐受、肌红蛋白尿
Ⅻ	醛缩酶 A	骨骼肌、RBC	非球性溶血性贫血、运动不耐受、无力
ⅩⅢ	β-烯醇化酶	骨骼肌	运动不耐受

APBD,成人葡聚糖小体病; RBC,红细胞。

Modified from DiMauro S, Lamperti C. Muscle glycogenoses. *Muscle Nerve* 2001;24:985.

缺陷是中链乙酰辅酶 A 脱氢酶(MCAD)缺乏,在美国宾夕法尼亚洲新生儿筛查项目中,这个比例高达 1/8930。脂肪酸氧化疾病可通过生化特点予以鉴别。根据临床表现及对血清酰基肉毒碱、尿有机酸和尿乙酰甘氨酸的分析,可以提示特异性位置的缺陷以及缺陷长度的特异性 (即短、中、长链),之后成纤维细胞的特异性酶学分析和分子突变分析可进一步被用来证实特异性基因缺陷和进行家族成员筛查。

通常的治疗方法包括严格避免诱发因素,例如长期禁食、长期有氧运动(>30 min)和寒冷导致的寒战。建议运动前高碳水化合物负荷和休息一段时间, 在运动后 15 min 重复碳水化合物负荷。在进展性昏睡、反应迟钝或由于呕吐引起的口服摄入减少事件中, 推荐急性静脉血糖治疗[8~10 mg/(kg·min) 葡萄糖输入]。通常而言,高碳水化合物和低脂肪应每日分多次给予,尤其推荐睡前用些点心。在代谢营养师的帮助下, 根据孩子的年龄给予相当的营养。增加必需的氨基酸饮食(总能量的 1%~2%)可帮助减少由于必需氨基酸缺乏带来的风险。亚麻籽、菜籽油、胡桃或红花油可以用来作为补充。对于早晨有低血糖表现的孩子,为延迟夜里饥饿的发生,夜里食用生玉米淀粉将延长吸收后状态并使饥饿延迟。玉米淀粉是葡萄糖持续释放的来源, 因此可以防止低血糖和脂肪分解作用,但是可能会出现超乎想象的体重增加。

表 5.4 特殊基因缺陷的脂肪酸氧化相关临床特征

缺陷	禁食	受累组织	低血酮,低血糖	改变的肉毒碱	二羟酸	类 Reye 综合征	SIDS
LCFAUD	+	L	+	+	NR	NR	NR
OCTN2	+	H、M	+	+	NR	+	NR
CPT Ⅰ	+	K	+	+	NR	+	NR
TRANS	+	H、M、(Mg)	+	+	NR	+	+
CPT Ⅱ(轻度)	±	M、Mg、P	NR	+	NR	NR	NR
CPT Ⅱ(严重)	+	H、M、Mg、L	+	+	NR	+	+
VLCAD/LCAD	+	H、M、Mg、L	+	+	+	+	+
ACAD9	+	B、H、L、M、Mg	+	+	+	+	NR
Trifunctional/LCHAD	+	H、M、Mg、L、N、P、R	+	+	+	+	+
Dienoyl-CoA 还原酶	NR	M、D、B、(H)	NR	+	NR	NR	NR
MCAD	+	(Mg)	+	+	+	+	+
SCAD	+	M、B、D、H	±	+	+	NR	+
SCHAD	+	H、M、Mg、L	+	+	+	NR	+
ETF 和 ETF/Qo	+	M、H、K、B、D	+	+	+	NR	+
HMG-CoA 裂解酶	+	B、P	+	+	+	+	+?

ACAD9,乙酰辅酶 A 脱氢酶 9;B,脑;CPT,肉毒碱棕榈酰转移酶;D,外形发育异常;ETF,电子转移黄素蛋白;H,心脏;HMG,β–羟基–β–甲基戊二酸;K,肾脏;L,肝脏;LCAD,长链乙酰辅酶 A 脱氢酶;LCFAUD,长链脂肪酸摄取缺陷;M,肌肉;MCAD,中链乙酰辅酶 A 脱氢酶;Mg,肌红蛋白尿;N,神经病;NR,尚未有病例报道;OCTN2,细胞膜高亲和力肉毒碱转运体;P,胰腺炎;Qo,辅酶 Q 氧化还原酶;R,视网膜病变;SCAD,短链乙酰辅酶 A 脱氢酶;SCHAD,短链 L–3–羟乙酰辅酶 A 脱氢酶;TRANS,肉毒碱乙酰肉毒碱移位酶;trifunctional,长链烯酰辅酶 A 水解酶+长链 L–3–羟乙酰辅酶 A 脱氢酶+长链 3–酮脂酰辅酶 A 硫解酶;VLCAD,极长链乙酰辅酶 A 脱氢酶;SIDS,婴儿猝死综合征。

Modified from Tein I. Fatty acid oxidation and associated defects. *American Academy of Neurology Proceedings*. Seattle. Madison, WI: Omnipress,1995.

特殊方法包括在特定的多乙酰辅酶 A 脱氢酶缺乏的病例中补充核黄素,在长链脂肪酸氧化疾病中补充中链甘油三酯,在肌肉神经性长链 3–羟乙酰辅酶 A 脱氢酶缺乏中补充口服激素和二十二碳六烯酸(必需多不饱和脂肪酸或多不饱和脂肪酸)。苯扎贝特是一种过氧化物酶体增生激活受体激动剂,可以在较少的成纤维细胞中增加长链脂肪酸氧化,有希望作为未来的治疗模式。肾功能不全的患者对该药有蓄积作用,已经有少数关于出现肌红蛋白尿的报道,因此应对患者进行监测由药物可能诱发的血清 CK 升高。在细胞膜高亲和力肉毒碱转运体(OCNT2)缺乏中,肉毒碱治疗是必需的,但在短链、中链脂肪酸缺乏症中这一治疗存在争议,在长链脂肪酸疾病的治疗中可能有害。

线粒体疾病

线粒体 DNA 点突变的患病率为 1/10 000~1/5000;在健康人中,线粒体 DNA 突变的比例约为 1/200。这提示我们,线粒体病是代谢性疾病中最常见的疾病之一。POLG 突变是人类疾病的主要原因,在所有线粒体患者中这个比例可能最高至 25%,并且有着不同的临床表现,因为这个常染色体隐性遗传突变表现在儿童中可以导致线粒体 DNA 耗竭,而在成年发病的疾病中导致多重继发线粒体

DNA 缺失。

线粒体病具有临床异质性，在发病年龄、病程和单纯肌病的肌无力分布上都有所不同。平均而言，发病年龄反映突变水平和生化缺失的严重程度；但是其他因素，包括核基因和（或）环境因素也能影响疾病的表达。其他特征包括运动不耐受，易疲劳。最常见的临床特征包括身材矮小、感觉神经性耳聋、偏头痛样头痛、眼肌麻痹、肌病、轴索性周围神经病、糖尿病、肥厚型心肌病和肾小球酸中毒。其他特征还包括卒中样发作、抽搐、肌阵挛、视网膜色素变性、视神经萎缩、共济失调、胃肠假性梗阻和甲状旁腺功能减退。遗传方式多样，多数病例为常染色体隐性遗传，其他还有常染色体显性遗传、X-性联遗传或线粒体 DNA 母系遗传（框 5.2）。在线粒体 DNA 突变的病例中，组织中线粒体 DNA 突变与野生型的比例决定了临床表型和受累组织。

线粒体 DNA 相关疾病的诊断需要一个仔细的综合分析，包括临床病史、特征、有详细家系图的遗传模式和实验室数据（血清乳酸和丙氨酸、葡萄糖、血液学、肝肾功能检查、钙代谢等），神经眼科检查（包括可能的视网膜电流图或视网膜电描记）、诱发电位、特殊的听觉脑干反应、神经影像学发现（包括磁共振波谱发现乳酸峰）、运动生理学检查、肌肉组织学检查、电镜和生化、超声心动图和心电图以及分子遗传研究。

★ 肌肉活检分析的要点和诀窍

如果肌肉组织学检查发现，在 Gomori 染色中有破碎红纤维（ragged red fiber, RRF），表明肌浆膜下的线粒体大量增多，虽然 RRF 对于线粒体疾病而言并非特异性，而且在大量线粒体疾病中并没有 RRF。恰当的处理和肌肉活检过程对呼吸链酶的生化分析非常关键，尤其是对高度不稳定的呼吸链复合物 I，同时对线粒体 DNA 耗竭和片段缺失的分析也很关键。

框 5.2　线粒体呼吸链疾病基因分型

线粒体 DNA 缺陷

1. 线粒体蛋白合成突变
   - A. 线粒体 DNA 重排
     - a. 单一片段缺失（一般为散发）
     - b. 片段重复突变或重复/缺失突变（母系遗传）
   - B. 线粒体 DNA 点突变（母系遗传）
     - a. tRNA 基因
     - b. rRNA 基因
2. 蛋白编码基因突变
   - a. 复合物 I（ND）基因
   - b. 复合物 III——细胞色素 b
   - c. 复合物 IV（COX I、II、III）
   - d. 复合物 V（ATPase6）基因

核 DNA 缺陷（孟德尔遗传）

1. 呼吸链亚单位基因缺陷——复合物 I, II, III
2. 呼吸链合成辅助蛋白缺陷——复合物 I，如 NDUFA12L；复合物 III，如 BCS1L；复合物 IV，如 SURF1、SCO2、LRPPRC；复合物 V，如 ATPAF2
3. 辅酶 Q_{10} 生物合成缺陷，如 CABC1、COQ2、COQ8、ADCK3、PDSS1、PDSS2
4. 线粒体 DNA 整合和复制所需基因间信号异常
   - 线粒体 DNA 多重缺失——POLG1、ANT1、PEO1、ECGF1、POLG2、TYMP
   - 线粒体 DNA 耗竭——TK2、DGUOK、POLG1、SUCLA2、SUCLG1、MPV17、RRM2B、PEO1、TYMP
5. 线粒体转运机制缺陷——TIMM8A、SLC25A3、ABCB7
6. 线粒体 DNA 翻译缺陷——GFM1、MRPS16、TSFM、TUFM、PUS1、DARS2
7. 呼吸链植入的线粒体膜脂类改变——TAZ
8. 线粒体融合分裂改变——MFN2、OPA1、DLP1
9. 线粒体凋亡缺陷——FASTKD2

(Modified from Vu TH, Hirano M, DiMauro S. Mitochondrial diseases. *Neurol Clin N Am* 2002; 20: 809–39; DiMauro S. Mitochondrial disease. *Biochim Biophys Acta* 2004; 1658:80–8; DiMauro S, Schon EA. Mitochondrial disorders in the nervous system. *Annu Rev Neurosci* 2008; 31: 91–123; Rahman S, Hanna MG. Diagnosis and therapy in neuromuscular disorders: diagnosis and new treatments in mitochondrial diseases. *J Neurol Neurosurg Psychiatry* 2009; 80: 943–95; Finsterer J, Harbo HF, Baets J, et al. EFNS guidelines on the molecular diagnosis of mitochondrial disorders. *Eur J Neurol* 2009; 16: 1255–64.)

复发性肌红蛋白尿研究方法

　　基于临床特征和生化检查,一个可操作的方法能够用来区分发作性肌红蛋白尿的研究(图 5.1)。如果有过在高强度运动的第 1 min 发生肌痉挛或"继减现象"的经历,则提示糖酵解或糖原分解疾病。如果有在轻至中度长时间运动(>1 h)之后发生肌肉僵硬的经历或由于禁食或寒冷而诱发的肌红蛋白尿,提示可能存在脂肪酸氧化缺陷。第一个可以做的试验是前臂缺血试验。在儿童这一步则可以不必做,可以在肌肉活检中完成体外乳酸试验,从而用来检测糖酵解途径的完整性。如果乳酸产物不足(升高不足 3~4 倍),血氨明显升高,提示糖酵解/糖原分解途径被阻断。糖酵解/糖原分解缺失分为两组:伴有溶血性贫血和不伴有溶血性贫血。前臂缺血试验也能用于监测血氨是否升高(3~4

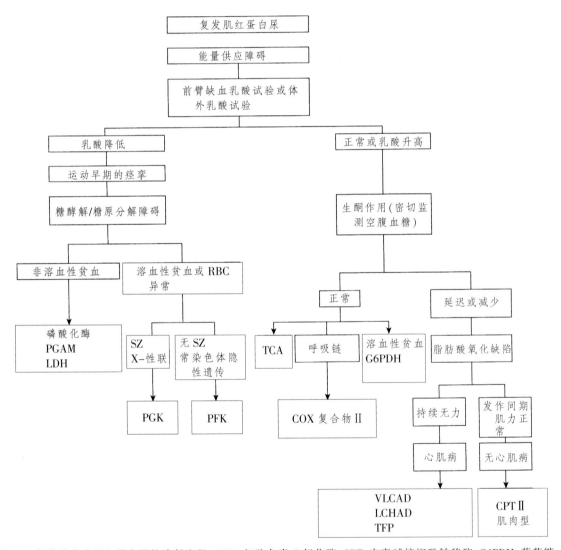

图 5.1　复发性儿童肌红蛋白尿的诊断流程。COX,细胞色素 C 氧化酶;CPT,肉毒碱棕榈酰转移酶;G6PDH,葡萄糖–6–磷酸脱氢酶;LCHAD,长链 L–3–羟乙酰辅酶 A 脱氢酶;LDH,乳酸脱氢酶;PFK,磷酸果糖激酶;PGAM,磷酸甘油酸变位酶;PGK,磷酸甘油酸激酶;RBC,红细胞;SZ,抽搐;TCA,三羧酸循环;TFP,三功能蛋白;VLCAD,极长链乙酰辅酶 A 脱氢酶。(Modified from Fejerman N, Chamoles NA (eds), *New Trends in Pediatric Neurology*. International Congress Series 1033. Amsterdam: Elsevier Science Publishers BV,1993, with permission from Elsevier. pp185–194.)

倍)。如果血氨没有明显升高而乳酸明显升高，则提示在嘌呤核苷循环中存在缺陷，比如肌腺嘌呤核苷酸脱氨酶缺乏。

如果有大量的乳酸产物，下一个重要的问题为是否有生酮作用缺乏的证据。如果生酮作用正常，需要考虑戊糖磷酸途径缺陷，其可以通过是否有溶血性贫血鉴别。其他需要考虑的还包括继发于呼吸链或线粒体 DNA 缺陷的线粒体脑病，如果有明显乳酸升高(超过正常值的 2 倍)和其他特征性的临床表现，比如发育不良、身材矮小、感觉神经性耳聋或母系遗传方式，则需要怀疑。

如果有生酮延迟或缺陷的证据，则脂肪酸氧化缺陷也要考虑。在这些可能性中，最常见的缺失是 CPT Ⅱ 缺乏的经典成年肌病类型，其有典型的成年起病，复发性肌红蛋白尿，在发作间期肌力正常，不伴有心肌病或明显的肝病。这和脂质沉积性肌病伴心肌病不同，其主要见于 LCAD/极长链乙酰辅酶 A 脱氢酶，长链 3-羟基辅酶 A 脱氢酶/三功能蛋白缺乏 (trifunctional protein deficiency，TFP) 和短链 3-羟基辅酶 A 脱氢酶缺乏。常见的 CPT Ⅱ 缺乏成年肌病型与少见的 CPT Ⅰ 缺乏婴儿肝脏型比较，前者表现为因禁食或感染诱发的复发性低血糖/低血酮脑病和抽搐，其没有明显的肌肉症状。这样，在仔细分析病史和体格检查之后进行一系列有选择性和优先的筛选试验，可以给临床医生提供一个假设诊断，然后再通过更多特异性的和重点的检查来证实。

（林洁 译 卢家红 校）

参考文献

DiMauro S, Lamperti C. Muscle glycogenoses. *Muscle Nerve* 2001;**24**:984.

DiMauro S. Mitochondrial diseases. *Biochim Biophys Acta* 2004;**1658**:80–8.

DiMauro S, Mancuso M. Mitochondrial diseases: therapeutic approaches. *Biosci Rep* 2007;**27**: 125–37.

Elliott HR, Samuels DC, Eden JA, Relton CL, Chinnery PF. Pathogenic mitochondrial DNA mutations are common in the general population. *Am J Hum Genet* 2008;**83**:254–60.

Quinzii CM, DiMauro S, Hirano M. Human coenzyme Q10 deficiency. *Neurochem Res* 2007;**32**: 723–7.

Rowland LP. Myoglobinuria. *Can J Neurol Sci* 1984;**11**:1–13.

Spiekerkoetter U, Lindner M, Santer R, et al. Treatment recommendations in long-chain fatty acid oxidation defects: consensus from a workshop. *J Inherit Metab Dis* 2009;**32**: 498–505.

Taivassalo T, Dysgaard Jensen T, Kennaway N, et al. The spectrum of exercise tolerance in mitochondrial myopathies: a study of 40 patients. *Brain* 2003;**126**:413–23.

Taivassalo T, Gardner JL, Taylor RW, et al. Endurance training and detraining in mitochondrial myopathies due to single large-scale mtDNA deletions. *Brain* 2006;**129**: 3391–401.

Tein I. Recurrent childhood myoglobinuria. In: Fejerman N, Chamoles NA (eds), *New Trends in Pediatric Neurology*. International Congress Series 1033. Amsterdam: Elsevier Science Publishers BV, 1993: 185–94.

Tein I. Metabolic myopathies. In: Swaiman KF, Ashwal S, Ferriero D (eds), *Pediatric Neurology*, 4th edn. St Louis, MO: Mosby-Yearbook Inc., 2006: 2023–73.

Tein I, DiMauro S, De Vivo DC. Recurrent childhood myoglobinuria. *Adv Pediatr* 1990; **37**:77–117.

Tein I, DiMauro S, Rowland LP. Myoglobinuria. In: Rowland LP, DiMauro S (eds), *Handbook of Clinical Neurology*, vol 18. *Myopathies*. Amsterdam: Elsevier Science Publishers BV, 1992.

Tonin P, Lewis P, Servidei S, et al. Metabolic causes of myoglobinuria. *Ann Neurol* 1990;**27**:181–5.

Vu TH, Hirano M, DiMauro S. Mitochondrial diseases. *Neurol Clin N Am* 2002;**20**:809.

Zeharia A, Shaag A, Houtkooper RH, et al. Mutations in LPIN1 cause recurrent acute myoglobinuria in childhood. *Am J Hum Genet* 2008;**83**:489–94.

第 6 章

线粒体肌病

Michio Hirano, Valentina Emmanuele, Catarina M. Quinzii

线粒体病是一组临床表现和致病机制差异很大的疾病。线粒体肌病的不同在于双重的基因致病机制(图 6.1)。本章主要针对影响肌肉的线粒体病,其由于肌肉对能量需求大而最易受累。

临床表现

由于任何器官都可能出现线粒体功能异常,因此线粒体病常常表现为多器官受累。尽管其临床表现各异,但本病可表现特殊的临床综合征和特征,这需要临床医生提高警惕,考虑到线粒体病的可能(框 6.1)。另外,一些特定的线粒体病有着特定的临床特点组合,例如 Kearns-Sayre 综合征(KSS)、线粒体脑肌病伴乳酸血症和卒中样发作(MELAS)、肌阵挛样癫痫伴破碎红纤维(MERRF)和线粒体胃肠脑肌病(MNGIE)。

在单纯肌肉病变或以肌肉病变为主的线粒体病中, 出现眼睑下垂或进行性眼外肌麻痹 (progressive external ophthalmoplegia,PEO) 或两者同时存在比较普遍。由于眼外肌富含线粒体, 因此线粒体呼吸链易受损而出现临床表现。眼睑下垂或进行性眼外肌无力往往在患者不知不觉间出现或加重,并常常是双侧对称出现,所以复视、视力模糊主诉一般少见或基本没有。

肌病也很常见,与其他多数肌病一样,颈屈肌和肢体近端肌的无力较其他肌群更明显。血清肌酸激酶(CK)水平可能正常或升高。主诉易疲劳的患者比例要远远高于肌无力的比例。其运动不耐受的表现与氧化磷酸化的缺陷有关,但患者

基础知识回顾

线粒体是产生细胞能量流三磷酸腺苷(ATP)的重要细胞器。还原当量(电子)主要源自脂肪酸和碳水化合物代谢,电子在呼吸链的 4 个亚单位中传递,这些复合物位于线粒体内膜上,由于内外膜间电子梯度的差异,最终通过线粒体复合物 V 产生 ATP。这个过程称为氧化磷酸化。

线粒体是线粒体 DNA(mtDNA)和核 DNA(nDNA)共同编码的产物。mtDNA 和(或)nDNA 突变可导致疾病。目前,有超过 200 个突变位点和数以百计的 mtDNA 片段缺失被报道。线粒体基因为母系遗传, 因此 mtDNA 缺陷将会从母亲传到所有子女。mtDNA 缺陷表型差异与突变的异质性和组织分布相关。突变的异质性水平超过一定水平(即阈值)会产生生化和临床影响。mtDNA 突变的命名以"m."开头,后接突变位点和改变(如 m. 3243A>G)。

由于 mtDNA 的稳态有赖于 nDNA 编码的许多因子,因此多数因为基因间联络缺陷,原发性核基因病变而导致 mtDNA 不稳定。线粒体基因的不稳定主要表现为 mtDNA 片段缺失、多片段缺失或两者兼有。

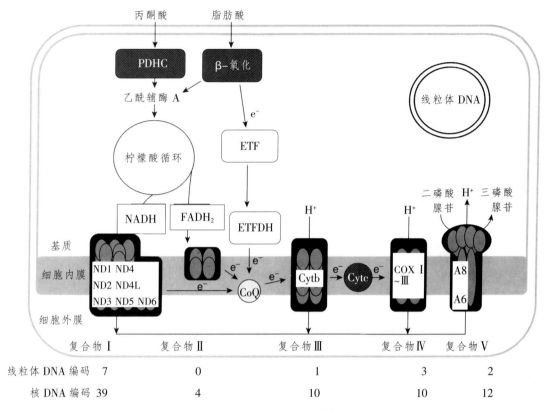

图 6.1　**线粒体代谢模式图**。由核 DNA 编码的呼吸链组分或复合体以灰色椭圆形表示,线粒体 DNA 编码的亚单位则以白色矩形表示。CoQ,辅酶 Q; Cytb Cyt c,细胞色素 c; COX Ⅰ~Ⅲ,细胞色素 c 氧化酶 Ⅰ~Ⅲ; ETF,电子传递黄素蛋白; ETFDH,电子传递黄素蛋白脱氢酶; FADH$_2$,黄素腺嘌呤二核苷酸(还原型); NADH,烟酰胺腺嘌呤二核苷酸(还原型); ND,NADH 脱氢酶; PDHC,丙酮酸脱氢酶复合体。

的主观性常对诊断提出挑战。在此病例中,常规的运动试验会有所帮助。

除肌肉损害,神经系统也常常受累,由此线粒体病就表现为线粒体脑肌病。常见的中枢神经系统表现包括:癫痫、肌阵挛、偏头痛、青年卒中样发作、共济失调、视神经病、视网膜色素沉着、痴呆和精神运动退化。周围神经病也很常见,但在线粒体病患者中常被忽略。周围神经损害的典型表现为轴索损害,但在线粒体胃肠脑肌病中为脱髓鞘损害。神经性耳聋与线粒体脑肌病相关。

在线粒体病中,受累的内脏器官包括胃肠道系统和肝脏,表现为胃肠道运动障碍和肝脏脂肪化。心脏受累包括心肌病(常以肥厚型心肌病起病)、心脏传导阻滞或预激综合征

(Wolff-Parkinson-White)。糖尿病在线粒体脑肌病中特别常见,但甲状腺功能低下、生长激素缺乏以及甲状旁腺功能低下也经常发生。框 6.2 定义了各种线粒体脑肌病。

进行性眼外肌麻痹

对称性的眼睑下垂和进行性眼外肌麻痹在儿童或青少年多见,是线粒体病中最常见的肌肉病变。由于起病和进展往往是逐渐的,因此"慢性进行性眼外肌麻痹"(CPEO)的名称也常常被沿用。口咽部肌肉、面肌、颈屈肌和四肢肌无力也常常与眼外肌线粒体肌病相关。呼吸肌无力可在一些患者中出现。半数 PEO 患者是由于 mtDNA 单一缺失所致,且一般为

框 6.1 线粒体脑肌病临床特点

肌肉

运动不耐受

眼外肌麻痹

眼睑下垂

口咽无力

四肢肌无力

肌肉容积减小

肌酸激酶升高[a]

肌红蛋白尿

呼吸肌无力

中枢神经系统

Leigh 综合征

癫痫(部分性、全身性或肌阵挛)

肌阵挛

偏头痛样头痛

青年卒中样发作

共济失调

视神经病

色素性视网膜病

痴呆

学习不能

脑白质营养不良

锥体外系症状

运动神经元病

周围神经系统

感觉运动周围神经病

内分泌系统

糖尿病

甲状腺功能减退

生长激素缺乏伴身材矮小

甲状旁腺功能减退

青春期延迟

不育

月经不调

多毛症

心脏

心脏传导阻滞

肥厚型心肌病

预激综合征

肾脏

肾小管酸中毒(de Toni-Fanconi-Debré 综合征)

类 Bartter 综合征

胰腺

外分泌缺乏

肝脏

转氨酶升高

皮脂腺病

肝衰竭

血液

全血细胞减少症

铁粒幼细胞贫血

胃肠道

胃肠道运动障碍

假性肠麻痹

精神

抑郁

精神分裂样发作

皮肤病

紫癜

多毛症

其他

白内障

脂肪瘤

[a] 除 mtDNA 片段缺失综合征之外，通常轻度升高。

散发,但携带这一突变的女性有 4%~11% 的风险传给子代。另外,母系遗传的 mtDNA 突变、常染色体显性遗传或隐性遗传的核基因突变都可以导致 PEO。在 mtDNA 突变中,m.3243A>G 是 MELAS 最常见的致病突变，也是母系遗传 PEO 的常见原因。编码线粒体聚合酶 γ 的 POLG 基因突变是常染色体显性遗传或隐性遗传 PEO 的最常见原因。

需要与线粒体眼外肌麻痹鉴别的疾病包括其他原因所致的眼外肌麻痹，如先天性肌无力、自身免疫性重症肌无力、先天性肌病。典型的线粒体病所致的眼睑下垂和进行性眼外肌麻痹主要发生在儿童或青少年，相对于婴儿起病，这类症状主要见于先天性肌无力和先天性肌病。眼咽型肌营养不良(ocu-

框 6.2　线粒体脑肌病的临床定义

进行性眼外肌麻痹（PEO）

开始于儿童或青少年的眼睑下垂和进行性眼
外肌麻痹

线粒体肌病（破碎红纤维和 COX 缺失纤维）

累及口咽、面和肢带肌

Kearns-Sayre 综合征（KSS）

起病于 20 岁之前

眼外肌麻痹

视网膜色素变性

伴至少以下一条：脑脊液蛋白>100 mg/dL；心脏
传导阻滞；小脑综合征

感觉共济失调神经病，构音困难，眼肌麻痹（SAN-DO）

感觉共济失调

周围神经病

构音困难

PEO

线粒体脑肌病伴乳酸血症和卒中样发作（MELAS）

青年卒中（典型在 40 岁前）

脑病（抽搐、痴呆，或两者都有）

破碎红纤维、静息乳酸血症，或两者都有

肌阵挛癫痫伴破碎红纤维（MERRF）综合征

肌阵挛

癫痫

小脑综合征

肌病伴破碎红纤维

线粒体神经胃肠脑肌病（MNGIE）综合征

眼外肌麻痹、眼睑下垂，或两者都有

周围神经病

胃肠运动障碍

恶病质

头颅影像学上白质脑病

线粒体异常：乳酸血症或肌肉活检发现破碎红
纤维和细胞色素 C 氧化酶（COX）缺失纤维，
或 mtDNA 大片段缺失或耗竭

Leigh 综合征

典型起病年龄为婴儿或儿童

神经发育退化或延迟

临床病灶位于脑干、基底节或两者都有

通过头颅 CT、MRI（T_2-加权高信号），或对患者或
类似受累家属的尸检分析发现双侧基底节

和中脑病灶

血和（或）脑脊液中乳酸或丙酮酸升高

以下特征也常有所表现：

肌张力下降、喂养困难、呼吸异常、视觉缺
失、视神经萎缩、视网膜色素沉着、眼球活
动麻痹、眼球震颤、肌张力障碍、共济失调

线粒体 DNA 耗竭肌病型

婴儿或儿童起病的肌病

血清肌酸激酶明显升高

线粒体肌病（破碎红纤维和 COX 缺失纤维，
mtDNA 严重耗竭）

可逆性婴儿肌病伴 COX 缺陷

由肌病引起的弥漫性无力、肌张力降低和呼吸
困难

2~3 岁自发改善

肌肉 COX 缺失

---

lopharyngeal muscular dystrophy，OPMD）类似于
线粒体 PEO，表现为眼睑下垂、眼外肌麻痹、
咽/面肌和四肢肌无力。但在 OPMD 中，眼睑
下垂症状要远重于眼外肌麻痹，而在 PEO 中
两者往往都很严重。这两种疾病也可在起病
年龄上进行鉴别，OPMD 一般在 40~60 岁起
病，而 PEO 在 20 岁之前起病。

线粒体 PEO 的诊断需要家族史。母系遗
传的 PEO 提示 mtDNA 点突变，其可以在外周
血中被检出。相反，散发的线粒体 PEO 最常见
的原因是 mtDNA 单一大片段缺失，这在外周
血中不易被检出。因此，肌肉活检发现破碎红
纤维和细胞色素 C 氧化酶缺失纤维，并运用

★ 要点和诀窍

即使对于有经验的临床医生，诊断种类繁多
的线粒体肌病也是一种挑战。临床医生需要询问
是否存在以下临床特征：运动不耐受、偏头痛、糖
尿病、身材矮小、耳聋。

详细的家族史非常重要，因为如果是 mtDNA
点突变所致，母系遗传的证据可能很隐匿。

注意事项

虽然线粒体病有特征性表现,如破碎红纤维和细胞色素 C 氧化酶缺失纤维,但不是在所有线粒体病中都表现出来,而且在正常人中也可以出现,但比例较低(<2%)。由此而言,异常纤维比例和患者年龄的相关性就非常重要了。

可以检测肌肉中的线粒体呼吸链酶活性。在线粒体肌病中,可以有单一或多重呼吸链酶活性缺失,也可能酶活性正常。这样,单纯的生化检测也不能排除线粒体病。

在正常人中,肌肉聚合酶链式反应(polymerase chain reaction,PCR)也可以发现低水平的 mtDNA 多重缺失,因此通过 Southern 印迹或定量 PCR 检测 mtDNA 缺失数量非常有用。

Southern 印迹方法分析病理突变是非常有必要的。另外,Southern 印迹方法可以发现 mtDNA 多重缺失,这也是线粒体 PEO 常染色体显性遗传或隐性遗传突变的表现形式。POLG 基因突变是表现为孟德尔遗传的 PEO 伴 mtDNA 多重缺失最常见的致病原因,这可以通过外周血检测确定。其他导致常染色体显性遗传 PEO 伴 mtDNA 多重缺失的突变基因包括 C10orf2(编码线粒体螺旋酶,称为"Twinkle")、ANT1 和 POLG2(编码聚合酶 γ 亚单位的辅基)。

由于 PEO 可能会转化为 PEO 叠加或 KSS,所以每年做一些检查非常必要,如利用心电图或心脏超声观察心脏传导或心肌损害,进行基础代谢和肝功能检查探查肾脏或肝脏损害,进行快速血糖检测探查糖尿病,及应用电测听检查听力下降。

PEO 的治疗是综合性的。眼睑下垂导致的视力模糊可以通过眼睑支撑术或通过外科手术将眼睑吊起。更可取的是眼睑成形术,其可以改善眼睑的闭合,而眼睑闭合不良将导致暴露性角膜炎。营养补充和维生素的鸡尾酒疗法被用于患者的治疗,包括:辅酶 Q_{10}(50~100 mg,3 次/日),左旋肉碱(300 mg,3 次/日),维生素 B_1(50~200 mg/d),维生素 B_2(50~600 mg/d),维生素 K_3(5~80 mg/d),维生素 C(1000~4000 mg/d),以及 α-硫辛酸(最多 400 mg,3 次/日)。在线粒体病中,感觉神经性耳聋主要由迷路功能异常所致,严重的耳聋(即不能听电话)需要电子耳蜗植入。

Kearns-Sayre 综合征

PEO 是 KSS 的主要特点,最早被描述的三联征包括眼外肌麻痹、视网膜色素沉着和 20 岁以前发病,并包含至少一项以下的特点:心脏传导阻滞、小脑共济失调或脑脊液蛋白>100 mg/dL。心脏传导阻滞可能进展为致死性完全性心脏传导阻滞。其他特征还包括耳聋,口咽肌、面肌、四肢肌无力,认知损害,生长激素缺乏以及糖尿病。脑脊液中继发的叶酸缺乏也可见于 KSS。心肌病和肾小管酸中毒在 KSS 中偶有发生,一旦出现可能很严重。KSS 一般为散发,约 90% 的病例是由于 mtDNA 单一片段缺失所致。就像在 PEO 中所指出的,有症状的女性能把突变传给孩子。

由于进行性眼外肌麻痹合并眼睑下垂是本综合征早期最突出的特点,鉴别诊断包括可以导致进行性眼外肌麻痹的疾病,这已在前文提及。在儿童患者中,Niemann-Pick 病 C 型(NPC)可能会被误诊为 KSS,但是 NPC 所表现的眼外肌麻痹是核上性的而不是眼外肌。

KSS 的诊断始于常规血液检查,包括完整的血细胞计数、血清电解质、肝功能检查、血尿素氮、肌酐、乳酸和丙酮酸。这些检查或许会发现肝功能或肾功能异常。静息乳酸、丙酮酸升高比较常见,这些指标在中等运动后可能会急剧升高。心电图和超声心动图必须做,用以筛选心脏传导阻滞和心肌病。最后,肌肉活检用以明确诊断。Gomori 三色法染色中的破碎红纤维和其他线粒体功能缺失的特征可能会被发现。线粒体酶活性可以在肌肉或提纯的线粒体中被检测。肌肉 mtDNA 可以用 Southern 印迹分析单一片断缺失。

KSS 的治疗已经在 PEO 中介绍。另外,由于在 KSS 患者中发现脑脊液叶酸缺乏,一些临床医生会给患者使用叶酸或亚叶酸。

PEO 叠加

除了进行性眼外肌麻痹和多系统 KSS,还有以典型进行性眼外肌麻痹叠加其他临床特征的综合征,例如感觉共济失调神经病伴构音障碍和眼外肌麻痹(SANDO)是一种临床可识别的综合征,本病有破碎红纤维和 COX 阴性纤维。SANDO 常常是由于常染色体隐性遗传的 POLG 基因突变导致肌肉中 mtDNA 多重片断缺失所致。以进行性眼外肌麻痹、耳聋和视神经病组成的三联征也与 mtDNA 多重片断缺失相关,其是由于常染色体显性遗传的基因 OPA1 突变所致。除了这三联征外,患者还可以出现肌病、共济失调和周围神经病。

线粒体胃肠脑肌病

本病是常染色体隐性遗传、累及多系统的线粒体病。其具有 6 个易于被识别的临床特点:
- 进行性眼外肌麻痹;
- 严重的胃肠道运动障碍;
- 恶病质;
- 周围神经病;
- MRI 见弥漫脑白质病变;
- 线粒体功能异常的证据,如组化、生化或线粒体基因检测。

患者一生都非常瘦,并随病情进展变得非常瘦弱。本病平均发病年龄为 18 岁,但跨度可以从儿童至 50 岁,平均死亡年龄为 38 岁。

头颅 MRI T2 加权显示白质有弥漫高信号。多数线粒体胃肠脑肌病会有静息乳酸升高。肌电图提示脱髓鞘性周围神经病。肌肉活检可以发现破碎红纤维和 COX 染色阴性以及神经源性改变。本病是由于编码胸苷磷酸化酶的 TYMP 基因突变所致。主要的胃肠道特征易与腹腔疾病、炎症性肠病、肠系膜上动脉综合征和神经性厌食症混淆。线粒体胃肠脑肌病患者所表现的周围神经病易被误诊为慢性脱髓鞘性神经根神经炎或 Charcot-Marie-Tooth 病。类似线粒体胃肠脑肌病的表型可能与 PLOG、RRM2B 以及 MELAS 的 m.3243A>G 突变相关。

尽管本病具有显著的致病性和致死性,不过异体造血干细胞移植在纠正胸苷和脱氧尿苷代谢的生化缺陷以及改善临床表现方面已显示出了前所未有的成功。

线粒体 DNA 突变所致的运动不耐受

一小组患者有严重的运动不耐受,有时合并有肌红蛋白尿、近端肢体无力,或两者兼备,这与 mtDNA 突变相关。不像那些糖原代谢缺陷患者所表现的运动诱导的肌肉强直或痉挛,也不像脂肪代谢缺陷患者所表现的在长时运动或饥饿后出现的综合征,这一组患者表现为不定时的肌肉易疲劳,有时候会被诊断为慢性疲劳综合征或纤维肌痛症。诊断 mtDNA 突变的线索包括静息乳酸升高和破碎红纤维或早期破碎红纤维。本病并不严格遵循线粒体突变的规律,因为所有患者均为散发,突变和临床表现仅限于骨骼肌。mtDNA 突变相关运动不耐受的许多病例是由于编码细胞色素 b 的 CYTB 基因突变所致。另外,mtDNA 中 ND 基因编码的呼吸链复合物 I 亚单位、CO 基因编码的呼吸链复合物 IV 亚单位以及 tRNA 基因突变也与运动不耐受相关。

辅酶 Q_{10} 缺陷

辅酶 Q_{10}(或泛醌)是线粒体呼吸链中的重要成分,其负责从线粒体复合物 I 和 II 传递电子和黄素蛋白脱氢酶(ETFDH)给复合物 III(见图 6.1)。辅酶 Q_{10} 缺乏可以是原发性的,其是由于基因中常染色体隐性遗传突变导致辅酶 Q_{10} 合成异常,也可以继发于与辅酶 Q_{10} 产物非直接相关的基因突变。辅酶 Q_{10} 缺陷相关的表型包括:脑肌病、小脑共济失调伴显著的小脑萎缩、婴儿多系统疾病(主要是脑病伴激素抵抗型肾病综合征)、单纯的肾病综合征和单纯的肌病。肌源性辅酶 Q_{10} 的表型在肌肉活检中表现为脂质沉积。另外,在一些病例中由于 ETFDH 突变也可以出现继发辅酶 Q_{10} 缺乏。诊断辅酶 Q_{10} 缺乏症是很重要的,因为患者在补充辅酶 Q_{10} 后会出现奇迹般的改善[最初剂量:儿童 30 mg/(kg·d),成人最多 2400 mg/d,3 次/日]。很重要的一点是,血液中辅酶 Q_{10} 水平会受到食物摄入的影响。所以,辅酶 Q_{10} 缺乏不能依赖血清中的辅酶 Q_{10} 水平而是应该以肌肉或培养的成纤维细胞中的含量来诊断。

线粒体 DNA 耗竭综合征

即使在一个家庭中,mtDNA 耗竭综合征(mDNA depletion syndrome,MDS)的临床表现也可以迥然不同。起病年龄可以是先天性或出生后不久,通常在 1 岁以内死亡。然而,起病年龄也可以是婴儿或儿童,生存期可以超过 20 岁。现已报道的涉及肌肉的临床表现有两种:

• 先天性肌病,新生儿无力伴肌张力下降,需要辅助呼吸,通常在 1 岁以内死亡。肾功能异常也可以出现;

• 脑肌病伴运动发育迟缓、肌张力下降、无力,有时头颅 MRI 在基底节和脑干可以发现病灶,提示 Leigh 综合征。

在先天型 MDS 中,婴儿的乳酸血症很严重,但在合并有婴儿肌病的儿童中,乳酸可以正常或仅轻度升高。在合并肌病的儿童中,血清肌酸激酶可以明显升高。

MDS 是常染色体隐性遗传病,有 9 个相关突变基因。编码胸苷激酶 2 的 TK2 基因可导致 MDS 肌病。

MDS 肌病的鉴别诊断包括先天性肌病、肌营养不良和获得性肌病。治疗以对症和支持治疗为主。

合并 COX 缺陷的婴儿肌病

合并 COX 缺陷的婴儿肌病有两种类型:致死型婴儿肌病(fetal infantile myopathy,FIM)和可逆型婴儿肌病(reversible infantile myopathy,RIM),后者也被认为是良性婴儿肌病(benign infantile myopathy,BIM)。致死型表现为婴儿期全身无力、呼吸肌无力和乳酸血症,一般在 1 岁前死亡。相对于致死型患者,一些婴儿表现为严重肌病和出生后的乳酸血症,但会有奇迹般的改善,并在 2~3 岁时恢复正常。乳酸血症和肌肉组织学异常也逐渐出现缓解。对于有显著改变的散发病例,也将之称为可逆型婴儿肌病或 BIM。后者可能会产生概念上的误导,因为在最初的几个月里,如果得不到恰当的护理也可能致命。本病见于 mt-tRNA^{Glu} 的 m.14674T>C 同质性突变。

(林洁 译　卢家红 校)

参考文献

DiMauro S, Hirano M, Schon EA. *Mitochondrial Medicine.* Oxon: Informa Healthcare, 2006.

DiMauro S, Hirano M. Mitochondrial DNA deletion syndromes. GeneReviews (online) April 19, 2007. Available at: www.ncbi.nlm.nih.gov/bookshelf/br.fcgi?book=gene&part=kss (accessed August 30, 2010).

Hirano M. Kearns Sayre syndrome. *Medlink Neurol* 2010. Available at: www.medlink.com (accessed August 30, 2010).

Hirano M, Nishigaki Y, Marti R. Mitochondrial neurogastrointestinal encephalomyopathy (MNGIE): a disease of two genomes. *Neurologist* 2004;**10**:8–17.

Horvath R, Kemp JP, Tuppen HA, et al. Molecular basis of infantile reversible cytochrome *c* oxidase deficiency myopathy. *Brain* 2009;**132** (Pt 11):3165–74.

Milone M, Massie R. Polymerase gamma 1 mutations: clinical correlations. *Neurologist* 2010;**16**:84–91.

Quinzii CM, Hirano M. Coenzyme Q and mito- chondrial disease. *Dev Disabil Res Rev* 2010;**16**: 183–8.

Zeviani M, Lamperti C, DiMauro S. Disorders of nuclear–mitochondrial intergenomic signal- ing. In: Gilman S (eds), *Medlink Neurology.* San Diego, CA: Medlink Corp., 2010.

第 7 章

Dystrophin 蛋白病

Shannon L. Venance

Duchenne 肌营养不良症(Duchenne muscular dystrophy, DMD)和 Becker 肌营养不良症(Becker muscular dystrophy, BMD)是等位基因病, 为 X-性联隐性遗传, 均由编码 Dystrophin 蛋白的 DMD 基因发生突变所致, 表现为进行性肌肉萎缩和无力。DMD 是最常见的肌营养不良。BMD 与 DMD 相比, 其起病较晚、症状较轻、临床病程变异也较大。任何年龄的女性主诉肌肉无力时, Dystrophin 蛋白缺陷也是需考虑的鉴别诊断之一, 但常被遗漏。无论男性还是女性, 临床表现的差异都很大: 轻者仅表现为无症状性高 CK 血症, 重者表现为重症 DMD, 从儿童期到成年期均可发病。基因诊断能够进一步确诊临床诊断的病例, 有助于选择恰当的治疗和遗传咨询, 对未来的临床试验更是至关重要。

> ★ 要点和诀窍
>
> ● 患者同时有肌肉和认知功能障碍两方面的主诉时, Dystrophin 蛋白病应被列入鉴别诊断。
>
> ● 任何年龄的男性和女性, 若出现 CK 升高、无法解释的转氨酶升高、运动后肌痛、肌红蛋白尿或近端肌无力伴或不伴膈肌无力或心肌病, 都应考虑到 Dystrophin 蛋白病。
>
> ● 儿童或成人出现认知功能障碍(如语言发育迟缓、自闭症、学习障碍、注意缺陷多动症和智力障碍)也要考虑 Dystrophin 蛋白缺陷的可能。

流行病学

Dystrophin 蛋白病是最常见的遗传性肌肉疾病, 每 3500 名存活男婴中就有 1 例 DMD。BMD 的发病率约为 DMD 的 1/10。Dystrophin 基因的新突变率很高, 1/3 患者无家族史。尽管女性 Dystrophin 蛋白病的发病率和患病率没有确切数据, 但所有患者的母亲和姐妹都应被视为高风险人群。此外, 所有 BMD 患者的女儿都是肯定的携带者。

临床表现

Duchenne 肌营养不良症

DMD 的典型临床表现为男孩出现大运动发育迟缓、跑步困难和易跌倒。体格检查可发现腓肠肌假性肥大、鸭步(提示盆带肌无力)和由仰卧位站起时表现出的 Gower 征。血清 CK 显著升高(正常值的 20~200 倍)。许多患儿同时伴认知功能障碍。患儿通常在 3~5 岁时被诊断为 DMD。

DMD 进展较快, 患儿往往 12 岁前丧失行走能力。膈肌无力始于患儿仍能行走时, 因此在病程早期就应开始每年进行肺功能测定。坐轮椅后, 脊柱侧弯渐进加重, 会严重影响呼吸功能。对于已丧失行动能力的患者, 纠正脊柱侧弯最为关键,部分患者可能需要行脊柱融合术来帮助维持其呼吸功能。最终在 20~30 岁时,慢性呼吸衰竭会成为 DMD 患者的主要死因。呼吸科专科医生及早参与患者的治疗是相当重要的。无创性通气(noninvasive ventilation, NIV)已改变了 DMD 的自然病程,将 DMD 患儿的生存期延长至成年。夜间通气能缓解通气不足引起的症状,如晨起后头痛、食欲减退、精力不足、夜间焦虑和梦魇。咳嗽辅助装置能帮助咳嗽力弱的患者清除气道分泌物和预防感染。部分患者及家庭在病程晚期可能会选择气管切开和机械支持通气。

所有 DMD 患者都会出现心脏受累,其中以无症状性心动过速较为常见。心电图检查往往提示窦性心动过速、显著 Q 波、右心室肥大和 P-R 间期缩短。建议 10 岁以上的患者每年进行超声心动图评估。治疗心脏症状可选用血管紧张素转换酶(angiotensinconverting enzyme, ACE)抑制剂和 β-受体阻滞剂。

然而,仅有不到 40% 的 DMD 患者会出现心脏方面的症状,这可能与患者长期依赖轮椅活动,对心功能的需求降低有关。

要为 DMD 患者提供最佳治疗就需要组建一个多专业协作的治疗小组,这样才能对 DMD 的多系统症状和并发症进行预期和治疗。糖皮质激素[泼尼松,0.75 mg/(kg·d);或地夫可特,0.9 mg/(kg·d)]能延缓 DMD 患儿肌力和运动功能减退。观察队列研究数据表明,糖皮质激素治疗能延长患者保存行走能力的时间,其他获益还包括降低脊柱侧弯的风险、延缓肺功能恶化,对心脏也有潜在的获益,这些获益可一直维持至患者丧失行走能力。虽然如此,临床上有关激素的用法、用量和开始治疗时间差异很大。根据最新的推荐,应考虑患者的功能状态(从不再增加新的运动能力时开始治疗)、年龄(2~8 岁之间),并评估发生激素不良反应的风险,然后对患者进行个体化治疗。同样,停用激素也没有一致的标准。剂量需要逐步调整,使激素的副作用(如体重增加、情绪和行为改变、白内障、长骨骨折和脊椎压缩性骨折等)最小化。

对于已进入 DMD 晚期的青年男性,其继续无限期使用激素的情况还是很常见。对所有 DMD 患者都推荐注射季节性流感疫苗。如果血清 25-羟-维生素 D 水平偏低,则应补充维生素 D。

患者开始夜间通气时,需要家庭和社区的合作和资源供应,同时对患者和家庭进行健康教育。应提前制订详尽的护理计划并定期进行全面修订,这对保障医患能够共同决策尤其关键。

Becker 肌营养不良症

与临床表现相对刻板的 DMD 相反,BMD 的表现变异很大。对于任何年龄起病、以对称性肢带肌无力为表现的男性,即使没有阳性的家族史,也都应鉴别是否为 Dystrophin 蛋白病。尽管大部分患者在青少年期起病,但四五十岁以后才出现肌无力症状的病例也多有报道。40 岁以后发病、股四头肌早期受累的男性患者,如未考虑到 BMD,往往会被诊断为包涵体肌炎。总体来说,起病的年龄越大,症状越轻。青少年或成年起病的 BMD 也可伴有学习障碍、注意力和行为方面的异常。

在临床实践中,16 岁以上仍能行走的 Dystrophin 蛋白病患者被归为 BMD。12~16 岁丧失行走能力的青少年患者以往被归为介于 DMD 和 BMD 之间的中间型。但是,糖皮质激素的应用使分型所依赖的年龄界限变得模糊。

与 DMD 相似,所有 BMD 患者应该每年进行两次肺功能(坐位和仰卧位各一次)和心脏方面的检查。BMD 患者更容易出现扩张型心肌病和(或)心律失常引发的症状。心电图表现与 DMD 相似。有心脏症状的患者应请心脏专科医师会诊,可能需要使用 ACE 抑制剂类药物和

> **★ 要点和诀窍**
>
> 肺功能应该坐位做一次,然后仰卧位重复一次。肺活量下降大于 15%~20% 提示膈肌无力,需要进行更频繁的监测。可以用最大呼气压力和咳嗽峰流速这两个指标来随访保持气道通畅所必需的呼气力量。

β-受体阻滞剂。由于肢体肌力相对保留,BMD 患者能够从事更多活动,从而增加了心脏负担。心力衰竭可能是部分 BMD 患者的首发表现,尤其要注意鉴别。膈肌受累和夜间无效通气会导致慢性呼吸衰竭,还会引起右心衰竭,可通过夜间支持通气得到改善。心脏或膈肌显著受累的男性患者,其预期寿命缩短。

无症状或症状轻微者

对运动不耐受、肌痛、肌红蛋白尿,或持续性 CK 升高(或无法解释的转氨酶升高)的患者进行鉴别诊断时,无论患者的年龄和性别,都应当考虑到 Dystrophin 蛋白轻度缺陷的可能。如果同时存在一些细微线索(如病史中有从小动作笨拙、在体育课跑步时总是落在最后、足尖行走、家族中有类似患者,体格检查发现小腿或舌体肥大,电生理发现运动单位电位时限窄、波幅低、伴或不伴纤颤波,以及正尖波),这种可能性则进一步增大。无论症状轻重,所有患者都应该进行基线的肺功能和心脏功能评估,并定期随访。

X-性联扩张型心肌病

X-性联扩张型心肌病 (X-linked dilated cardiomyopathy,XLDCM) 是一种罕见的 Dystrophin 蛋白缺陷表型,是由于突变累及 Dystrophin 心脏同种型蛋白而导致的单纯心肌病。从儿童到成年晚期均可发病,大部分患者的起病年龄为 10~30 岁。临床表现包括无症状性心电图和心脏超声异常、运动耐力下降、运动后呼吸困难、下肢水肿和心力衰竭。根据 X-性联的遗传方式、心肌活检和 Dystrophin 蛋白免疫染色以及 DNA 分析可以确诊。临床病程进展迅速,如果不进行心脏移植,5 年生存率仅为 50%。

女性 Dystrophin 蛋白缺陷

所有 Dystrophin 蛋白缺陷男性患者的一级女性亲属都有携带基因缺陷的可能,应该接受 DNA 分析和遗传咨询。绝大多数女性携带者没有症状,出现临床症状者约占 10%。可能出现的

轻微症状包括运动后肌肉疼痛、痉挛,或者仅有腓肠肌肥大。无症状者可有轻微的心电图和心脏超声异常。血清 CK 升高对诊断有一定帮助,但要记住 30% 携带者的 CK 水平可正常。如果女性有明确家族史并已知先证者的基因突变,那么可以首先对该突变进行检测以判断是否为携带者。

所有育有 DMD 患儿的无症状女性都应行白细胞的 DNA 分析,以判断是否为携带者。这对携带者的诊治和遗传咨询都至关重要。如果患儿母亲的 DNA 分析未发现突变,表明患儿为新发突变,或者母亲存在生殖系突变(仅在卵细胞存在 DMD 基因突变)。对于有 Dystrophin 蛋白缺陷患儿的家庭,如果基因诊断明确,可以进行产前筛查。

> **注意事项**
>
> - 女性 CK 水平正常不能排除其为携带者,因为 30% 携带者的 CK 水平可正常。
> - 如果突变不仅局限于生殖系统,用肌肉活检标本进行 DNA 分析或 Dystrophin 蛋白的免疫组化染色可以确定有无 Dystrophin 蛋白/基因缺陷。

携带者的临床表现包括肌痛、近端肌无力和(或)心肌病。肌无力常可不对称。认知功能障碍也是一种表现。在极少数情况下,女孩可以出现严重的 DMD 样表型,推测可能是由于 XO 核型(Turner 综合征)或非随机(不对称)X 染色体失活所致。但是,有证据表明,在随机、对称 X 染色体失活的情况下,特定突变仍然可能导致女性出现临床症状。对有症状携带者的治疗与男性 DMD、BMD 患者相似,重点在于监测心肺功能,在维持心肺功能的同时预见和预防各种并发症。和 BMD 相似,并没有对有症状女性使用糖皮质激素的临床试验资料。

Dystrophin 蛋白病的鉴别诊断

尽管肌肉疾病并不常见,但获得性肌病和

遗传性肌病的概率却相似。因此,尤其要注意与可治性疾病相鉴别(尽管对于有 DMD 典型临床表现的男孩,这种可能性很小)。亚急性或慢性起病的成人患者在鉴别诊断时需要考虑炎性肌病、甲状腺相关或其他内分泌肌病和中毒性肌病(如他汀类或其他药物导致的肌病)。激素治疗部分有效者或者难治性"多肌炎"患者都应与 Dystrophin 蛋白缺陷相鉴别。尽管 Dystrophin 蛋白病是最常见的遗传性肌肉病,但其他肢带型肌营养不良,尤其是 LGMD 2C-F 和 LGMD2I,也可出现相同的临床表现(见第 8 章)。对于 DMD 基因分析正常的患者,临床医生应该考虑到其他诊断。

诊断流程

所有表现为进行性肢带肌无力、血清 CK 升高、肌痛或心肌病的儿童和成人都应考虑 Dystrophin 蛋白病的可能。智力损害也可能是其表现症状。患者可表现为上述症状的任意组合,或症状极为轻微。应详细询问家族史。

DMD 的临床表现较为刻板,起病年龄为 3~5 岁,表现为腓肠肌肥大、摇摆步态、由仰卧位站立时表现为 Gower 征、伴血清 CK 显著升高,具有上述症状者高度提示本病。大部分 DMD 患者最早且最容易受累的肌群是臀肌、大腿外展肌群和肱三头肌,随后为股四头肌、三角肌、胫前肌和肱二头肌。颈屈肌通常在 DMD 早期即受累,而轻度颈屈肌无力在仰卧位最容易被发现。BMD 受累肌群与 DMD 类似,而严重程度和起病年龄变异很大,可伴有肌肉肥大,如小腿肌、舌肌。静息下 BMD 患者的血清 CK 表现为轻到中度升高,也有部分患者仅在运动后出现 CK 升高。DMD 和 BMD 患者的心电图表现相似,表现为心室肥大的 EKG 改变;心脏超声可发现左室射血分数降低。

基因检测

确诊 Dystrophin 蛋白病需要进行 DMD 基因的 DNA 分析。如果有阳性家族史并且已知先证者突变,可以直接检测已知突变。如果突变未知,可能需要一系列技术(最常用的两种技术是多重 PCR 和多重配体依赖探针扩增)来筛查 DMD 基因的缺失或重复突变。这些方法针对突变热点,能够发现 70% 的 DMD 基因突变。如果初步筛查为阴性,在有条件的单位还可以进行 DMD 基因全长测序,该技术可将 DMD 分子诊断的敏感性提高至接近 100%。病理则需通过肌肉活检发现 Dystrophin 蛋白免疫染色阴性而得以确诊。

> **⚙ 基础知识回顾**
>
> DMD 基因较大,编码区有 79 个外显子,新发突变率高。破坏 DMD 基因读码框的突变(框外突变)会产生缩短的、迅速降解的 mRNA,最终导致肌肉的 Dystrophin 蛋白表达缺失,引起 DMD 表型。相反,框内突变能够表达缩短但仍有部分功能的蛋白,或表达全长蛋白,但表达量下降,引起较轻的 BMD 表型或其他临床表型。大约 90% 的 DMD 基因致病突变都遵循这一"读码框原则"。大部分 DMD 基因突变为缺失或重复突变,其余为微小缺失突变、微小插入突变、无义突变和剪切位点突变。

肌肉活检

如果基因检测为阴性,或者怀疑 Dystrophin 蛋白缺陷以外的肌肉疾病,就有指征行肌肉活检,活检时应选取轻度受累的肌肉。病理具有慢性活动性肌源性损害的典型特征,伴有灶性活动性肌纤维坏死和再生,以及炎性单核细胞浸润。DMD 患者的 Dystrophin 蛋白免疫组化染色完全缺失,BMD 患者则不同程度减弱,受累的女性可能表现为镶嵌缺失。免疫印迹能够检测出 Dystrophin 蛋白表达量异常或分子量异常。如果准备参加临床试验则需进一步行基因检测来确诊。

肌电图

对于临床高度怀疑为 DMD 的患儿,肌电图(EMG)检查并无价值。但对于较轻的 BMD 患者，或在诊断近端肌无力和一些其他肌肉症状时，EMG 能帮助证实有无肌源性损害和选择恰当的活检部位。然而，肌电图检查正常并不能排除肌病。同样，肌电图出现符合活动性坏死性肌病伴肌膜易激惹(如纤颤波和正尖波)的特点时，也不应该轻易诊断为"炎性肌病"。

结论

　　任何年龄，无论男性还是女性，如果出现肌无力、肌痛和 CK 增高，诊断时都应考虑到 Dystrophin 蛋白病。一方面，具有典型临床表现的 DMD 很容易诊断。另一方面，对于男性 BMD 患者和女性携带者，只有临床上提高认识和警惕才能够正确诊断并进一步获得基因确诊。在真正治愈性的方法出现之前，目前的治疗仅限于完善的医疗团队给予患者支持性治疗。

基础知识回顾

　　Dystrophin 蛋白病的基因治疗包括基因替代(用病毒载体或质粒运输构建的 DMD 基因，干细胞或成肌细胞移植)或基因修饰(用小分子或反义寡核苷酸靶向作用于特定的突变)。后者有望成为个体化基因治疗的手段，针对点突变或移码缺失突变进行修饰，恢复读码框并将 DMD 表型转化为较轻的 BMD 表型。有很多针对 DMD 的原理验证试验和早期临床试验正在进行或已经完成。

（朱雯华　译　卢家红　校）

参考文献

Aartsma-Rus A, Van Deutekom JC, Fokkema IF et al. Entries in the Leiden Duchenne muscular dystrophy mutation database: An overview of mutation types and paradoxical cases that confirm the reading frame rule. *Muscle Nerve* 2006;**34**:135–44.

Bushby K, Finkel R, Birnkrant DJ, et al. Diagnosis and management of Duchenne muscular dystrophy, part 1: diagnosis, and pharmacological and psychosocial management. *Lancet Neurol* 2010;**9**:77–93.

Bushby K, Finkel R, Birnkrant DJ, et al. Diagnosis and management of Duchenne muscular dystrophy, part 2: implementation of multidisciplinary care. *Lancet Neurol* 2010;**9**:177–89.

Cyrulnik SE, Fee RJ, Batchelder A, et al Cognitive and adaptive deficits in young children with Duchenne muscular dystrophy (DMD). *J Int Neuropsychol Soc* 2008;**14**:853–61.

Hamby Erby L, Rushton C, Geller G. "My son is still walking"; Stages of receptivity to discussions of advance care planning among parents of sons with Duchenne muscular dystrophy. *Semin Pediatr Neurol* 2006;**13**:132–40.

Lim LE, Rando TA. Technology insight: therapy for Duchenne muscular dystrophy – an opportunity for personalized medicine. *Nat Clin Pract Neurol* 2008;**4**:149–58.

Manzur AY, Kuntzer, Pike M, T et al. Glucocorticoid corticosteroids for Duchenne muscular dystrophy. *Cochrane Database Syst Rev* 2008;(**1**): CD003725.

Soltanzadeh P, Friez MJ, Dunn D, et al. Clinical and genetic characterization of manifesting carriers of *DMD* mutations. *Neuromusc Dis* 2010;**20**:499–504.

Van Deutekom JC, Janson AA, Ginjaar IB, et al. Local dystrophin restoration with antisense oligonucleotide PRO051 *N Engl J Med* 2007;**357**: 2677–86.

第 8 章

肢带型肌营养不良

Michela Guglieri, Kate Bushby

许多疾病都会引起近端肢带肌无力,肌营养不良(muscular dystrophy,MD)只是其中较为罕见的病因之一。因此,在肢带型肌营养不良(limb-girdle muscular dystrophy,LGMD)表型的诊断流程中, 首先应考虑更为常见的病因,比如获得性肌病(如药物性、内分泌肌病、炎性肌病、重症肌无力等),因为这些疾病的发病率更高,也更具可治性。在表现为肢带肌无力的遗传性疾病中, 每一种LGMD类型都比较罕见,总的患病率约为1/100 000。在遗传性疾病中,Dystrophin蛋白病、面肩肱型肌营养不良(facioscapulohumeral muscular dystrophy,FSHD)、强直性肌营养不良以及脊肌萎缩症(spinal muscular atrophy,SMA)2型和3型比LGMD更为常见,在鉴别诊断时都应纳入考虑。通过一些相对常规的检查就能迅速排除Pompe病,由于目前该病有特异性的治疗手段,在进一步进行有创检查前,常规进行Pompe病的排查是很有价值的。Bethlem肌病、代谢性肌病、线粒体病、肌无力综合征、中央核肌病或其他先天性肌病也会表现为LGMD样表型,因此需要进行鉴别。

迄今为止, 已报道了22种不同的LGMD类型并明确了其致病基因(8种常染色体显性和14种常染色体隐性LGMD), 随着新基因和蛋白的不断发现(表8.1),这一列表还在继续增长。LGMD遗传上具有高度异质性,相应的其临床表现也具有多样性,不同类型的临床表现显著不一,包括非典型症状和远端肌无力症状,使得诊断更为复杂。

诊断方法

从定义上来看,虽然LGMD的特点都是以近端肌无力为主, 但不同的LGMD在临床表现、病程和症状的进展、遗传方式、致病基因和蛋白上都有很大差异,同一类型LGMD的患者也常常各有差异。所以, 明确特定类型LGMD的诊断极具挑战性,需要通过全面、多种方法的诊疗流程才能确诊(图8.1和图8.2)。

临床诊断

起病年龄、受累肌群分布模式、合并的临床特征[如有无心脏和(或)呼吸受累]和阳性家族史都是临床容易收集到的信息,对确立初步诊断和提示进一步的检查尤为重要。

★ 要点和诀窍

● LGMD 的临床表现和病程在不同家系之间,甚至在同一家系中都有很大的差异。

● 同一类型LGMD,甚至相同的基因缺陷,其临床表型可从无症状到重症病例,有极大差异。

● 有些 LGMD 致病基因会导致完全不同的临床表型,或者导致连续的临床表型谱。

表 8.1　肢带型肌营养不良(LGMD)分型及在不同人群中的相对比例

病名	基因	人群	其他表型
常染色体显性遗传（AD）			
LGMD1A	MYO	不同人群中存在相同突变	肌原纤维肌病
LGMD1B	LMNA	全世界均发现	Emery-Dreifuss 肌营养不良；AD 扩张型心肌病伴心脏传导系统病；单纯性 AD 扩张型心肌病；Dunnigan 型家族部分性脂肪营养不良；AR 轴索性多发性周围神经病(CMT2A)；下颌骨末端发育不良；Hutchinson-Gilford 早老症
LGMD1C	CAV3	全世界均发现，比例低	扩张型心肌病；无症状高 CK 血症
LGMD1D	7q (7q36?)	仅发现少数家系	
LGMD1E	6q23	仅发现一个法裔加拿大家系	
LGMD1F	7q32	仅发现一个西班牙家系	
LGMD1G	4q21	仅发现一个巴西白人家系	
LGMD1H	3p23~p25	仅发现一个意大利南部家系	
常染色体隐性遗传（AR）			
LGMD2A	CAPN3	全球最常见的类型（占 LGMD 的 25%~30%）	
LGMD2B	DYSF	在大多数人群中（意大利、巴西、美洲、澳大利亚、荷兰）是第二常见的类型，在英国相对少见(6%)	Miyoshi 肌病、胫前肌受累的远端型肌营养不良(DMAT)
LGMD2C	γ-SG	全世界均发现，非洲北部 Sarcoglycan 蛋白病 100%为该型	
LGMD2D	α-SG	全世界均发现，是欧洲和北美最常见的 sarcoglycan 蛋白病	
LGMD2E	β-SG	全世界均发现，在美国印第安纳州南部和北部的阿米什人和瑞士人中更常见	
LGMD2F	δ-SG	全世界最罕见的 Sarcoglycan 蛋白病，在非裔巴西人中更常见	扩张型心肌病
LGMD2G	TCAP	不同人群（巴西、中国、摩尔多瓦）中均有报道，比例很低	扩张型心肌病 1N(CMD1N)
LGMD2H	TRIM32	罕见于加拿大哈特莱特教派以外人群	肌管肌病；Bardet-Biedl 综合征
LGMD2I	FKRP	全世界均有报道，在北欧为第二大常见的 LGMD 类型（英国北部 LGMD 中 20%为该型），在哈特莱特教派中发现奠基者突变(C826A)，该突变全球均有报道，携带者比例约为 1/306	先天性肌营养不良 1C(MDC1C)
LGMD2J	TTN	仅发现 1 个芬兰家系和 1 例法国散发病例	远端肌病（杂合型）；扩张型心肌病 1G(CMD1G)（杂合型）
LGMD2K	POMT1	全世界均发现，比例极低	先天性肌病(Walker-Warburg 综合征)
LGMD2L	ANO5	可能全世界均有，尚难确定其相对比例，似乎在北欧/英国人中存在共同突变	
LGMD2M	Fukutin	日本人常见突变	先天性肌病(福山型肌营养不良)
LGMD2N	POMT2	仅有少数病例报道	先天性肌病(Walker-Warburg 综合征)

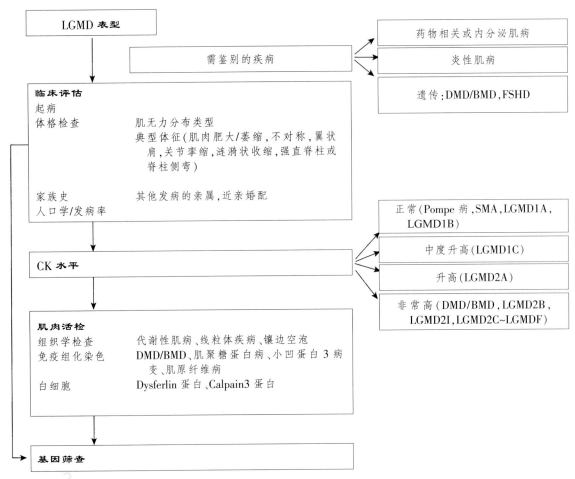

图 8.1　肢带型肌营养不良的诊断流程。CK，肌酸激酶；BMD，Becker 肌营养不良症；DMD，Duchenne 肌营养不良症；FSHD，面肩肱型肌营养不良；LGMD，肢带型肌营养不良；SMA，脊肌萎缩症。

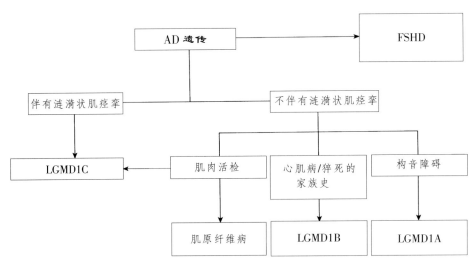

图 8.2　常染色体显性遗传肢带型肌营养不良的诊断流程。AD，常染色体显性；DM1，强直性肌营养不良 1 型；FSHD，面肩肱型肌营养不良；LGMD，肢带型肌营养不良。

起病和病史

不同 LGMD 类型之间或同一类型中的起病年龄可有差异。除 Calpain 蛋白病(青少年期起病)和 Dysferlin 蛋白病[平均起病年龄(20±5)岁]的起病年龄相对固定,大部分 LGMD 的起病年龄范围较大。一般来说,显性 LGMD 往往在 10 岁后发病,常缓慢进展,但 Lamin 蛋白病和 LGMD1C 也可在儿童早期发病。Sarcoglycan 蛋白病、LGMD2I 和 α-dystroglycan 糖基化异常所致的其他 LGMD 往往发病更早,进展相对较为迅速。病史中,如果儿童期或成年早期运动能力良好,则提示可能为 LGMD2B 或 LGMD2L。Dysferlin 蛋白病患者往往由于亚急性起病伴肌痛而被误诊为炎性肌病,但对激素治疗无效。

肌肉评估和临床表型

详尽的肌力检查有助于发现特定的肌群受累模式,有时甚至可以直接提示特定的疾病诊断。大腿外展肌群相对回避伴显著翼状肩可能提示为 LGMD2A,而小腿后肌群和肱二头肌显著受累则是 Dysferlin 蛋白病的特点。一些伴随症状需要在检查时予以特别注意,包括肌肉肥大和萎缩、肌无力和萎缩的不对称性、翼状肩、脊柱强直、脊柱侧弯、关节挛缩和涟漪状肌痉挛(表 8.2)。

腓肠肌肥大是 LGMD1C、Sarcoglycan 蛋白病和 LGMD2I 的共同临床表现。不过,存在显著腓肠肌假肥大的患者也应怀疑是否为 Dystrophin 蛋白病(包括携带者)。

局灶肌肉萎缩和小腿变细在 LGMD2A 和 LGMD2B 中相对最为常见。在 LGMD 的各种表型中,LGMD1A、LGMD2B、LGMD2G 和 LGMD2I 也可以观察到下肢远端肌无力。涟漪状肌痉挛和叩击诱发的肌肉重复收缩提示为 LGMD1C,当然也可能是获得性涟漪性肌病。

家族史

当怀疑为遗传性肌病时,应询问详细的家族史。明确遗传方式或有无近亲婚配能大大缩

> **★ 要点和诀窍**
>
> - LGMD1B 是唯一可能会导致新生儿肌张力低下的 LGMD 类型。
> - 智力损害在各型 LGMD 中都不太常见,如果患者合并智力损害应注意与 Dystrophin 蛋白病鉴别。
> - 运动发育正常、亚急性起病伴肌痛提示可能为 LGMD2B。
> - 腓肠肌肥大常见于 LGMD1C、LGMD2C~LGMDF 和 LGMD2I。
> - 关节挛缩常见于 LGMD1B,也可见于 LGMD2A。

小鉴别诊断的范围并简化诊断流程。询问个人史和家族史时,问题不能仅局限于神经肌肉系统,因为有些 LGMD 类型是多系统疾病。然而,由于同一家系内也可能有较大临床变异,并且新突变发生率高(尤其是常染色体显性遗传的类型),因此家族史阴性并不能排除 LGMD 的诊断。

流行病学

现在已经普遍认识到,在不同人群中 LGMD 各型的发病率各不相同。因此,了解患者所属人群的流行病学情况有助于判断患者的病情需要与哪些疾病相鉴别。常染色体显性遗传(AD)的类型很罕见,总共约占 10%。Calpain 蛋白病在全球似乎都是最常见的类型,而 LGMD2I 在北欧发病率较高。最近刚刚被报道的 LGMD2L 似乎在英格兰北部和德国相对较常见。在其他一些人群中进行 anoctamin-5 基因分子诊断也证实这一类型的发病率可能较高。对于常染色体隐性遗传(AR)各型 LGMD 的相对比例,不同国家之间各有差异(详见表 8.1)。

检查

血清 CK

血清 CK 是一种有价值、便宜和无创的检查手段,在鉴别诊断时很有帮助(见表 8.2)。根据经验,除 LGMD1C 之外,AR 各型比 AD 各型

表 8.2　肢带型肌营养不良(LGMD)的临床表现

		起病年龄	肌酸激酶	独特的临床特点	萎缩/假肥大	翼状肩	关节挛缩	心脏受累	呼吸受累	脊柱侧弯	其他特点
LGMD1A	MYO	成人	正常至中度升高	常伴远端肌无力；可出现面肌无力	肌肉萎缩	-	+(TA)	心律失常	+	-	构音障碍
		任何年龄	正常至中度升高	仅晚期影响上肢；缓慢进展	-	-	+	心律失常、猝死；罕见DCM	+	-(脊柱强直)	-
LGMD1C	CAV3	任何年龄	中度至显著升高	进滞肌病；肌痛和肌痉挛；可出现肌红蛋白尿；可出现远端肌无力	腓肠肌假肥大	-	-	-	-	-	吞咽困难?
		成人	正常至中度升高	大多下肢受累	-	-	-	-	-	-	-
LGMD1E	?	20岁前	正常至中度升高	女性发病相对较晚；缓慢进展	腓肠肌假肥大	-	+(晚发)	DCM或心律失常；猝死	-	-	-
		任何年龄	正常至升高	早发病例进展较快；面肌无力（早发病例）；晚期累及远端肌无力	-	+(早发病例)	-	-	+(早发病例)	+(早发病例)	-
LGMD1G	?	成人	正常至显著升高	仅晚期累及上肢	肌肉萎缩（下肢近端肌）	-	-	未见报道	未见报道	-	进行性伸指受限
		10~50岁	正常至显著升高	缓慢进展	腓肠肌假肥大；上下肢近端肌萎缩	-	-	未见报道	未见报道	±	-
LGMD2A	CAPN3	8~15岁（更早或更晚发病也有报道）	升高至显著升高	显著影响大腿后肌群和臀肌；大腿外展肌群和股四头肌相对保留；足尖行走	大腿后肌群萎缩；腓肠肌假肥大或萎缩	+	+			±(腰椎过度前凸)	-
		15~25岁（更晚发病也有报道）	升高至显著升高	常亚急性起病；肌痛（起病时）；可出现远端肌无力；仅晚期累及上肢	腓肠肌和二头肌萎缩	+	+(继发)		+(仍能行走时即可出现)		-
LGMD2C~2F	SG	通常儿童期	升高至显著升高	Dystrophin蛋白病表型；可出现肌红蛋白尿；LGMD2D通常症状较轻	腓肠肌假肥大	+	+(继发)	DCM		±(腰椎过度前凸)	-
		2~15岁（更晚发病也有报道）	中度升高至显著升高	下肢远端肌无力	腓肠肌假肥大	+	-	DCM	未见报道	±(腰椎过度前凸)	-

（待续）

表8.2(续)

病名	基因	起病年龄	肌酸激酶	独特的临床特点	萎缩/假肥大	翼状肩	关节挛缩	心脏受累	呼吸受累	脊柱侧弯	
LGMD2H	TRIM32	8~27岁（更晚发病也有报道）	正常至显著升高	肌病和疲劳及上肢；仅晚期出现远端肌无力；晚期可出现面肌无力	腓肠肌假肥大	+	-	±（正常心电图异常）	+	-	部分患者合并轻度脱髓鞘性神经病发性神经病
LGMD2I	FKRP	任何年龄	升高至显著升高	临床表现变异大；常见子表型轻微；中轴肌和伸颈肌无力；可出现肌红蛋白尿	肌肉假肥大（腓肠肌、舌肌）；肌肉萎缩（三角肌、胸大肌）	-	-	DCM	+（仍能行走时即可出现）	±（腰椎过度前凸）	-
LGMD2J	Titin	5~25岁	升高至显著升高	进展迅速；可能出现远端肌无力	胫前肌萎缩	+	-	未见报道	+（晚发）	-	-
LGMD2K	POMT1	10岁以前	显著升高	缓慢进展；运动发育正常	肌肉假肥大	-	+	未见报道	未见报道	+	认知功能受累；小头畸形；无脑组织结构异常或白质改变
LGMD2L	ANO5	成人	显著升高	不对称；主要下肢受累；可能出现下肢远端肌无力	腓肠肌萎缩或股四头肌萎缩	±	±	未见报道	未见报道	-	-
LGMD2M	Fukutin	婴儿（<1岁）	显著升高	病毒感染来后迅速恶化，对激素反应良好；可出现面肌无力；中轴肌受累	下肢后肌群假肥大；普遍性肌肉萎缩	-	+	DCM	未见报道	+（脊柱强直）	智力发育正常；无小脑组织结构异常或白质改变
LGMD2N	POMT2	5岁	显著升高	可能对激素有反应	腓肠肌假肥大	+	+	未见报道	未见报道	+（腰椎过度前凸）	大多数患者认知功能受累（学习障碍）；无脑组织结构异常或白质改变

本表总结了每种LGMD类型显最常见的临床特点。但要重点强调的是，这些一般规律总有例外。因为众所周知，不同类型的LGMD在不同家族之间，甚至同一家族之内都存在变异，更有一些类型仅有少数文献报道。因此，已经报道的临床特点只能作为指南，在对LGMD患者具体进行鉴别诊断和治疗时还应谨慎运用这些指南。

TA，跟腱；DCM，扩张型心肌病；CK，正常型心肌；CK，正常<200 IU/L；轻度升高=200~500 IU/L；中度升高=500~1000 IU/L；升高=1000~2000 IU/L；显著升高≥1000 IU/L。

的 CK 水平更高。在 AR 各型 LGMD 中，Calpain 蛋白病、Dysferlin 蛋白病、Sarcoglycan 蛋白病和 LGMD2I 的 CK 水平通常较高甚至极高。起病时 CK 正常基本可以除外 AR 各型 LGMD，甚至在 AD 各型中也很罕见。但特别值得注意的是，在所有类型的肌营养不良中，CK 水平会随着年龄增长和疾病进展而逐渐降低，所以老年患者的 CK 水平可能会正常或仅轻度升高。

电生理检查

肌电图和神经传导速度检查对于鉴别不同类型的 LGMD 并无价值，但能有助于鉴别一些其他疾病，如 SMA、强直性肌营养不良和肌无力综合征。

肌肉磁共振

过去数年间，研究者们应用肌肉磁共振成像（MRI）来检查各种不同神经肌肉疾病独特的肌肉受累模式，这一无创性的检查手段在鉴别 LGMD 不同亚型方面有很好的应用前景。不过，目前仅有某些专业的肌病中心具备可靠的成像技术和操作流程，并且在肌肉成像和图像分析方面需要经验丰富的专门人员。未来从事这方面工作的专业人员肯定会越来越多。

肌肉活检

虽然对 LGMD 分子基础的了解在持续不断的深入，但如果仅仅依靠基因检查来诊断通常效率较低而且代价昂贵，在临床上难以实行。尽管新一代测序技术和"LGMD 芯片"很有前景，目前这些技术还未在临床诊断中得到广泛应用。因此对于大部分病例来说，肌肉活检是不可避免的，并且仍然是诊断多种肌营养不良最有价值而且相对较为经济的手段。目前，还没有对开放式活检和穿刺活检进行比较的研究，而且免疫组化和免疫印迹检查都需要足够的样本量才能做出有意义的判断。活检之前，尤其是晚期患者，先进行肌肉 MRI 检查能够帮助选择尚有部分保留的肌肉，以避免取材失败。

基本的组织化学染色有助于鉴别诊断，但对于区分不同类型的 LGMD 没有多大价值。AD 各型可能表现为非特异性肌源性损害，不伴明显肌营养不良样改变。Dysferlin 蛋白病的炎性细胞浸润较常见。LGMD1A，LGMD2G 和 LGMD2J 可以见到镶边空泡，但没有特异性。对大多数病例而言，肌肉免疫组化和免疫印迹是诊断不同类型 LGMD 的关键，还能够指导下一步的遗传检测。如果未进行基因检测排除 DMD/BMD，那么肌肉的 Dystrophin 蛋白表达必须正常，因为 Dystrophin 蛋白病比 LGMD 的发病率更高。蛋白免疫分析可以发现原发的蛋白改变，明确提示特定的基因缺陷，如导致 LGMD1C 的 Caveolin 3 缺陷。但是，LGMD 的继发蛋白缺陷也很常见，如 Dysferlin 蛋白病和 LGMD2J 可继发 Calpain 蛋白减少，所有的 Sarcoglycan 蛋白病都可继发 Dystrophin 蛋白减少。有报道发现自身免疫性涟漪肌病也可以引起 Caveolin 3 蛋白继发减少。此外，许多 LGMD，包括 LGMD1A、LGMD1B 和 LGMD2A，免疫分析时蛋白表达可以完全正常（表 8.3）。

> **⚠ 注意事项**
>
> 如果患者有 LGMD 某种类型的典型临床特点，则仍然需要注意，因为尽管蛋白检测通常有高度的提示性，但有些病例可能确实存在突变，而应用抗体检测的蛋白表达却是正常的。

用血液检测来筛查 Dysferlin 蛋白在单核细胞中的表达被认为是一种简单、无创的诊断 Dysferlin 蛋白病的方法。这项技术很有前景，但目前还没有常规开展。最近，有人开发了一种崭新的组织溶解反向蛋白芯片来进行肌肉蛋白的检测和定量，其用于诊断一部分肌营养不良，包括 Sarcoglycan 蛋白病。这一技术的优点是能仅用少量肌肉组织标本评估多种肌肉蛋白的表达情况，但是否能推广应用于其他 LGMD 还需要进一步研究验证。

由于诊断不同类型 LGMD 时对肌肉活检的分析较为复杂，建议肌肉活检应在专业的实验室进行。

遗传学

通过分子生物学技术找到致病突变仍然是诊断 LGMD 各型的金标准。

📖 注意事项

LGMD 某些类型的基因分析可能较为简单，例如 LGMD2I 可以很快在任何一个分子实验室进行直接测序，并且在高发人群中容易检测到其常见突变 C826A（见表 8.1）。其他情况下（如 LGMD2A 和 LGMD2B），致病基因较大而使测序工作变得较为困难，仅一些专业的中心有条件开展。有多个研究表明，即使是在专门进行 LGMD2A 研究的实验室，也有 20%~25% 患者的 CAPN3 基因第二个预期突变的位置很难找到，部分原因是存在位于内含子中间的突变或缺失。最后，一些罕见 LGMD 类型的致病突变最近刚刚有科研性质的检测（TCAP、TRIM32 和 TTN）。此外，尽管已经找到许多 LGMD 类型的致病基因，同时也在不断发现新基因，但仍有 25%~50% 的患者，即使在专门的肌病中心仍然不能得到确诊。

⚙️ 基础知识回顾

由于 LGMD 存在遗传异质性，并且不同类型的临床症状也有重叠，最近研究人员开发了一种新的敏感的高通量 DNA 微阵列（基因芯片），其已经被验证可以用于不同遗传性神经肌肉疾病（包括 LGMD）的研究性诊断（www.nmd-chip.eu）。这一技术标志着 LGMD 诊断方法的一大进步，因为其可以同时对多个基因进行测序，从而降低了成本，缩短了诊断周期。其未来在全球范围的临床应用可能会改变 LGMD 和其他神经肌肉疾病的诊断流程，避免或减少其他有创性的检查。

治疗

肌营养不良通常都是多系统疾病。并发症（包括关节挛缩、心肺功能受累）存在与否有助于缩小鉴别诊断的范围，但更重要的是，了解潜在的风险能够使患者充分接受随访。高效的前期检查和早期诊断是 LGMD 治疗的关键，可以使患者得到精确的遗传咨询，从而发现并治疗一些高危的并发症。预防并准确及时地就并发症（特别是心肺功能不全）进行对症处理对改善生活质量和延长生存时间至关重要。一般来说，基因诊断尚未明确的患者应该定期进行心血管功能和其他可能并发症的监测。这种情况下，即使没有阳性家族史，也不能假定患者就是常染色体隐性遗传的 LGMD，因此下一代发病的概率也难以正确估计。

肌肉、关节和脊柱评估

可推荐 LGMD 患者进行物理治疗，尽管还没有广泛公认的治疗指南。有效的练习包括踝、膝、髋、肘等关节的主动伸展运动、辅助主动伸展运动和被动伸展运动，而且这些运动应定期进行（4~6 天/周）以预防和减少关节挛缩。对于那些早期可出现关节挛缩的 LGMD 类型（LGMD1B、LGMD2A、LGMD2I 和 Sarcoglycan 蛋白病），这些运动特别重要，同时也推荐所有运动能力下降的患者进行这些运动。夜间使用踝足矫形器能进一步帮助预防关节挛缩，而是否进行手术（如跟腱延长术）干预则需要根据个体情况来决定。推荐患者进行定期亚极量运动和低阻力力量训练来避免失用性萎缩和其他并发症，但不适合进行高阻力力量训练和离心运动。明显的肌肉疼痛和肌红蛋白尿是运动过度的标志，肌营养不良患者均应避免。如果发生骨折，获得功能恢复的关键是康复训练和早期活动。神经肌肉疾病患者骨折时应考虑行手术固定，因为手术后骨折愈合更快，患者能够进行早期活动。部分患者可观察到脊柱畸形和脊柱侧弯，对此需要进行临床监测。严重的脊柱畸形可考虑手术。在儿童期起病和严重肌肉无力的患者中常可观察到这些并发症。脊柱强直是 LGMD1B 重要的并发症之一。应及时为患者提供合适的支具，以保证患者的独立行动能力和提高生活质量。应预

表 8.3　肢带型肌营养不良(LGMD):肌肉活检和诊断性蛋白分析

病名	受累蛋白	组织学	原发蛋白异常 (肌肉活检)	继发蛋白异常 (肌肉活检)	蛋白异常对诊断 的预测价值[a]
LGMD1A	Myotilin	肌源性、肌营养不良样、镶边空泡、desmin 积聚	Myotilin 可能积聚	↓ Laminin γ_1；desmin 可能积聚(组织学)	蛋白积聚可能提示 MF 基因家族受累
LGMD1B	Lamin A/C	肌营养不良样	Lamin A/C 表达正常	↓ Laminin β_1	无
LGMD1C	Caveolin 3	肌营养不良样、肌源性	↓ Caveolin 3	↓ Dysferlin	非常高(免疫组化和免疫印迹)
LGMD2A	Calpain 3	肌营养不良样	正常或↓ Calpain 3(免疫印迹)	Calpain 3 降解	不确定。如果免疫印迹显示蛋白缺失所致,可直接进行突变检测,除非蛋白严重降解;但有时即使存在确定的突变,蛋白表达也可正常
LGMD2B	Dysferlin	肌营养不良样、炎性	↓ Dysferlin	可能↓ Calpain 3 和(或)Caveolin3	免疫印迹显示蛋白缺失时,预测价值极高
LGMD2C	γ-Sarcoglycan	肌营养不良样	↓ γ-Sarcoglycan	↓ 其他 Sarcoglycans 蛋白和 Dystrophin	高度提示某一 Sarcoglycan 基因受累,但无法提示具体是哪一基因
LGMD2D	α-Sarcoglycan	肌营养不良样	↓ α-Sarcoglycan	↓ 其他 Sarcoglycans 蛋白和 Dystrophin	高度提示某一 Sarcoglycan 基因受累,但无法提示具体是哪一基因
LGMD2E	β-Sarcoglycan	肌营养不良样	↓ β-Sarcoglycan	↓ 其他 Sarcoglycans 蛋白和 Dystrophin	高度提示某一 Sarcoglycan 基因受累,但无法提示具体是哪一基因
LGMD2F	δ-Sarcoglycan	肌营养不良样	↓ δ-Sarcoglycan	↓ 其他 Sarcoglycans 蛋白和 Dystrophin	高度提示某一 Sarcoglycan 基因受累,但无法提示具体是哪一基因
LGMD2G	Telethonin	肌营养不良样、镶边空泡	↓ Telethonin		高
LGMD2H	TRIM32	肌源性、肌营养不良样、镶边空泡	尚无 TRIM32 抗体可用		无
LGMD2I	FKRP	肌营养不良样	尚无 FKRP 抗体可用	↓ α-dystroglycan 和 Laminin α_2	继发改变有提示性但并无特异性,因为多个基因都会导致 α-dystroglycan 表达异常
LGMD2J	Titin	肌源性、肌营养不良样镶边空泡	↓ titin	↓ Calpain 3	未知,有报道继发性 Calpain 3 缺陷
LGMD2K	POMT1	肌营养不良样	尚无 POMP1 抗体可用	↓ α-dystroglycan 和 Laminin α_2	继发改变有提示性但并无特异性,因为多个基因都会导致 α-dystroglycan 表达异常
LGMD2L	Anoctamin 5	肌源性、肌营养不良样	尚无 ANO5 抗体可用		无
LGMD2M	Fukutin	肌营养不良样	尚无 Fukutin 抗体可用	↓ α-dystroglycan 和 Laminin α_2	继发改变有提示性但并无特异性,因为多个基因都会导致 α-dystroglycan 表达异常
LGMD2N	POMT2	肌营养不良样、炎性	尚无 POMPT2 抗体可用	↓ α-dystroglycan 和 Laminin α_2	继发改变有提示性但并无特异性,因为多个基因都会导致 α-dystroglycan 表达异常

[a] 如果不存在任何蛋白表达异常,则提示可能为 LGMD1B、LGMD2A、LGMD2L 以及较罕见的 LGMD2H 和 LGMD2J。

先选择好手动或电动轮椅,当行走能力进一步下降时提供给患者使用。

呼吸功能

所有 LGMD 患者,特别是重症患者,都应进行呼吸肌肌力的监测,因为其存在感染、通气不足和呼吸衰竭的风险。不过,有些 LGMD 类型相对更容易累及呼吸肌,更需要密切随访(见表 8.2)。要对 LGMD2I 患者特别注意,由于存在明显膈肌受累,患者在仍能够行走时就可能发生肺功能不全。其他类型 LGMD 发生肺功能不全相对较为罕见,在病程晚期严重全身肌肉无力时才会出现。应监测患者有无通气不足和夜间低通气的症状,包括频繁的肺部感染、晨起后头痛、纳差、疲倦和嗜睡。坐位和卧位用力肺活量(forced vital capacity,FVC)应每年监测,对与肺功能不全相关的 LGMD 类型患者的监测应更为密切。如果已经出现了呼吸肌受累的症状和体征(FVC 小于根据年龄、性别和身高所估预期值的 60%),应该进行夜间脉搏血氧饱和度监测,并由呼吸科专科医生会诊评估,如果有指征就应开始给予夜间无创通气。这些患者应每年注射流感疫苗,肺部感染必须用抗生素及时控制。对严重呼吸肌受累和频繁肺部感染的患者,咳嗽辅助装置可能会有帮助。

心功能

定期心脏评估能早期发现心肌收缩系统和传导系统受累的征象,从而保证患者及时得到治疗。一般来说,应推荐所有有心肌病风险的患者(见表 8.2)每年进行 EKG 和心脏超声检查,如果发现异常,则需要进行更密切的评估,并请有治疗肌营养不良患者经验的心脏科专家会诊。LGMD2A、LGMD2B、LGMD2G、LGMD2H、LGMD2J 和 LGMD1C 一般不需要进行心功能监测,但基线心脏评估对诊断会有帮助,在患者丧失独立行走能力时也应进行。

扩张型心肌病伴射血分数下降多与 LGMD2I 和 Sarcoglycan 蛋白病(LGMD2D 除外)相关。治疗左心功能不全的药物主要包括血管紧张素转换酶抑制剂和(或)β-受体阻滞剂。必须对 LGMD1B 和其他 AD 类型进行仔细的心脏评估,因为这些患者在起病时或病程中任何阶段发生室性心律失常和猝死的风险都很高。对这些患者的心肌病和心律失常进行恰当的治疗能挽救其生命。目前的治疗共识是,这些患者更适合使用植入性除颤器,因为仅靠起搏器不足以控制突发的室性心动过速。由于这些患者的治疗相对复杂,建议在专门的中心进行监测随访。

遗传咨询

一旦明确患者的分子诊断,就应当提供遗传咨询。对 AD 患者,其后代发病的风险为 50%,但由于存在非外显病例、生殖系嵌合和晚发病的情况,部分家庭成员的遗传咨询更为复杂。此外,个体突变和新突变较为常见,确定这些突变是否具有致病性可能比较困难。AR 的 LGMD 也属罕见疾病,所以在总人群中一个携带者与另一个携带者婚配生育小孩的可能性很低。而如果人群中存在奠基者突变(founder mutation),发病率就会上升,近亲婚配的后代发病概率也会增加。这时特别需要经验丰富的医师为患者提供咨询。目前,仍有 25%~50% 的患者没有明确的分子诊断。已知突变的患者可以进行产前诊断,但通常只有下一代发病概率很高的患者才会进行。只有在能够预防和早期治疗并发症的情况下(如 LGMD1A 和 LGMD1B 并发心律失常),或者在患者做生育决策需要明确诊断的情况下,才推荐进行临床前诊断。

治疗

目前任何 LGMD 类型都没有治愈的方法。据报道,对 Sarcoglycan 蛋白病和 α-dystroglycan 蛋白病患者使用激素经验性治疗有一定改善作用。但是到目前为止,激素治疗没有随机安慰剂对照临床试验的证据,因此在临床常规应用之前还需要进一步研究。地夫可特治疗 Dysferlin 蛋白病的一项 II 期临床试验已经完成，初步结果显示该药对患者无益。MYO-029 的 I 期临床试验未发现其临床有效性，但其他用于治疗多种肌营养不良（包括 LGMD）的增加肌容积的药物目前仍在进一步研究中。目前仍在开发之中的其他新治疗策略包括：基因替代、干细胞移植和影响基因缺陷及其下游效应的化学药物，这些治疗策略在其他肌营养不良中的应用研究也在同时进行。基因转移治疗是治疗 Sarcoglycan 蛋白病的可能方法之一，目前正在对 LGMD2D 进行一项 I 期临床试验。用反义技术进行的外显子跳跃治疗可能会用于治疗 Dysferlin 蛋白病。在美国，一项用辅酶 Q_{10} 和赖诺普利联合治疗不同肌营养不良（包括某些 LGMD）的 II 期临床试验近期正在招募患者（www.clinical-trials.gov）。

★ 要点和诀窍

每一种 LGMD 的自然史研究能为病程进展和并发症提供极为有用的信息。但是在涉及个体患者的临床实践中，疾病自然史只能作为指南而提供参考。

注意事项

由于可能合并呼吸肌和（或）心脏受累（LGMD2I），部分 LGMD 患者的麻醉风险可能增加。此外，据报道，LGMD2I 患者全麻后出现恶性高热。所以，如果患者准备在全麻下进行手术，麻醉医师应了解患者的肌病情况。

LGMD 患者行局麻的风险并不高于正常人群。

※ 需要牢记的总体原则

● 术前进行完善的心肺功能评估是预测患者麻醉风险和预防并发症的关键。

● 应避免使用慢代谢的吸入性麻醉剂和催眠剂（硫代巴比妥）以及阿片类药物。

● 诱导麻醉时最好用异丙酚和芬太尼。

● 必要时可以小剂量使用短效、非去极化肌松剂，但要注意，复苏可能会延迟。

● 应避免使用麻痹性肌松剂（如琥珀酰胆碱）。

● 由于围术期和术后容易出现心律失常，应该连续行心电监护。

● 呼吸肌受累的患者必须监测其呼吸功能，并在术后早期进行胸部运动的理疗。

结论

过去 15 年来，我们对 LGMD 的认识大大提高。新的基因不断被发现，而且，据一些研究报道，在全球部分地区 LGMD 的确诊率达到了 50%~75%。但是，对 LGMD 类型的确诊是一个复杂的过程，需要结合多种手段，并需要结合临床和实验室的检查结果。

一直以来有观点认为，明确 LGMD 的分子诊断没有临床意义，因为目前还没有有效的治疗手段。但是毫无疑问，明确诊断可以保障患者根据自己具体情况进行并发症的治疗、获得正确的遗传咨询，并在未来实现新的基因-蛋白特异性治疗时获得恰当的治疗。

只有通过国际合作，整合临床和研究资源，才能提高这些罕见疾病的诊断水平、加速研究进程、保证转化医学研究的进行。

全球都正在开展国家性或国际性患者注册，目的是拓展我们对于不同类型 LGMD 自然史以及治疗的认识，并促进转化医学研究。这些工作将对 LGMD 患者提高生存质量、延长生存期和加速治疗研发有极大的帮助。

（朱雯华 译 卢家红 校）

参考文献

Bushby K. Diagnosis and management of the limb girdle muscular dystrophies. *Pract Neurol* 2009;**9**:314–23.

Guglieri M, Magri F, D'Angelo MG, et al. Clinical,

molecular, and protein correlations in a large sample of genetically diagnosed Italian limb girdle muscular dystrophy patients. *Hum Mutat* 2008;**29**:258–66.

Hicks D, Sarkozy A, Muelas N, et al. A founder mutation in Anoctamin 5 is a major cause of limb girdle muscular dystrophy. *Brain* 2010; **133**:2528.

Lo HP, Cooper ST, Evesson FJ, et al. Limb-girdle muscular dystrophy: diagnostic evaluation, frequency and clues to pathogenesis. *Neuromusc Disord* 2008;**18**:34–44.

Manzur AY, Muntoni F. Diagnosis and new treatments in muscular dystrophies. *Postgrad Med J* 2009;**85**:622–30.

Mercuri E, Pichiecchio A, Allsop J, et al. Muscle MRI in inherited neuromuscular disorders: past, present, and future. *J Magn Reson Imaging* 2007;**25**:433–40.

Moore SA, Shilling CJ, Westra S, et al. Limb-girdle muscular dystrophy in the United States. *J Neuropathol Exp Neurol* 2006;**65**:995–1003.

Norwood F, de Visser M, Eymard B, et al. EFNS guideline on diagnosis and management of limb girdle muscular dystrophies. *Eur J Neurol* 2007;**14**:1305–12.

Norwood FL, Harling C, Chinnery PF, et al. Prevalence of genetic muscle disease in Northern England: in-depth analysis of a muscle clinic population. *Brain* 2009;**132**(Pt 11):3175–86.

Paradas C, Llauger J, Diaz-Manera J, et al. Redefining dysferlinopathy phenotypes based on clinical findings and muscle imaging studies. *Neurology* 2010;**75**:316–23.

Rocha CT, Hoffman EP. Limb-girdle and congenital muscular dystrophies: current diagnostics, management, and emerging technologies. *Curr Neurol Neurosci Rep* 2010;**10**:267–76.

Sáenz A, Leturcq F, Cobo AM, et al. LGMD2A: genotype-phenotype correlations based on a large mutational survey on the calpain 3 gene. *Brain* 2005;**128**(Pt 4):732–42.

Straub V, Bushby K. Therapeutic possibilities in the autosomal recessive limb-girdle muscular dystrophies. *Neurotherapeutics* 2008;**5**:619–26.

Vainzof M, Bushby K. Muscular dystrophies presenting with proximal muscle weakness. In: *Disorders of Voluntary Muscles*, 8th edn. Cambridge: Cambridge University Press, 2010.

van der Kooi AJ, Frankhuizen WS, Barth PG, et al. Limb-girdle muscular dystrophy in the Netherlands: gene defect identified in half the families. *Neurology* 2007;**68**:2125–8.

第 9 章

面肩肱型肌营养不良

Constantine Farmakidis, Rabi Tawil

面肩肱型肌营养不良(facioscapulohumeral dystrophy,FSHD)是一种常染色体显性遗传的神经肌肉疾病,患病率约为 1/20 000。其发病率在肌营养不良中位列第三,仅次于 Duchenne 肌营养不良症(导致男性患儿迅速进展性肌无力)和强直性肌营养不良(引起男性和女性进行性肌肉无力和僵硬)。FSHD 正如其名称所提示的那样,在起病时肌肉无力的分布就相对具有特异性,因此医生往往根据临床就能做出正确的诊断。

迅速诊断并通过遗传检测确诊能够使患者避免不必要的检查、得到及时的遗传咨询和获得正确的预后信息。最后一点尤为重要,因为总体来说 FSHD 的预后优于其他需要与之鉴别的疾病。

临床表现

就起病年龄和严重程度,FSHD 的变异范围较广。大部分患者从十多岁开始就出现症状,但从婴儿期(程度最重)至成年晚期均可发病。FSHD 以常染色体显性遗传的方式在家族中代代传递,不过新突变导致的散发病例也很常见。

尽管严重程度和起病年龄变化较大,但大部分患者仍然保持着特征性的肌无力分布模式,这也是临床诊断最重要的依据。面肩肱型肌营养不良这一病名已经概括了 FSHD 独特的肌无力分布模式,而且该模式在早期患者身上就已体现。最初,肌肉无力仅局限于面肌,可以

极其轻微,患者通常无自觉症状。之后通常首先出现肩胛周围的肌群无力,表现为上臂难以举过肩伴翼状肩胛。因为面肌无力通常不引起症状,所以大部分患者在出现肩部无力后首诊。FSHD 的肱肌无力一般指肱二头肌和肱三头肌无力,而三角肌则明显回避。

面肌无力虽然轻微而且无自觉症状,但其和肩胛的特征性外观一样,仍是 FSHD 最为独特的表现。视诊时可发现 FSHD 患者睑裂增宽、面部表情减少、嘴唇外翘。进一步查体可发现,患者在微笑时存在双侧但通常是不对称的面肌无力,鼓腮不能,闭目埋睫不全。肩部外展或前屈时可发现不对称的翼状肩,锁骨变平,放松状态下肩部前倾,腋下皱襞提示胸肌萎缩(图 9.1)。

> ### ★ 要点和诀窍
>
> **疑似 FSHD 的临床特点**
>
> ● 面肌和肩带肌无力,下肢无力不明显或极轻微。
>
> ● 典型的肩部外观:肩部前倾、锁骨变平和胸肌萎缩所形成的腋下皱襞。
>
> ● 肌肉无力存在显著的不对称性。

尽管肌无力最初从上肢近端开始,但下肢无力往往始于远端肌(胫前肌),引起足下垂。腹背部的中轴肌无力是 FSHD 患者早期较为常见的症状,但容易被忽视。腹肌无力会引起腹

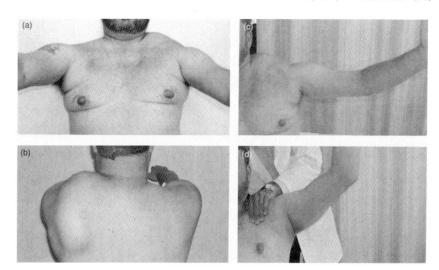

图 9.1　左侧照片反映了 FSHD 典型的肩部外观,由于胸肌萎缩导致锁骨变平,并出现腋下皱襞(a),以及不对称的翼状肩(b)。右侧照片显示肩部活动受限,仅能外展至 90°左右(c),而当用手固定住肩胛时,能外展至 130°左右(d)。(Reproduced from Tawil R, van der Maarel SM. Facioscapulohumeral muscular dystrophy. *Muscle Nerve* 2006; 34: 1–15, with permission from Wiley-Blackwell.)

部膨隆(与体型不相称),由卧位坐起困难。脊旁肌无力会引起显著的腰椎前凸。由于下腹部肌肉选择性受累,查体时让患者平卧位屈颈会看到明显的脐孔上移(Beevor 征),该体征如果结合典型的病史可支持 FSHD 的诊断。

　　FSHD 患者的肌无力一般不对称,如果存在显著的不对称性可支持 FSHD 诊断。眼外肌和延髓肌一般不受累。只有不到 5% 的 FSHD 患者会因为神经肌肉无力而出现呼吸衰竭,主要出现在进行性脊柱侧弯、需要坐轮椅的病例。

　　最常见的起病症状是上臂不能上举过肩,一侧重于另一侧。以垂足症状起病者相对少一些,不过这些患者基本都存在肩带肌无力和翼状肩,只是以前从未注意。总体来说,FSHD 的神经功能缺陷起病缓慢,进展也缓慢,即使肌肉无力较为显著,患者也能够逐渐适应。

肌肉外表现

　　FSHD 最常见的两个肌肉外表现是高频听力丧失(75%患者受累)和视网膜血管病变(见于60%患者)。无论是视网膜还是听力受损都不会引起大部分患者明显的临床症状,但是在对患者进行长期随访治疗的过程中,医生还是应该及时发现这些合并症,并在适当时给予治疗。高频听力丧失一般来说是无症状性的,但在婴儿起病的重症患儿可能会比较严重,需要尽早使用助听器以免阻碍语言能力的发展。同样,在一些重症的 FSHD 患者中,视网膜血管病变可能会进展为渗出性视网膜病变并导致视力下降,临床上称为“Coat 综合征”。对这些患者进行间接检眼镜筛查、治疗严重的动脉瘤样血管扩张能阻止或预防进一步视力下降。

预后

　　预后与起病年龄呈负相关趋势。一个严重肩带肌无力的儿童比一个仅轻度面肌无力的20 岁青年预后要差。FSHD 进展缓慢,通常能保持稳定。但据报道,也有一小部分病例呈阶梯式加重病程,在一段平台期之后出现前驱肌肉疼痛症状,随后受累肌肉的功能迅速减退。

　　患者会出现不同程度的残疾,约 20% 的患者最终需要坐轮椅。婴儿起病的患者往往残疾程度重,在肌肉无力的基础上还会叠加听力减退和视力减退。

　　FSHD 的预期寿命和正常人一样，因为严重的延髓麻痹、呼吸衰竭和心脏受累在 FSHD 中很罕见。然而，如果没有及时发现和治疗呼吸衰竭则可能会导致意外的早期死亡。

遗传学

　　自从 1992 年首次发现 FSHD 与染色体亚端粒区 4q35 的 DNA 重复元件这一转录静止区的缺失突变相关以来，弄清 FSHD 发病的分子机制一直是个难题。95% 以上的 FSHD 患者在 4q35 区存在一定数量的大片段卫星重复序列缺失。在正常人中，该区域有 11~100 个 D4Z4 重复序列，而 FSHD 患者仅有 1~10 个。但 4q35 区域所有 D4Z4 重复序列全部缺失的个体并不出现 FSHD 的症状体征，而 FSHD 患者至少残余一个 D4Z4 重复序列，这些现象提示该缺失突变是一种会产生致病作用的功能获得性突变而不是功

基础知识回顾

　　关于 FSHD 发病机制的模型主要有两种假说。一种认为 D4Z4 缩短引起该重复片段中某个基因表达发生改变。每一个 D4Z4 重复片段中的确存在一条基因——DUX4 的开放阅读框，但还难以证明 DUX4 到底是表达基因还是假基因。另一种假说认为重复片段缩短影响了突变近中心粒端相邻基因的表达。最新的证据支持前一种假说。目前，FSHD 的致病模型是这样的：一定数量的 D4Z4 片段缩短会使该段染色质结构转变为常染色质构型，从而更易于基因表达；4qA161 染色体环境在最后一个 DUX4 基因拷贝的远端含有一个多聚腺苷[poly(A)]序列，这个 poly(A)尾对于蛋白质翻译过程中的 mRNA 稳定至关重要。这样，在 4qA161 染色体环境下，D4Z4 片段缩短触发了稳定的 DUX4 mRNA 表达和蛋白质翻译。DUX4 的功能尚不明确。早期研究提示其可能会干扰肌肉的再生，并且使细胞更容易受到氧化应激的损伤，进而导致细胞凋亡。

能失活突变。此外，尽管 D4Z4 缩短是 FSHD 发病的必要条件，但这一突变必须位于特定的染色体环境下（被称为 A161），且其上下游必须有特定的 DNA 序列才会致病。而且，在这一允许环境下的缩短突变也与 D4Z4 区域的染色质状态从非允许状态向允许状态转变有关。最近发表的一些数据也证明，FSHD 存在统一的遗传学模型。

临床诊断

　　对于非神经肌肉疾病专业的临床医生，床旁诊断 FSHD 的难点在于其罕见性，而不是不具备独特的临床表现。如果存在 FSHD 的核心症状群（缓慢进展的肌肉无力、伴显著面肌无力和翼状肩、有阳性家族史），就应在鉴别诊断时考虑到本病。FSHD 患者肌无力的临床症状可以为急性或亚急性，从而使医生误诊为获得性肌病，但仔细的病史询问可以发现以往长期存在的肌无力体征。如果患者不能吹哨或者不能通过吸管喝饮料，或者其父母发现患者睡觉时眼睛闭不拢，说明患者以往就存在面肌无力。长期不能做俯卧撑、引体向上或进行攀爬提示存在肩带肌无力。

　　体格检查时，FSHD 最典型的特征是同时出现面肌和肩带肌无力。肩部外观具有特征性：肩部前倾、锁骨变平、不对称的翼状肩。在晚期病例可观察到盆带肌、股四头肌、腘绳肌和足背屈肌无力。FSHD 患者不会出现眼外肌和咽肌无力，也不会出现显著的关节挛缩，而且早期不会累及呼吸肌，如果出现以上体征应考虑其他诊断。

实验室检查

　　常规实验室检查有助于排除需要鉴别的其他疾病。肌酸激酶（CK）水平一般正常至轻度升高（正常值的 3~5 倍），如果 CK 水平高于正常值 10 倍以上则提示可能为其他疾病。在肌源性和神经源性疾病鉴别有困难时（例如患者起病表现为单侧翼状肩，类似胸长神经损伤），针极肌电图有助于鉴别，并会发现 FSHD 患者存在非特异的活动性和慢性肌源性损害，而无力

的肌肉则更为明显。FSHD 患者肌肉活检表现为非特异肌源性损害，约 1/3 患者可出现不同程度的炎性改变。如果有条件做基因检测，就不必行肌肉活检。如果基因检测阴性，肌肉活检则有助于判断是否为其他疾病。很多疾病有时都可以与 FSHD 的临床表现相似。

★ 要点和诀窍

与 FSHD 相似的疾病

- 肌原纤维病
- 多肌炎
- 晚发型酸性麦芽糖酶缺乏症
- 包涵体肌炎
- 线粒体肌病
- 先天性杆状体肌病和中央核肌病
- 痛性肌萎缩
- 肢带型肌营养不良
- Emery-Dreifuss 肌营养不良

分子遗传诊断

临床基因检测可以检测出与 FSHD 相关的 4 号染色体重复序列(D4Z4)缩短。方法是从血液标本中提取 DNA，用限制性内切酶 EcoRI/BlnI 双重酶切(能在 D4Z4 重复序列的两端酶切)后，再用巨卫星序列探针进行 Southern 印迹杂交，最后进行分析。正常人的两条等位基因的大小都在 50 kb 以上，而患者的一条等位基因的大小在正常范围，另一条含有缺失突变的等位基因大小为 10~38 kb。这一检查的敏感性和特异性都很高(均>95%)，但仍有约 5% 临床诊断为 FSHD 的患者 DNA 检查为阴性，可考虑转至专门的神经肌病中心会诊。应对所有的患者提供遗传咨询。

治疗

FSHD 的致病机制为特定基因过度表达，这一发现首次给科学家们提供了开发 FSHD 特异性治疗可针对的靶点，但目前还没有一种医学治疗能够逆转、终止或延缓 FSHD 患者肌无

力和萎缩的发展。不过，还是有许多手段能改善患者的症状和运动功能。

一般来说，FSHD 患者起病时仅有轻微的功能障碍。随着病程缓慢进展，大部分患者都能用一些适应性的方法代偿，在严重肌肉无力的同时仍能够保持较好的运动功能。除下文将讨论的一些特殊治疗问题外，FSHD 患者常会在肩部和背部出现疼痛相关的姿势异常，以及在受累肌肉所支持的关节出现劳损性疼痛。治疗疼痛时应当个体化，可以采用运动、理疗和药物(如非甾体类抗炎药治疗急性疼痛、联用治疗慢性疼痛的药物)的综合疗法。

辅助装置

垂足是 FSHD 下肢常见的首发症状之一，患者可以使用踝足矫形器(ankle-foot orthosis，AFO)来矫正。但如果同时存在股四头肌无力，固定的 AFO 会影响膝盖过伸和活动度，从而阻碍行走。这种情况下更恰当的支具是地面作用力型的 AFO，因为其在接触地面时能为伸膝动作提供支撑，避免膝关节不稳。

锻炼的作用

研究发现，FSHD 患者进行有氧运动是安全和有益的，不像其他肌营养不良如 Duchenne 肌营养不良症那样，由于肌细胞膜脆弱，运动实际上会加速病情发展。

肩胛固定术

上臂不能举过肩不仅是 FSHD 的核心症状之一，也是其引起功能障碍的主要原因之一。肩胛固定术能够增加肩关节的活动度，但是没有人进行过前瞻性的研究。近来一些病例报道认为，肩胛固定术是有效和安全的。目前，对于病情缓慢进展、肩部力量仍有一定程度保留的患者，如果体检时徒手将肩胛固定能够改善患者的肩关节活动度，可以考虑进行外科手术。

肌肉外表现

尽管听力减退在 FSHD 患者中常见，但一

般没有症状也无需治疗。婴儿起病型 FSHD 的听力损害往往更为严重，如果不给予助听器可能会影响认知发育。因此，所有诊断为婴儿型 FSHD 的患儿都应该进行听力检查。

视网膜血管异常

FSHD 患者轻度视网膜血管异常也十分常见，但大部分患者不出现临床症状。然而，重症婴儿型患者会发生渗出性视网膜病变而导致视力下降，这种情况极罕见。在确诊时就对所有婴儿型 FSHD 进行间接检眼镜筛查十分重要，因为早期进行激光光凝术能够预防 Coat 综合征和视力下降。

（朱雯华 译　卢家红 校）

参考文献

Eger K, Jordan B, Habermann S, Zierz S. Beevor's sign in facioscapulohumeral muscular dystrophy: an old sign with new implications. *J Neurol* 2010;**257**:436–8.

Fitzsimons RB, Gurwin EB, Bird AC. Retinal vascular abnormalities in facioscapulohumeral muscular dystrophy. A general association with genetic and therapeutic implications. *Brain* 1987;**110**(Pt 3):631–48.

Lemmers RJ, van der Vliet PJ, Klooster R, et al. A unifying genetic model for facioscapulohumeral muscular dystrophy. *Science* 2010;**329**:1650–3.

Orrell RW, Copeland S, Rose MR. Scapular fixation in muscular dystrophy. *Cochrane Database Syst Rev* 2010;(**1**):CD003278.

Padberg GW. *Facioscapulohumeral Disease*. Leiden: University of Leiden, 1982.

Snider L, Geng LN, Lemmers RJLF, et al. *Facioscapulohumeral dystrophy: incomplete suppression of a retrotransposed gene*. 2010;**6**:e1001181.

Tawil R. Facioscapulohumeral muscular dystrophy. *Neurotherapeutics* 2008;**5**:601–6.

Tawil R, van der Maarel SM. Facioscapulohumeral muscular dystrophy. *Muscle Nerve* 2006;**34**:1–15.

Tawil R, van der Maarel S, Padberg GW, van Engelen BG. 171st ENMC international workshop: Standards of care and management of facioscapulohumeral muscular dystrophy. *Neuromusc Disord* 2010;**20**:471–5.

Trevisan CP, Pastorello E, Ermani M, et al. Facioscapulohumeral muscular dystrophy: a multicenter study on hearing function. *Audiol Neurootol* 2008;**13**:1–6.

van der Kooi EL, Vogels OJ, van Asseldonk RJ, et al. Strength training and albuterol in facioscapulohumeral muscular dystrophy. *Neurology* 2004;**63**:702–8.

Wijmenga C, Hewitt JE, Sandkuijl LA, et al. Chromosome 4q DNA rearrangements associated with facioscapulohumeral muscular dystrophy. *Nat Genet* 1992;**2**:26–30.

第 10 章

强直性肌营养不良

Nicholas Johnson, Chad R. Heatwole

流行病学

强直性肌营养不良 1 型(myotonic dystrophy type1,DM1)是成人最常见的肌营养不良,全球的患病率估计为 5/100 000~20/100 000。强直性肌营养不良 2 型(myotonic dystrophy type2,DM2)的确切患病率不详,因该病大都未被充分认识,而且常常被误诊。DM2 的基因突变来自北欧的一个奠基者突变,因此可能在北欧人后裔中更为常见。

遗传学

DM1 是由位于染色体 19q13.3 区的基因缺陷造成的, 在其 DMPK 基因非翻译区域含有不稳定的 CTG 三核苷酸重复序列扩增。DM2 是由位于染色体 3q21 区的锌指蛋白 9(ZNF9)基因的第 1 号内含子中的 CCTG 四核苷酸扩增造成的。

临床特点

强直性肌营养不良 1 型

DM1 的核心症状是白内障(50 岁以前出现)、肌无力和肌强直(肌肉主动收缩后不能放松)。如果外观表现为男性秃发、颞肌萎缩、明显面肌无力伴前臂屈肌无力(表 10.1),则进一

步提示可能为 DM1。起病年龄和严重程度的变化范围很大:有些患者直到晚年才出现秃发、轻度肌强直和白内障;而有些患者二三十岁就起病,表现为构音障碍、吞咽困难、认知功能损害、睡眠障碍、疲乏、心脏传导异常、性功能减退、低血压、胰岛素抵抗和肌无力。还有些患者出生即发病(先天性强直性肌营养不良),临床症状更重,可能危及生命。

肌无力

DM1 典型的肌无力包括面肌、指长屈肌(指深屈肌)、手内肌和足背屈肌(胫前肌、姆长伸肌和趾长伸肌) 无力。接下来容易受累的是上肢近端肌,包括肩胛固定肌和肩部外展肌群。在晚期病例,呼吸肌也可受累,有发生呼吸衰竭和误吸的风险。

肌强直

在 DM1 患者的手部和前臂容易观察到肌强直, 检查时可让患者做握拳动作。患者常在肌无力之前就出现肌强直症状,表现为手部"僵硬、紧锁"感。虽然叩击性肌强直也可在患者舌部观察到,但这一检查会引起患者不适,相对于肢体的检查并无优势。

心脏受累

DM1 患者可发生危及生命的进展性心律失常和猝死。随着年龄增长和神经肌肉症状逐渐加

表 10.1　强直性肌营养不良的特点比较

临床特点	强直性肌营养不良 1 型	强直性肌营养不良 2 型
基因缺陷	19 号染色体 DMPK 基因,CTG 扩增	3 号染色体 锌指蛋白 9 基因,CCTG 扩增
遗传方式	常染色体显性	常染色体显性
起病年龄	婴儿–成人,随严重程度和重复 次数变化	儿童–成人,随严重程度和重复次数变化
典型肌病分布模式 临床肌强直	面部、前臂、指屈肌、下肢远端 显著,主要在手部、前臂和舌, 可同时累及平滑肌和骨骼肌	颈屈肌、大腿和髋部;肌无力相对较轻 轻微,主要在手部和大腿;可同时累及平滑肌 和骨骼肌。患者可有不典型的肌肉疼痛

重,心脏传导异常的发生率更高。心脏超声筛查可能会发现弥漫心脏舒张功能不全和收缩功能下降。患者可出现进行性心脏传导阻滞、QRS 波和 P-R 间期延长、窦房结功能异常、房性/室性心动过速或颤动,以及发生心房扑动。高猝死发生率与存在室性快速心律失常和其他严重心电图异常有关。

胃肠道症状

一部分 DM1 患者会出现胃肠道症状,包括构音障碍、吞咽困难、胃食管反流、便秘、腹泻和胰岛素抵抗。如果这些症状加重,则会严重损害患者的生活质量。

认知症状

DM1 患者可发生认知功能损害,对于执行功能障碍、视觉–空间处理障碍、抑郁、淡漠和回避型人格等症状都有报道。这些症状与影像学上双侧额叶、顶叶、双侧颞中回、左侧颞上回和枕回脑萎缩相一致。

睡眠障碍

大约 1/3 的 DM1 患者会发生日间过度嗜睡,其发生率与肌无力的程度呈正相关。此外,患者常主诉有睡眠需要增加(大于 10 h)、睡眠不规律、日间小睡延长、失眠和餐后嗜睡。

视力和听力

白内障会逐渐严重并影响视力。有时白内障

是 DM1 最早甚至唯一的表现。患者还可能因为夜间闭目不紧而继发角膜损伤。DM1 患者可发生感音神经性聋,从而可能导致患者难以有效沟通。

DM1 的实验检查

DM1 患者可出现多种实验室异常,并反映多系统的损害。其中肌酸激酶水平、肝功能指标和血脂水平常升高,而白蛋白、红细胞和白细胞计数常常降低。

先天性强直性肌营养不良

DM1 可以表现为先天型。由于 CTG 重复片断在从上一代向下一代传递时其长度会增加,因此症状轻微的家长可能会生育出具有严重临床症状的先天性 DM1 患儿。有下列症状的婴儿要怀疑先天性 DM1:肌张力低下、全身无力、呼吸衰竭、发育不良、喂养困难、足部畸形或病史中有胎动减少伴羊水过多。患先天性 DM1 的新生儿体检时并无临床肌强直征。需要延长呼吸机通气的患儿在第一年的死亡率为 25%。存活的先天性 DM1 患儿可能有认知功能障碍,从轻微的学习困难和行为问题到重度学习障碍。虽然有一部分患者在儿童期其体力和认知能力会有所改善,但在 10~30 岁时肌无力还会加重,并出现和成人型 DM1 相似的症状。

强直性肌营养不良 2 型

DM2(也称为近端强直性肌营养不良)通常

在成年期(20~75 岁之间)起病。和 DM1 一样,DM2 的核心症状是早发白内障(小于 50 岁发病)、肌无力和肌强直;但和 DM1 相比,DM2 呈良性表型,肌无力、肌萎缩的范围相对较小,系统性并发症的发生率相对较低(见表 10.1)。早发病者的肌无力症状较重,症状谱较广。和 DM1 相反,DM2 患者多为肢体近端疼痛和僵硬伴不同程度的临床肌强直征。

肌无力

与 DM1 相比,DM2 肌无力的分布更易累及近端肌,易受累的肌肉包括颈屈肌、屈髋和伸髋肌、指长伸肌。一般来说,面肌无力和肌肉萎缩不如 DM1 严重,有些患者还可发现有轻度的腓肠肌肥大。

肌强直

DM2 患者可以观察到肌强直。但晚发 DM2 病例可能仅在肌电图检查时发现肌强直,甚至完全没有肌强直。

疼痛

DM2 患者最明显且导致功能障碍的症状是疼痛。患者常描述有肌痉挛、僵硬,或肢体不同程度和范围的疼痛感。有时这些症状会错误地被归结为坐骨神经痛、纤维肌痛症,或他汀类导致的肌病,并可在运动、挤压和温度等诱因下加重。

> **★ 要点和诀窍**
>
> ● 床旁检查肌强直最有效的方法是叩击,特别是叩击鱼际肌和前臂伸肌。用叩诊锤轻叩后这些肌肉会持续收缩数秒。要求患者握拳,然后迅速松开,这样可以发现握拳后的肌强直。患者有时需要数秒才能把拳头松开。DM1 患者存在"热身现象",即重复握拳–放松动作数次后肌强直能够减轻。
>
> ● DM2 肌强直的最佳检查方法是叩击鱼际肌和前臂伸肌。握拳后的肌强直在 DM2 患者身上可表现为痉挛样强直,有别于 DM1 或其他非肌营养不良性肌强直的表现。

认知症状

DM2 患者的神经心理检测结果和 DM1 相似,表现为额叶功能下降、视觉–空间处理障碍和回避型人格障碍。

睡眠障碍

DM2 患者的睡眠质量下降,易疲劳。与 DM1 患者相比,疼痛是造成 DM2 患者睡眠障碍的主要因素,而日间嗜睡较少,其发生比例与正常人相似。

> **🤚 注意事项**
>
> 怀孕和甲状腺功能减退都会掩盖肌强直和肌无力。肌肉强直、疼痛、无力和肌肉不易放松可能会被错误地归因为甲状腺功能减退或怀孕引起的激素改变。

心脏症状

DM2 也会发生心脏传导异常,但不如 DM1 常见。尽管如此,DM2 患者还是有可能发生心源性猝死,而且还可能出现扩张型心肌病和心律失常。

> **🤚 注意事项**
>
> 强直性肌营养不良患者可能无法耐受麻醉,在麻醉后出现呼吸暂停。患者可能因为疾病或外科手术后无法脱离呼吸机而就诊。

诊断学评估

确诊 DM1 和 DM2 的金标准是白细胞的 DNA 检测。DM1 患者可检测到 19q13.3 区域含有异常扩增的 CTG 三核苷酸重复序列。DM2 患者可检测到位于染色体 3q21 的锌指蛋白 9 基因 CCTG 四核苷酸扩增。如果患者临床表现典型且一级亲属有阳性基因检查结果,也可以不做基因检测。

对怀疑为强直性肌营养不良的患者进行早

期评估时,肌电图检查是一个有用的工具。DM1患者在肌电图检查时总能诱发电生理的肌强直电位,并有特征性的渐强渐弱模式。DM1婴儿可能无肌强直电位。DM2患者通常也存在肌强直电位,但在某些肌肉中不明显,或者只能引出渐弱模式的强直电位。在肌强直电位不明显的肌肉中,可能会观察到非特异性的肌病样肌电图表现。

对于DM1和DM2的诊断,肌肉活检不是必要的。

治疗

对强直性肌营养不良的治疗包括对症治疗和预防,最好是进行综合治疗。

行走能力

DM患者比健康人更容易摔倒。理疗、职业治疗和整形综合治疗有助于探明患者的残疾状况,并帮助患者获取辅助工具以代偿腿部无力和平衡感下降。根据肌无力受累部位和疾病严重程度,选择踝足矫形器、高帮鞋、轮椅可能对患者有帮助。在医师指导下进行低冲击力有氧运动也能帮助患者保持整体健康并增加氧摄入量。

肌强直

骨骼肌或平滑肌强直会引起肌肉僵硬、腿和手臂及手功能受损、语音改变、疼痛、胃肠道症状和吞咽障碍。最近一项随机、双盲、对照交叉试验发现,美西律可用于DM1肌强直的治疗。DM1患者每日服150 mg(3次/日)或200 mg(3次/日)美西律能显著降低手握拳后放松所需的时间,而且没有严重的副作用,也不会延长Q-Tc、P-R间期或QRS时间。其他缓解肌强直的经验性药物包括苯妥英、乙酰唑胺、氯米帕明、丙咪嗪和牛磺酸。

心肺功能监测

由于患者存在致死性心律失常和进展性心脏传导阻滞的风险,应该每年进行心电图检查,监测有无进行性P-R间期延长和心脏传导阻滞或其他潜在的致命性心律失常。一旦发现,应当植入心脏起搏器。尽管还没有证据表明应该对所有患者预防性使用起搏器或除颤器,但由心脏专科医师定期随访也能使大部分患者获益。患者还应该进行连续的呼吸功能监测。发现和监测早期呼吸功能和膈肌肌力最重要的指标就是卧位和坐位最大肺活量测定,如果发现异常应转呼吸科专科会诊。如果存在慢性呼吸衰竭,经验性使用抗生素的指征应该适当放宽。

白内障和听力评估

患者应该定期检查白内障情况,如果出现症状可以行眼科手术。裂隙灯检查能够发现前囊下和后囊下区域彩色闪光的点状混浊。角膜磨损可用夜间胶布封眼的方法治疗,或者使用保护性眼膏进行治疗。因为可能存在听力损害,所以有症状的患者应该进行电测听,并且在必要时使用助听器。

睡眠障碍

应询问强直性肌营养不良患者的睡眠情况,有无日间嗜睡和失眠。日间嗜睡患者用莫达非尼或哌甲酯治疗可能有效。有一部分患者可能还合并睡眠呼吸暂停,从而需要进行睡眠多导监测。如果发现睡眠呼吸暂停,患者的疲劳感可以通过气道正压、行为调整或其他干预措施来改善。

内分泌系统评估

由于DM患者内分泌异常很常见,因此应该定期监测有无睾酮缺乏、胰岛素抵抗、血脂水平升高和甲状腺异常。

生育咨询

所有考虑生育的患者都应进行遗传咨询。现在能够进行早期筛查,从而可以得到准确的DM1产前诊断。

胃肠道症状

通过饮食调整(少食、低脂饮食)能够改善

DM 患者的腹泻。胃食管反流患者应避免过晚进食、保持床头抬高并使用恰当的药物治疗。临床试验发现,抗肌强直药物治疗可能会使患者的腹痛症状有所改善。

麻醉

DM1 患者对肌肉去极化药物会产生反常的反应,对镇静类药物如阿片类和巴比妥类也可能很敏感。DM1 患者在麻醉中突发心律失常或低血压的风险也增高,还可能会发生术后低通气或肺膨胀不全,或者如果原有呼吸功能不全,术后可能会发生呼吸机延迟脱机。推荐这些患者使用 24 h 指末血氧饱和度监测来严密监测这些并发症,还可使用无创性支持通气并积极进行肺部理疗。

妊娠

患者在妊娠期间可能会产生一系列并发症,包括自发性流产、羊水过多、第一产程延长、胎盘残留和产后出血。由于 DM 患者存在以上风险和麻醉风险,在妊娠期间必须进行严密监测。

先天性 DM1 额外治疗要点

根据病情轻重,先天性 DM1 患者可能需要机械通气、插鼻饲管,如果存在足部畸形还可能需要支具和矫形手术。先天性 DM1 患者应该系统地进行听力和心脏传导异常的筛查。在儿童期,有行为问题的患者可以通过药物和心理咨询改善。

DM2 的额外治疗要点

DM1 和 DM2 的治疗策略大体相同。总的来说,除疼痛和近端肌无力外,DM2 的其他症状都较 DM1 轻微。虽然 DM2 患者出现心律失常的比例较低,但仍应定期行心电图监测。DM2 患者也可能发生内分泌功能异常,包括性功能减退和胰岛素抵抗,需要给予恰当的治疗。临床肌强直征通常比 DM1 轻微,多见于近端肌,抗肌强直药物治疗有效。同样,疼痛可以通过这类药物或非甾体类抗炎药而得到缓解。

DM2 女性患者可能在妊娠期出现首发症状,或在妊娠晚期,其肌强直和肌无力进行性加重。有报道认为,妊娠期出现的症状在生育后可能会缓解。

基础知识回顾

强直性肌营养不良的实验性治疗

最近,通过反义寡核苷酸(AON)治疗 DM1 的研究取得了令人鼓舞的进展。研究者们发现,用一种 AON(CAG25)干预小鼠模型能够抑制一些关键蛋白与 DM1 相关的致病 RNA 互相作用,从而减少强直性肌营养不良特异性的基因表达紊乱。还有研究表明,2'-O-甲基硫代(CAG)7 AON 可以降低 DM1 小鼠模型体内毒性(CUG)RNA 的水平。虽然还需要进一步的转录研究,但这些结果已经显示出通过 AON 机制治疗 DM1 的良好前景。

强直性肌营养不良是一类常染色体显性遗传性疾病,由于三核苷酸或四核苷酸异常重复扩增而致病。临床特点主要是白内障、肌无力和肌强直,但还可累及其他多个器官系统,并需要进行综合性的治疗。

(朱雯华 译 卢家红 校)

参考文献

Brook JD, McCurrach ME, Harley HG, et al. Molecular basis of myotonic dystrophy: expansion of a trinucleotide (CTG) repeat at the 3′ end of a transcript encoding a protein kinase family member. *Cell* 1992;**68**:799–808.

Day JW, Ricker K, Jacobsen JF, et al. Myotonic dystrophy type 2: molecular, diagnostic and clinical spectrum. *Neurology* 2003;**60**:657–64.

Groh WJ, Groh MR, Saha C, E et al. Electrocardiographic abnormalities and sudden death in myotonic dystrophy type 1. *N Engl J Med* 2008;**358**:2688–97.

Harper PS. *Myotonic Dystrophy*, 3rd edn. London: WB Saunders, 2001.

Heatwole CR, Miller J, Martens B, Moxley RT 3rd.

Laboratory abnormalities in ambulatory patients with myotonic dystrophy type 1. *Arch Neurol* 2006;**63**:1149–53.

Liquori CL, Ricker K, Moseley ML, et al. Myotonic dystrophy type 2 caused by a CCTG expansion in intron 1 of ZNF9. *Science* 2001;**293**:864–7.

Logigian EL, Martens WB, Moxley RT 4th, et al. Mexiletine is an effective antimyotonia treatment in myotonic dystrophy type 1. *Neurology* 2010;**74**:1441–8.

Meola G, Sansone V, Perani D, et al. Executive dysfunction and avoidant personality trait in myotonic dystrophy type 1 (DM-1) and in proximal myotonic myopathy (PROMM/DM-2). *Neuromusc Disord* 2003;**13**:813–21.

Ricker K, Koch MC, Lehmann-Horn F, et al. Proximal myotonic myopathy. Clinical features of a multisystem disorder similar to myotonic dystrophy. *Arch.Neurol* 1995;**52**:25–31.

Rudnik-Schoneborn S, Schneider-Gold C, Raabe U, Kress W, Zerres K, Schoser BG. Outcome and effect of pregnancy in myotonic dystrophy type 2. *Neurology* 2006;**66**:579–80.

Weingarten TN, Hofer RE, Milone M, Sprung J. Anesthesia and myotonic dystrophy type 2: a case series. *Can J Anaesth* 2010;**57**:248–55.

Wheeler TM. Myotonic dystrophy: therapeutic strategies for the future. *Neurotherapeutics* 2008;**5**:592–600.

Young NP, Daube JR, Sorenson EJ, Milone M. Absent, unrecognized, and minimal myotonic discharges in myotonic dystrophy type 2. *Muscle Nerve* 2010;**41**:758–62.

第 11 章

眼咽型肌营养不良

Annie Dionne，Jean-Pierre Bouchard

临床特点

眼咽型肌营养不良是一种成年晚期起病的常染色体显性遗传疾病。该病有 2 个核心症状：眼睑下垂和吞咽困难。

一般而言，患者可在 40~50 岁（平均 48.1 岁）出现眼睑下垂症状。如果患者在休息时睑裂小于 8 mm，则视为存在眼睑下垂。眼咽型肌营养不良患者的眼睑下垂通常是对称的。为代偿眼睑下垂引起的上部视野受限，患者往往会出现额纹皱缩、眉弓上抬的表情，同时保持头部轻度后仰的姿势（图 11.1）。

在出现眼睑下垂后的几年内，患者可出现吞咽困难，也有少部分患者的吞咽困难症状先于眼睑下垂。与吞咽液体相比，在吞咽固体食物时患者的吞咽异常更为明显。在临床上，吞咽困

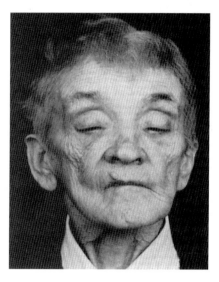

图 11.1 眼咽型肌营养不良患者的面容特点：双睑下垂、眉弓上抬及额纹皱缩。

※ 循证医学证据

眼咽型肌营养不良是一类非常常见的成年晚期起病的肌营养不良。患者眼睑下垂和吞咽困难的症状会随着年龄的增长而表现出来。在小于 40 岁的患者中，年龄每增加 10 岁，会有 1% 的患者出现上述症状。在 40~49 岁的患者中，有 6% 的患者存在上述症状；在 50~59 岁的患者中，该比例为 31%，而在 60~69 岁和大于 69 岁的患者中，出现眼睑下垂和吞咽困难症状的比例分别达到 63% 和 99%。

难可以通过一个简单的床旁饮水试验进行判断。若患者饮用 80 mL 冰水所需时间大于 7 s，则认为饮水试验阳性。在疾病的进展过程中，部分患者可出现鼻腔反流。如果不进行治疗，吞咽困难引起的窒息、吸入性肺炎和恶病质等是眼咽型肌营养不良患者致残和致死的重要原因。

随着病情的进展，患者的症状也可累及其他肌群。患者可出现眼球活动受限，尤其是上视活动。当患者存在眼球活动障碍时，其水平眼球活动受限的程度往往与垂直眼球活动受限不平行。由于该病的进展是一个十分缓慢的过程，所以患者一般不会出现复视。

最终,2/3 甚至更多的患者可出现肢带肌无力,其下肢无力往往会重于上肢。在一项对72 例患者的随访研究中发现,71%的患者存在下肢近端无力,而仅 38%的患者存在上肢无力症状。尽管随着疾病进展,患者下肢近端受累可出现髋部外展、内收无力及伸髋无力,但还是以屈髋无力最为明显。上肢无力则以三角肌和肱二头肌受累最为明显。在疾病晚期,大部分患者行走时需要借助拐杖或助步器,只有少部分症状严重的患者需要坐轮椅,尤其是远距离活动时。

眼咽型肌营养不良患者还可出现一些其他临床症状,包括面肌无力(43%)、舌肌无力和(或)萎缩(82%)、腭肌无力引起的声音嘶哑或鼻音(67%)等。

该病的进展十分缓慢。如果能适当地处理吞咽困难,该病一般不影响寿命。随着吞咽困难治疗方法的进步,患者的预后及生活质量也得到了很大的改善。

目前,已有文献报道携带纯合突变的眼咽型肌营养不良患者,并将其与携带杂合突变的兄弟姐妹相比,发现前者的发病年龄平均比后者早 18 年,前者的疾病进展也更快,而且患者一般在 60~70 岁死亡。另外,这些患者还可出现认知功能减退、发作性精神障碍和抑郁等症状。

流行病学

尽管已有 35 个以上的国家报道过眼咽型肌营养不良,但在加拿大魁北克省的患者中,该病存在奠基者效应,这也可以解释为什么该病在当地的发病率高达 1/1000。另外,该病在美国西北地区人群及以色列布哈拉的犹太人群中也有较高的发病率。

诊断

眼咽型肌营养不良可通过简单的基因诊断而确诊。该病是由编码多聚腺嘌呤结合蛋白核 1(polyadenylation-binding protein nuclear 1, PABPN1)的基因发生突变引起。该基因中编码丙氨酸的 GCG 三核苷酸重复序列出现了异常扩增。用于检测 GCG 三核苷酸重复序列的诊断方法,其敏感性和特异性均可达 99%,并且全世界很多实验室都可以进行商业化检测。极少数患者并不存在 GCG 三核苷酸序列的异常扩增,而在PABPN1 基因 1 号外显子处存在点突变。所以,临床高度怀疑眼咽型肌营养不良,而基因检测没有发现 GCG 三核苷酸重复序列的患者,需进一步对其(PABPN1)基因的 1 号外显子测序。

文献也曾报道过十分罕见的隐性遗传的眼咽型肌营养不良病例。其突变位点与上文描述的显性遗传的眼咽型肌营养不良相同,且临床表现轻重不一。

虽然眼咽型肌营养不良是由三核苷酸重复序列异常扩增引起,但并没有发现扩增数目与发病年龄及症状严重性相关。与另一种三核苷酸异常扩增引起的疾病——强直性肌营养不良不同,眼咽型肌营养不良患者在各代之间 GCG 的扩增数目保持稳定,因此在该病中也没有遗传早现现象。

随着基因诊断的普及,并不建议对怀疑眼咽型肌营养不良的患者进行肌肉活检。如果行肌肉活检,则在该患者的活检病理中可发现镶边空泡及核内包涵体。前者可通过简单的光镜观察,而后者需要在电镜下才能发现。镶边空泡并不是眼咽型肌营养不良的特异性病理改变,其可以出现在其他肌病中,最常见的是包涵体肌炎。核内包涵体则是位于细胞核内的管状细丝样结构。另外,还可以发现其他肌肉疾病所共有的非特异性改变,如肌纤维萎缩、小角化,Ⅰ型纤维占优势,肌纤维大小不一及核内移增多等。

该病患者的肌酸激酶可在正常范围内或轻度升高(正常上限的 2~5 倍)。肌电图可呈既有

> **注意事项**
>
> 镶边空泡也可在包涵体肌炎的病理切片中看到,这是一种成年晚期起病的获得性肌病。

肌源性损害(运动单位动作电位呈短棘多相波)又有神经源性损害(运动单位增宽、多相)的混合性改变。患者大多没有自发电位。

> ### ⚙ 基础知识回顾
>
> GCG 三核苷酸的异常扩增可能导致 PABPN1 多聚丙氨酸区域的异常折叠,而异常折叠的蛋白不能被正常降解,从而沉积于细胞核,成为电镜下所观察到的核内包涵体。这些沉积物可进一步造成细胞功能异常,最终导致细胞死亡。

患者的吞咽困难程度可通过食管吞钡试验进行评价。通过该试验可以发现患者存在咽部无力甚至没有收缩运动,同时伴有食管上括约肌痉挛或放松延迟。由此,食物积聚在患者的喉部,有时可引起误吸。为了清空咽部的食物,患者还需要进行反复的吞咽动作。

鉴别诊断

重症肌无力可表现为眼睑下垂、眼球活动障碍和吞咽困难。该病往往是亚急性起病,同时伴有复视,而眼咽型肌营养不良患者则为慢性起病。重症肌无力的症状呈波动性,有晨轻暮重的特点,而眼咽型肌营养不良患者的症状没有波动性。除了罕见的先天性重症肌无力/肌无力综合征,重症肌无力一般没有家族史。

患者出现眼睑下垂、眼球活动障碍时也需要考虑线粒体肌病的诊断,尤其是慢性进行性眼外肌麻痹(chronic progressive external ophthalmoplegia, CPEO)和 Kearns-Sayre 综合征(Kearns-Sayre syndrome, KSS)。与眼咽型肌营养不良相比,眼外肌麻痹在线粒体肌病中更常见,而吞咽困难则在眼咽型肌营养不良患者中更常见。另外,CPEO 大多为散发病例,有时也可为母系遗传、显性或隐性遗传。KSS 多为散发病例,患者往往在 20 岁前发病。除此之外,线粒体肌病患者还可有感觉性共济失调、癫痫、耳聋、视网膜色素变性和帕金森样症状等。

强直性肌营养不良患者也可有眼睑下垂、眼球活动障碍和吞咽困难,但患者同时伴有肌强直、肢体远端无力和其他多系统受累症状。由此可在临床上与眼咽型肌营养不良进行鉴别。

> ### ★ 要点和诀窍
>
> 在临床检查时可以让患者向上盯着看几分钟,重症肌无力患者可出现疲劳试验阳性,即患者出现眼睑下垂或原有的眼睑下垂更为明显,双侧眼球逐渐不共轭等。而在眼咽型肌营养不良或线粒体肌病的患者中,眼睑下垂和眼球活动障碍是没有疲劳性的。
>
> Cogan 征也有助于鉴别重症肌无力和其他肌病。观察患者下垂的眼睑,先令其向下方注视数秒钟,然后让其恢复向前注视。Cogan 征阳性的患者可出现上睑一过性向上方抬起,然后又迅速恢复至原来的眼睑下垂位置。这一点对鉴别重症肌无力有较高的特异性。

治疗

目前对于眼咽型肌营养不良的治疗主要是对症治疗。当眼睑下垂影响患者视线时,可建议患者进行手术治疗,包括提上睑肌缩短切除术和额肌提吊术。患者一般对后者的耐受性更好,故更倾向于后一种手术方法。两种手术的并发症都很少。几乎所有的患者都会出现轻度暴露性角膜炎,但在术后 4~6 周可缓解。另外,有手术禁忌证的患者,如存在严重眼球活动障碍、干眼症及眼轮匝肌无力等,可使用睑下垂支架眼镜。

在处理吞咽困难症状时,如果患者一开始发现自己存在该症状,首先可以调整食物的加工方法和进食习惯,如将食物切成小碎片或加工成稠厚的流质以及减慢进餐速度等。有一点非常重要,眼咽型肌营养不良患者会觉得吞咽肉类十分困难并且尽可能地不食用肉类,所以需要鼓励此类患者进行高蛋白饮食。当患者出现严重吞咽困难或由此引起体重下降和反复肺炎时,可考虑手术治疗。对于眼咽型肌营养不良患者,因为无力的咽部肌肉不能将食物吞入食管,所以食管上括约肌成了食物由咽喉部进入食管的屏障。由于环咽肌为食管上括约肌的组成部分,因此环咽肌切开术能消除这一功能性屏障的制约。有报道显示,75%患者的吞咽困难症状在术后短期内得到改善。然而,随着疾病的进展,患者可再次出现吞咽困难。严重的构音困难及食管下括约肌功能不全是进行环咽肌切开术的禁忌证。

另外,也可以考虑使用内镜进行食管上括约肌扩张术。这是一个创伤性更小的操作,并且不需要进行全身麻醉。在对 17 例患者的系列随访中发现,术后 3 个月患者的吞咽困难症状改善率为 64%,但术后 18 个月改善率下降为 55%。部分患者需要再次行食管上括约肌扩张术。有研究报道可对患者环咽肌进行肉毒素注射,但目前该方法不是治疗患者吞咽困难的标准方法。

展望

细胞核内的异常沉积是眼咽型肌营养不良的核心发病机制。近期,对转基因小鼠的研究发现,多西环素能减少细胞核内的沉积物,也可以延迟基因突变引起的毒性作用。这有望成为将来治疗眼咽型肌营养不良和其他蛋白沉积性疾病的方法。

(奚剑英 译 赵重波 校)

参考文献

Blumen SC, Bouchard JP, Brais B, et al. Cognitive impairment and reduced life span of oculo-pharyngeal muscular dystrophy homozygotes. *Neurology* 2009;**73**:596–601.

Bouchard JP, Brais B, Brunet D, Gould PV, Rouleau GA. Recent studies on oculopharyngeal muscular dystrophy in Quebec. *Neuromusc Disord* 1997;**7**(suppl 1):S22–9.

Brais B. Oculopharyngeal muscular dystrophy: a late-onset polyalanine disease. *Cytogenet Genome Res* 2003;**100**:252–60.

Brais B, Bouchard JP, Gosselin F, et al. Using the full power of linkage analysis in 11 French Canadian families to fine map the oculopharyngeal muscular dystrophy gene. *Neuromusc Disord* 1997;**7**(suppl 1):S70–4.

Codere F, Brais B, Rouleau G, Lafontaine E. Oculopharyngeal muscular dystrophy: What's new? *Orbit* 2001;**20**:259–66.

Davies JE, Wang L, Garcia-Oroz L, et al. Doxycycline attenuates and delays toxicity of the oculopharyngeal muscular dystrophy mutation in transgenic mice. *Nat Med* 2005;**11**: 672–7.

Duranceau A. Cricopharyngeal myotomy in the management of neurogenic and muscular dysphagia. *Neuromusc Disord* 1997;**7**(suppl 1): S85–9.

Duranceau AC, Beauchamp G, Jamieson GG, Barbeau A. Oropharyngeal dysphagia and oculopharyngeal muscular dystrophy. *Surg Clin North Am* 1983;**63**:825–32.

Karpati GH-J, Bushby K, Griggs RC. *Disorders of Voluntary Muscle*, 8th edn. New York: Cambridge University Press, 2010.

Mathieu J, Lapointe G, Brassard A, et al. A pilot study on upper esophageal sphincter dilatation for the treatment of dysphagia in patients with oculopharyngeal muscular dystrophy. *Neuromusc Disord* 1997;**7**(suppl 1):S100–4.

Rodrigue D, Molgat YM. Surgical correction of blepharoptosis in oculopharyngeal muscular dystrophy. *Neuromusc Disord* 1997;**7**(suppl 1): S82–4.

Tome FM, Chateau D, Helbling-Leclerc A, Fardeau M. Morphological changes in muscle fibers in oculopharyngeal muscular dystrophy. *Neuromusc Disord* 1997;**7**(suppl 1):S63–9.

第12章

远端肌病

Bjarne Udd

远端肌病是一组种类繁多的遗传性肌肉疾病(表 12.1),其临床特点为早期出现明显的肢体远端无力。许多常染色体显性遗传远端肌病的起病年龄在 50~60 岁。不同类型的远端肌病有其不同的典型临床特点,可表现为手部或小腿某一肌群的功能障碍。许多临床或基因确诊的远端肌病在病程早期就有其特征性的肌群受累,这有助于缩小鉴别诊断的范围。如成年中晚期起病,早期累及手部及手指伸肌的肌病首先考虑 Welander 远端肌病;而小腿后肌群无力伴肌酸激酶(creatine kinase,CK)显著升高则主要考虑 Miyoshi 肌病或另一种新发现的远端肌病——Anoctamin 肌病。

诊断

什么时候应该考虑远端肌病的诊断?当患者出现隐匿性起病的远端肌无力或肌萎缩而不伴感觉症状及体征时,需考虑远端肌病的诊断。但在远端受累的疾病中,神经源性疾病较

肌源性疾病更为常见,所以需进一步检查肌酸激酶水平及完善神经传导和肌电图的检查。神经源性疾病很少引起肌酸激酶升高至正常上限的两倍以上。如果电生理没有确切的神经源性损害证据,那么肌源性疾病的可能性则很大。

当确诊为远端肌病后,了解患者的肌群受累情况及遗传方式有助于进一步细化诊断,具体可见表 12.1。当然,具体类型的诊断有赖于肌肉的组织病理学检查,同时可能需要基因检测进行确诊。由于远端肌病导致不同肌群的受累程度不同,其相应的组织病理也表现不一,有些肌肉组织接近正常,而有一些甚至可以是终末期改变,因此,必须慎重仔细地选择活检部位。肌肉磁共振(MRI)往往是用于选择最佳活检部位的首选辅助检查。此外,肌肉磁共振能清楚地显示不同肌群的受累程度,由此也可以进一步为远端肌病的分型诊断提供依据。

肌肉磁共振及肌肉活检(图 12.1)后,需进一步行分子及基因学检测以明确最终诊断。远端 Dysferlin 肌病(Miyoshi 肌病)可通过对肌肉组织进行免疫组化染色或蛋白免疫印迹检测来确诊;突变蛋白异常沉积引起肌原纤维肌病可通过针对突变蛋白的免疫组化染色来确诊,这些突变蛋白包括结蛋白、肌收缩蛋白、αB-晶体蛋白等。表 12.1 列出了目前已知的远端肌病。

表 12.1　已发现的远端肌病分类(根据遗传类型和发病年龄)

疾病分型	肌无力受累部位	其他症状
成年晚期起病,常染色体显性遗传		
Welander 远端肌病	手	
胫骨肌营养不良(TMD 或 Udd 肌病)	小腿前肌群	
远端肌收缩蛋白肌病	踝关节	
ZASP 肌病(Markesbery-Griggs 型)	踝关节	晚期手部受累
Matrin-3 远端肌病(VCPDM,MPD2)	小腿前肌群	延髓受累
VCP 突变所致的远端肌病	小腿前肌群	
αB-晶体蛋白突变所致远端肌病	小腿前肌群	白内障
眼咽远端肌病(OPDM)	踝关节	睑下垂、延髓受累
成年起病,常染色体显性遗传		
结蛋白病	小腿前肌群	心肌病
Finnish 远端肌病	踝关节	
意大利 19p13 相关远端肌病	小腿前肌群	弓形足
澳大利亚维多利亚家族	手、腓肠肌	
早发型,常染色体显性遗传		
肌球蛋白肌病(laing 肌病,MYH7 基因编码)	小腿前肌群,伸指无力	屈颈无力
早发型,常染色体隐性遗传		
伴肌动蛋白肌病	小腿前肌群	
眼咽型远端肌病(OPDM)	小腿前肌群	睑下垂、进行性面肌无力
成年早期起病,常染色体隐性遗传		
Dysferlin 肌病(Miyoshi 肌病)	腓肠肌萎缩	CK 明显升高
Miyoshi 肌病样 Anoctamin 肌病	腓肠肌萎缩	不对称
伴镶边空泡的远端肌病(DMRV,Nonaka 肌病,HIBM)	小腿前肌群	进展性
成年起病,常染色体隐性遗传		
Miyoshi 肌病样非 DYSF(ANO5 基因编码)	腓肠肌萎缩	CK 中度升高

注:ANO5,anoctamin-5;CK,肌酸激酶;DMRV,伴镶边空泡的远端肌病;DYSF,dysferlin;HIBM,遗传性包涵体肌病;MPD,远端肌病;MYH7,肌球蛋白重链7;TMD,胫骨肌营养不良;VCP,含缬酪肽蛋白;VCPDM,声带及咽受累的远端肌病;ZASP,Z 线选择性拼接 PDZ-结构域蛋白。

临床表现

Welander 远端肌病常于 50 岁以后起病,早期表现为伸指无力,随着疾病进展可出现下肢及手指屈肌无力。少数患者以下肢无力起病。患者保留行走功能且寿命不受影响。

胫骨肌营养不良(Udd 肌病或 TMD)常于 30~50 岁以后起病,首发症状为足背屈无力。病程进展缓慢,平均于发病后 10~15 年出现足下垂。通常,患者在 85 岁之前仍保留行走功能且寿命不受影响。

远端肌收缩蛋白肌病 (distal myotilinopathy)起病也较晚,常于 50 岁之后发病。其临床表现为足跖屈无力,部分患者可出现构音障碍。相对而言,该病进展较快,患者可能在 10 年内丧失独立行走能力。

ZASP 肌病 (Zaspopathy,Markesbery-Griggs

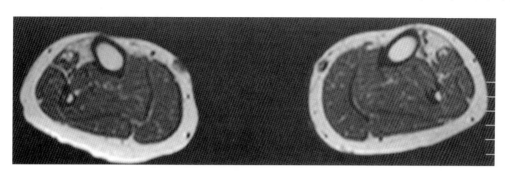

图 12.1 Titin 肌病(Udd 肌病,或 TMD)的肌肉磁共振显示,患者小腿选择性胫前肌脂肪变性,而趾长伸肌仅有早期的轻度改变。

型)与远端肌收缩蛋白病非常相似,但其首发症状可同时表现为足背屈及足跖屈无力。该病进展较慢,可伴有手内肌萎缩。病程晚期患者可出现心肌病。

Matrin-3 突变所致的声带及咽受累的远端肌病起病很晚,首发症状为足背屈无力和足下垂,同时可伴有构音障碍和吞咽困难。该病进展缓慢。

含缬酪肽蛋白(valosin containing protein, VCP)突变所致肌病通常表现为近端或肩胛型肌无力。但是很多家系中的患者并不出现肩带肌或近端肌无力,而仅表现为远端肌无力。这种临床表型很难与 Udd 肌病或 Welander 肌病相鉴别。

结蛋白病的发病年龄较上述几类远端肌病早,常于 30 岁之前起病。首发症状常为心脏病变或下肢远端踝关节无力。该病在 10 年内可累及近端肌,并导致严重功能障碍。心肌病变可早于骨骼肌受累多年,呼吸肌受累也很常见。

有一类远端肌病,发现于澳大利亚维多利亚家族。该病于青少年期起病,首发症状为握力减弱。病情缓慢进展,可出现鱼际肌及腓肠肌萎缩,进而进展为足跖屈无力。患者在 70~80 岁晚期仍可保留行走能力。

Laing 远端肌病起病非常早,有时在学会走路的第一年就出现足背屈受限。病情缓慢进展,可出现伸指及屈颈无力。但该病很少导致全身肌无力或严重功能障碍。患者可出现

心肌病变,但很少见。由于所谓的新生突变很常见,所以很多患者为散发病例而没有任何家族史。

很早以前,Miyoshi 肌病(miyoshi myopathy, MM)就被认为是远端肌病中的一特殊类型,其临床特征表现为成年早发的腓肠肌无力和萎缩,同时患者的 CK 水平显著升高,可达正常值上限的 50~100 倍。该病呈中等速度进展,常在发病后 10~15 年出现近端肌无力及行走功能障碍。

有些患者的临床表现可能与 MM 相似,但肌肉活检并未发现 Dysferlin 蛋白缺失(MM 患者伴有 Dysferlin 基因突变)。近期研究发现, Anoctamin-5 的基因缺陷也可导致与 MM 相似的临床症状,二者所不同是 MM 常为对称性的肌肉受累,而 Anoctamin-5 肌病的肌肉受累为非对称性的。

Nonaka 远端肌病也在成年早期起病,首发症状为足背屈无力。病情逐步进展,可出现中重度近端无力。患者往往在发病后 12~15 年丧失行走能力。

另外,还有一些其他肌病也可伴有远端肌无力,需与远端肌病相鉴别。强直性肌营养不良 1 型(DM1)发病早期常表现为远端手部及足部的肌无力,而不伴有四肢近端肌无力。但是,DM1 患者在远端肌无力的同时,还会出现面肌无力和肌强直症状,这有助于两者的鉴别。散发性包涵体肌炎 (sporadic inclusion body myositis,s-IBM)为成年晚期起病,其临床

特征为指屈肌无力，这一点易与远端肌病混淆，但 s-IBM 患者常有显著的股四头肌无力和萎缩。与此相反，另一种成年早期起病的常染色体隐性遗传远端肌病——遗传性包涵体肌病/Nonaka 远端肌病的股四头肌往往是不受影响的。面肩肱型肌营养不良特征性表现为面肌及上肢近端肌无力和萎缩，伴有翼状肩。但少数面肩肱型肌营养不良患者可仅表现为足背屈无力而不伴有面肌或肩胛肌的无力。

> ★ 要点和诀窍
>
> ● 肌肉磁共振不仅有助于选择理想的活检部位，对判断肌群的受累范围也非常有价值。
> ● 在远端肌病中，仅结蛋白病以心肌和呼吸肌受累为主要临床表现。
> ● 由于新生突变导致了许多潜在的基因缺失，所以这些肌病的患者往往没有家族史。

远端肌病的病因和发病机制

　　几乎所有的远端肌病均为肌营养不良性肌病，也就是说远端肌病是由于基因缺陷而导致的遗传性疾病。迄今为止，已发现 15 个不同的基因可导致远端肌病。其中，大多数的编码蛋白与肌节收缩有关，这些蛋白位于粗肌丝、细肌丝、第三纤维、中间纤维以及肌小节 Z 线。在组织病理学上，多数远端肌病共同表现为肌纤维内出现镶边空泡，这与散发性包涵体肌炎类似，但与之不同的是前者往往不伴有广泛的炎细胞浸润。这也是首先发现于中东地区的股四头肌不受累肌病与其后发现的 Nonaka 远端肌病实为同种疾病的原因，该病又称为遗传性包涵体肌病。

治疗

　　与其他肌营养不良相比，多数晚发型远端肌病的症状相对较轻，病程偏良性。这些肌病常引起轻至中度程度的运动障碍，且不威胁生命。严重的手部、手指及踝部的肌无力可导致一些日常功能的明显受限。矫形器的使用可带来一定改善，例如针对手腕和手指伸肌无力患者的腕部中立夹板；针对足下垂患者的踝足矫形器等。对于严重足下垂患者可行肌腱转移术，将无功能的胫骨前肌腱用胫骨后肌腱替换。多数患者在行肌腱转移术后无需使用踝足矫形器。

　　在早发型远端肌病中，Laing 肌病进展缓慢，其是由肌球蛋白重链基因（MYH7）缺陷导致的一类肌病。在少数患者中，特定的 MYH7 基因编码区的突变可引起心肌病变。在结蛋白病患者中，心脏和呼吸肌受累很常见，有些甚至会早于肌无力。上述并发症需予以相应的随访和治疗。

（奚剑英 译　赵重波 校）

参考文献

Bolduc V, Marlow G, Boycott KM, et al. Recessive mutations in the putative calcium-activated chloride channel anoctamin 5 cause proximal LGMD2L and distal MMD3 muscular dystrophies. *Am J Hum Genet* 2010;**86**:213–21.

Gowers WR. Myopathy and a distal form. *BMJ* 1902;**ii**:89–92.

Griggs R, Vihola A, Hackman P, et al. Zaspopathy in a large classic late onset distal myopathy family. *Brain* 2007;**130**:1477–84.

Hackman P, Vihola A, Haravuori H, et al. Tibial muscular dystrophy is a titinopathy caused by mutations in TTN, the gene encoding the giant skeletal-muscle protein titin. *Am J Hum Genet* 2002;**71**:492–500.

Laing NG, Laing BA, Meredith C, et al. Autosomal dominant distal myopathy: linkage to chromosome 14. *Am J Hum Genet* 1995;**56**:422–7.

Liu J, Aoki M, Illa I, et al. Dysferlin, a novel skeletal muscle gene, is mutation in Miyoshi myopathy and limb girdle muscular dystrophy. *Nat Genet* 1998;**20**:31–6.

Miyoshi K, Kawai H, Iwasa M, Kusaka K, Nishino H. Autosomal recessive distal muscular dystrophy as a new type of progressive muscular dystrophy. *Brain* 1986;**109**:31–54.

Nonaka I, Sunohara N, Ishiura S, Satoyoshi E. Familial distal myopathy with rimmed vacuole and lamellar (myeloid) body formation. *J Neurol Sci* 1981;**51**:141–55.

Selcen D, Engel AG. Mutations in myotilin cause myofibrillar myopathy. *Neurology* 2004;**62**: 1363–71.

Senderek J, Garvey SM, Krieger M, et al. Autosomal-dominant distal myopathy associated with a recurrent missense mutation in the gene encoding the nuclear matrix protein, matrin 3. *Am J Hum Genet* 2009;**84**:511–18.

Sjöberg G, Saavedra-Matiz C, Rosen D, et al. A missense mutation in the desmin rod domain is associated with autosomal dominant distal myopathy, and exerts a dominant negative effect on filament formation. *Hum Mol Genet* 1999;**8**:2191–8.

Udd B. 165th ENMC International Workshop: Distal myopathies III. *Neuromusc Disord* 2009; **19**:429–38.

Udd B, Partanen J, Halonen P, et al. Tibial muscular dystrophy: late adult-onset distal myopathy in 66 Finnish patients. *Arch Neurol* 1993;**50**: 604–8.

Wallgren-Pettersson C, Lehtokari V-L, Kalimo H et al. Distal myopathy caused by homozygous missense mutations in the nebulin gene. *Brain* 2007;**130**:1465–76.

Welander L. Myopathia distalis tarda hereditaria. *Acta Med Scand* 1951;**141**:1–124.

第 13 章

肌肉离子通道病

James Burge, Michael G. Hanna

遗传性肌肉离子通道病是一类由骨骼肌肌膜兴奋异常引起的罕见疾病,其临床表现主要为不同程度的肌肉僵硬(肌膜过度兴奋)和肢体弛缓性瘫痪(肌膜兴奋性下降)。原发性周期性麻痹是一种常染色体显性遗传病,患者主要表现为发作性肢体无力,仅少数患者可伴有肌肉僵硬。非肌萎缩性肌强直(与强直性肌营养不良不同)则为常染色体显性或隐性遗传,其主要表现为肌肉强直僵硬,少数患者伴有发作性肢体无力。常见的引起或加重肌无力症状的诱因包括血钾水平的变化、寒冷、剧烈运动后休息、大量摄入碳水化合物和情绪紧张等(图 13.1)。

临床表现和诊断

肌强直和副肌强直

肌强直是一种肌肉在收缩后放松延迟的现象,患者可自觉活动后肌肉僵硬、痉挛样疼痛或活动不能。肌强直症状往往在休息及寒冷时加重,在重复同一动作多次后可减轻,这一现象称为热身现象。临床查体可发现,患者某一肌群在用力收缩后不能立即放松或叩击患者肌肉后出现肌肉收缩(叩击性肌强直)。当患者双眼快速向下看时,上眼睑不能跟随眼球下落(眼睑下降延迟)。肌强直患者的肌肉强直僵硬症状在重复同一动作多次后可减轻甚至缓解(热身现象),但休息后会再次出现。而副肌强直的患者则在重复运动后肌强直症状加重,这一点与肌强直的热身现象正好相反,因此称为反常性肌强直或副肌强直。与传统的肌强直相比,副肌强直对温度的变化更为敏感,寒冷不仅可以加重肌肉僵硬强直,甚至可能诱发肌无力症状。

> ★ 要点和诀窍
>
> ● 寒冷及运动后肌强直症状是否明显加重有助于鉴别肌强直和副肌强直。问诊时需询问患者在吃冰激凌或在冷水中游泳时是否有肌强直症状。
>
> ● 寒冷时,副肌强直的患者不仅出现肌肉强直,也可能出现肌无力症状。

肌无力

周期性麻痹的典型临床特征为发作性肢体无力,可表现为四肢无力、单侧肢体无力或局部肢体无力,但很少累及延髓肌和呼吸肌。患者往往在清晨睡醒时发现肌无力症状,其诱发因素包括应激、寒冷、饥饿(高钾性周期性麻痹)、摄入大量碳水化合物(低钾性周期性麻痹)和剧烈运动后休息。肌无力发作时,患者腱反射消失。有些周期性麻痹的患者可发展为持续性肌无力,导致致残。部分先天性肌强直和先天性副肌强直患者也会出现轻度持续性肌无力。

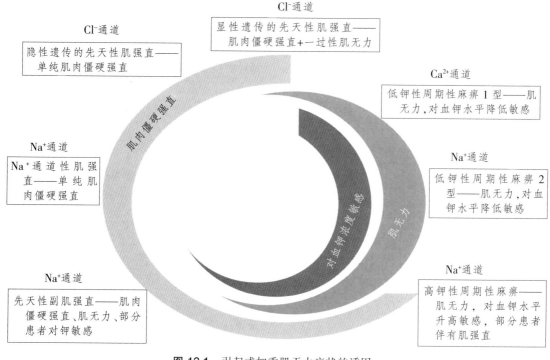

图 13.1　引起或加重肌无力症状的诱因。

肌肥大

　　肌肥大是非萎缩性肌强直的特征性表现，也是肌肉过度活动的直接结果。但与肌营养不良引起的假性肥大不同，这是一种真性肥大，即肌肉肥大的同时伴有肌力的增加。虽然患者不善于需要速度和耐力的运动，但有些患者（如Thomsen 型肌强直）可参加一些力量型运动。

临床表型与基因型关系

　　肌肉离子通道病可出现一大组临床症状谱系，包括单纯肌肉僵硬强直、单纯肌无力或不同程度地两者兼具。编码氯离子通道的基因突变可引起先天性肌强直，其临床表现为典型的肌强直，有热身现象，但患者不会出现发作性肌无力症状。在症状谱的另一端，编码钙离子通道和钾离子通道的基因突变则仅引起发作性肢体无力而不伴有肌强直。钠离子通道病则处于中间地带，其可引起四组不同的临床症状：单纯肌强直或副肌强直，低钾或高钾性周期性麻痹。

基因检测

　　诊断肌肉离子通道病的金标准是通过血液样本发现患者存在致病性基因突变。对于编码离子通道的基因的测序是一项需要花费大量劳动力的工作，因此临床医生需要根据患者的临床症状给出最有可能发生突变的基因以供实验室人员优先检测。遗传实验室的研究人员通常首先对热点突变区域进行测序。如果知道某个家系中的一个家庭成员的突变位点，那么在对其他成员进行基因检测时，研究人员则可集中针对这一突变位点。

> **⚠ 注意事项**
>
> 　　基因检测正常并不一定能除外离子通道病的诊断，因为基因突变有可能发生在未被检测到的区域。

电生理诊断

电生理检查的目的在于引出临床上观察不到的肌强直,明确患者是否存在肌源性损害(如强直性肌营养不良患者或病程较长的周期性麻痹患者可能存在肌源性损害),或除外其他原因引起的肌肉无力或僵硬(如神经源性病变引起的肌强直或肌痉挛)。

短时或长时运动试验,即在运动前和一系列的运动后分别记录某一易于检测肌肉(通常是小指展肌)的复合运动动作电位,可以给出一定的临床信息以指导基因检测。

肌肉活检

肌肉活检对于诊断离子通道病并不是必需的。若怀疑周期性麻痹的诊断或其他临床检测不能明确诊断时,肌肉组织内发现特征性的空泡样改变或肌管聚集有助于疾病的确诊。

非肌营养不良性肌强直

为了与强直性肌营养不良区分,先天性肌强直、先天性副肌强直和钾恶化性肌强直常被称为非肌营养不良性肌强直。前者并不是原发的肌肉离子通道病,临床多伴有肌肉萎缩和肌无力症状,而后者则引起肌肉肥大。

先天性肌强直——氯离子通道

电压门控氯离子通道由 ClC1 蛋白亚基构成,其编码基因 CLCN1 位于 17 号染色体。该基因突变可引起先天性肌强直(myotonia congenita,MC)。隐性遗传的 Becker 型先天性肌强直较显性遗传的 Thomsen 型先天性肌强直更为多见,临床症状也更严重。在寒冷环境中,患者的肌肉僵硬可轻度加重,但不会严重到像副肌强直那样的程度。随着运动的进行,患者的上述症状可以逐渐缓解。该病一般在 10~20 岁发病,病情进展缓慢。首发症状大多出现在下肢,从而使患者的小腿和臀部肌肉出现过度肥大。由于患者的颈部和肩带肌肉处于相对较小

基础知识回顾

离子通道

离子通道是用于调节某一特定离子穿越细胞膜的跨膜蛋白。本章所涉及的离子通道指位于骨骼肌细胞表面和 T 小管的离子通道。一个离子通道由一系列的多个蛋白亚基组成,其中每一个蛋白都有一个蛋白命名和编码基因命名。如 SCN4A 基因编码电压门控钠通道的 NaV1.4 蛋白亚基。4 个 NaV1.4 蛋白亚基构成一个钠通道。同一基因不同位置的突变可引起不同的临床症状(如 SCN4A 基因的不同突变可引起先天性副肌强直或周期性麻痹)。反过来,同一临床症状也可以由不同的基因突变引起(如 CLCN1 和 SCN4A 基因突变都可以引起肌强直症状)。本章所讨论的离子通道如下:

离子通道	编码基因	蛋白亚基	所致临床疾病
钠	SCN4A	NaV1.4	钠离子通道性强直(钾恶化性肌强直)
			先天性副肌强直
			高钾性周期性麻痹
			低钾性周期性麻痹(2 型)
钙	CACNA1S	CaV1.1	低钾性周期性麻痹(1 型)
钾	KCNJ2	Kir2.1	Andersen-Tawil 综合征
氯	CLCN1	ClC1	先天性肌强直

的正常形态,所以患者给人的第一感觉就是上下身的比例不协调。临床查体时,握拳和叩诊很容易引出肌强直,也可发现患者存在眼睑下降延迟。尽管隐性遗传的 Becker 型先天性肌强直发病年龄较晚,但临床症状的以下特点使其对患者日常生活的影响更严重:①肌强直症状更严重和明显;②肌强直的同时可伴有一过性肌无力;③可出现远端肌肉的轻度萎缩和无

力。在短时运动试验检查时,患者这种运动后的一过性无力可出现特征性的电生理改变。

CLCN1 基因突变位点可发生于该基因的全长序列,有些突变引起隐性遗传的先天性肌强直,而有些突变则引起显性遗传的先天性肌强直。也有一些突变在一个家系中是显性遗传的,而在另一家系中则是隐性遗传的。非常有意思的是,强直性肌营养不良本身并不是原发离子通道病,但该病的基因突变可影响 RNA 剪切,使 ClC1 蛋白的表达下降,从而引起患者的肌强直症状。

> **★ 要点和诀窍**
>
> ● 让患者重复抵抗检查者的阻力做平举上臂运动,则可引出一过性肌无力。
>
> ● 患者第一次平举上臂时,其肌力是最大的,第二次时,肌力明显减弱。但随着多次运动,这种肌力的下降可以逐步改善(热身现象)。

先天性副肌强直——钠离子通道

先天性副肌强直(paramyotonia congenitia,PMC)是由编码电压门控钠通道蛋白亚基 NaV1.4 的 SCN4A 基因发生突变所引起的。先天性副肌强直为常染色体显性遗传疾病,其临床特征表现为随运动加剧的肌强直。在寒冷环境中,这种肌强直更为明显。与先天性肌强直不同,先天性副肌强直多在婴儿期起病,可累及面部、延髓、颈部及手部的肌肉,较少累及下肢。嘱患者重复运动即可引出肌强直,同时患者可伴有肌无力。先天性肌强直往往仅伴有一过性肌无力,而先天性副肌强直伴有的肌无力多持续数小时。与肌强直相比,副肌强直对寒冷非常敏感,甚至可以引起非常明显的肌肉无力。对患有先天性副肌强直的儿童,冷水是非常危险的。长时间哭泣后,患者出现眼睑痉挛;食用冰激凌后出现舌头僵硬,这些都是先天性副肌强直的典型症状。整个病程中,先天性副

肌强直患者的症状相对稳定,但在成人期患者可出现发作性肢体无力和高钾血症。

根据患者的临床表现和体格检查就可以明确先天性副肌强直的诊断。当诊断存在疑问时,肌电图检查和遇冷前后的短时运动试验可帮助明确诊断。

钾恶化性肌强直——钠离子通道

部分 SCN4A 基因突变可引起一种与普通先天性肌强直不同的强直性肌病,该病引起的肌强直症状对钾离子十分敏感。目前已报道数种类型的钾恶化性肌强直(potassium aggravated myotonia,PAM,又称为钠离子通道型肌强直)。患者可出现运动诱发的波动性的肌强直,并伴有肌肉疼痛。所有类型的 PAM 都有一个特点,即摄入钾离子(如饮用果汁)后肌强直症状加重。与其他钠离子通道病引起的肌强直不同,该病患者不伴有肌肉无力,寒冷环境下症状也不会加重。有时,PAM 与常染色体显性遗传的先天性肌强直很难鉴别。

非肌营养不良性肌强直的治疗

对于非肌营养不良性肌强直的治疗主要包括两方面:一是避免诱发因素,如寒冷环境、剧烈运动等,二是服用降低肌肉兴奋性的药物。当然,许多患者的肌强直症状非常轻微,不需要特别的药物治疗。也有一些病例,在天气较热的夏季,可以停止药物治疗。

许多肌肉疾病的专科医生认为美西律(作用于钠通道的Ⅰb类抗心律失常药)是治疗肌肉强直最有效的药物,但缺乏对照的临床证据。目前正在进行随机对照的临床试验。大多患者对美西律耐受,该药可延长 QT 间期,而且部分患者服药后会出现心律失常。所以,对于服用美西律的患者需要定期监测 QT 间期;对已有 QT 间期延长的患者则避免使用。另外一些作用于钠离子通道的药物同样有效,如苯妥英、卡马西平、普鲁卡因、普罗帕酮和氟卡尼,乙酰唑胺(一种碳酸酐酶抑制剂)、奎宁等常作为二线用药。

周期性麻痹

高钾性周期性麻痹——钠离子通道

在临床上,高钾性周期性麻痹主要表现为反复发作的肢体无力(有时为局部肢体无力),肌无力症状可持续数分钟到数小时。该病的发病年龄一般在 10 岁。用"高钾性"来命名这一疾病有时会引起误导,因为部分患者的血钾水平在肌无力发作时是正常的。患者出现肌无力的常见诱发因素为摄入高钾食物,如饮用果汁等,但是患者的血钾水平并不一定会超过正常值上限。患者也可在运动时,如行走中出现肌无力症状。寒冷、饥饿、剧烈运动后休息、情绪异常等也可诱发肌无力症状。在肌无力发作期,患者可出现腱反射减弱,但一般不累及延髓肌和呼吸肌。与低钾性周期性麻痹一样,随着年龄的增长,高钾性周期性麻痹的患者可出现进行性近端肌无力。

高钾性周期性麻痹的发作时间一般较短,肌无力症状比较局限,其发作与血钾水平升高有关,患者可同时伴有肌强直症状,上述几点有助于与低钾性周期性麻痹相鉴别。其中最后一点更能提示患者为高钾性周期性麻痹。发作时,眼睑下降延迟或眼睑强直可能是患者的唯一肌强直临床症状。有 50%~70% 的高钾性周期性麻痹患者在电生理检查时可发现肌强直,而仅有 20% 的患者出现临床肌强直症状。

与先天性副肌强直、钾恶化性肌强直一样,高钾性周期性麻痹也是由编码骨骼肌电压门控钠通道亚基的 SCN4A 基因突变引起的。钠离子通道病处于离子通道病疾病谱的中间地带,可单纯或同时引起肌无力和肌强直,如同时存在高钾性周期性麻痹和先天性副肌强直或同时存在高钾性周期性麻痹和钾恶化性肌强直。

低钾性周期性麻痹——钙或钠离子通道

低钾性周期性麻痹是原发性周期性麻痹最常见的类型,但该病仍是一种罕见病,患病率约为 1/100 000,该病一般在 10~20 岁起病。大多患者在早晨出现肌无力发作,症状可表现为局部肢体或全身肌无力,其严重程度比高钾性周期性麻痹重,持续时间也长。患者的肌无力需要数小时(偶尔数天)才逐步缓解。发作期间,患者腱反射减弱,肌无力通常不累及呼吸肌和面部肌肉。部分患者发作前无明显诱因,也有部分患者在剧烈运动并长时间休息后或前一晚进食大量碳水化合物后出现肌无力症状。几乎所有患者在发作时血钾水平低于正常值。

其他诱发因素包括:情绪异常、病毒感染性疾病、缺乏睡眠、女性生理期或服用一些特殊药物(如 β-受体拮抗剂、糖皮质激素和胰岛素等)。肌无力的发作频率因人而异,部分患者每天均有发作,也有患者一生中仅数次发作。40 岁以后,发作次数会逐渐减少,且症状较轻。但随着年龄增长,部分患者可出现持续性的近端无力。

低钾性周期性麻痹患者不会出现肌强直;如果周期性麻痹患者伴有肌强直,则高度提示为高钾性周期性麻痹。

对于没有家族史或发病年龄大于 20 岁的患者,则需要检测是否存在促甲状腺激素(thyroid stimulating hormone,TSH)降低和游离甲状腺素(free thyroxine, fT_4)及游离三碘甲状腺原氨酸(free triiodothyronine,fT_3)水平升高,以除外甲状腺功能亢进引起的周期性麻痹。由甲状腺功能亢进引起的周期性麻痹患者发作时也存在血钾水平明显降低。由于该病也有一定的遗传性,所以不易与低钾性周期性麻痹区分,但甲亢性周期性麻痹在东亚男性患者中多见。

约有 90% 的低钾性周期性麻痹(I 型低钾性周期性麻痹)是由编码电压门控钙离子通道亚基 CaV1.1 的 CACNA1S 基因突变引起的,而仅 10%低钾性周期性麻痹(Ⅱ 型低钾性周期性麻痹)是由编码电压门控钠离子通道亚基 NaV1.4 的 SCN4A 基因突变引起。

Andersen-Tawil 综合征——钾离子通道

Andersen-Tawil 综合征(Andersen-Tawil syndrome, ATS)是由编码内向整流钾通道(Kir2.1)的 KCNJ2 基因突变所引起的,其患病率仅为低钾性周期性麻痹的 1/10。通常 10~20 岁之间起病,首发症状为发作性肢体无力。除此之外,这种类型的家族性周期性麻痹患者还存在骨骼肌外的系统性症状。ATS 的临床症状包括周期性麻痹(通常为低钾性,也有少数报道为高钾性或正钾性)、心律失常和特殊的发育或骨骼异常。部分患者肌无力发作前无明显诱因,也有部分患者在剧烈运动休息后发作。患者可出现持续性近端肢体无力。各个患者之间,肌无力发作的频率、持续时间和严重程度也存在一定差异。

患者的心脏表现也各不相同,包括 QT 间期延长(长 QT 综合征)、U 波增大增宽、室性期前收缩、室性二联律和多形性室性心动过速等。少部分患者可出现双向室性心动过速,该种心律失常是室性心动过速的一种,发作时心电图的同一导联上 QRS 波群主波方向交替发生正负相反的改变。部分存在室性异位心律的患者

在临床上没有任何症状,也有部分患者存在心悸、晕厥等症状,但很少出现心脏停止搏动。

尽管 ATS 患者存在频繁发作的心动过速,但很多患者没有任何临床症状,其晕厥和猝死的发生率也低于其他长 QT 综合征。患者存在特殊的发育或骨骼异常,包括下颚骨短小、眼距过宽、低位耳、指(趾)弯曲、并指(趾)畸形、宽鼻根;身材矮小、单侧肾发育不全、阴道闭锁和短指畸形;有些患者存在学习困难或认知功能障碍。ATS 患者的临床表型不尽相同,同一家族的 ATS 患者,有些仅表现为心律失常或周期性麻痹,而有些则表现出 ATS 的所有三组临床症状。

当满足以下条件中的 2 条时可诊断为 ATS:①周期性麻痹;②室性异位心律;③典型的 ATS 的骨骼或发育异常。当然,ATS 临床表型的各不相同使其诊断有一定难度,因此,对于出现周期性麻痹或多形性室性异位心律的患者都要考虑 ATS 诊断的可能。心电图上,QU 间期的延长和 U 波增大增宽较 QT 间期延长更敏感,后者可能只是处于正常上限值。

周期性麻痹的处理

周期性麻痹的处理包括两方面:预防肌无力的发作和为患者制订肌无力发作期间的应急处理方案。对于预防肌无力的发作,一方面,避免上文提及的诱发因素;另一方面,可以服用碳酸酐酶抑制剂(乙酰唑胺 125~1000 mg/d 或双氯非那胺 50~400 mg/d,分数次服用)。碳酸酐酶抑制剂对于低钾和高钾性周期性麻痹均有效,其主要通过制造酸性内环境(类似于代谢性酸中毒)而发挥药效。低钾性周期性麻痹患者如果服用碳酸酐酶抑制剂后仍有肌无力发作,则可增加口服补钾药物。对于高钾性周期性麻痹患者,尤其对于血钾水平升高很敏感时,可以通过进食碳水化合物、运动或吸入 β-受体阻滞剂来降低血钾水平。

周期性麻痹患者肌无力发作时很少会危及生命,但可以影响其自理能力,有时持续时间超过 24 h;同时血钾水平的改变(细胞内外钾的转运)也可引起心律失常。对于急性发作的低

钾性周期性麻痹患者,予以 0.2~0.4 mmol/kg 的口服钾即可改善肌无力症状。一般患者无需静脉补钾,除非出现吞咽困难等症状。极少数的患者会累及延髓肌和呼吸肌,这时需要人工辅助呼吸和其他防止误吸的医疗措施。由于周期性麻痹是罕见病,急诊医生可能并不熟悉其急性发作期的处理,因此可以让患者随身携带记录有患者病情和处理方法的信件或专科医生的联系电话。

（奚剑英 译 赵重波 校）

参考文献

Cannon S. Pathomechanisms in channelopathies of skeletal muscle and brain. *Annu Rev Neurosci* 2006;**29**:387–415.

Cannon SC. Voltage-sensor mutations in channelopathies of skeletal muscle. *J Physiol* 2010;**588**(Pt 11):1887–95.

Colding-Jorgensen E. Phenotypic variability in myotonia congenita. *Muscle Nerve* 2005;**32**:19–34.

Davies N, Hanna M. The skeletal muscle channelopathies: distinct entities and overlapping syndromes. *Curr Opin Neurol* 2003;**16**:559–68.

Fournier E, Arzel M, Sternberg D, et al. Electromyography guides toward subgroups of mutations in muscle channelopathies. *Ann Neurol* 2004;**56**:650–61.

Fournier E, Viala K, Gervais H, et al. Cold extends electromyography distinction between ion channel mutations causing myotonia. *Ann Neurol* 2006;**60**:356–65.

Matthews E, Hanna MG. Muscle channelopathies: does the predicted channel gating pore offer new treatment insights for hypokalaemic periodic paralysis? *J Physiol* 2010;**588**(Pt 11):1879–86.

Matthews E, Tan S, Fialho D, et al. What causes paramyotonia in the United Kingdom?: Common and new SCN4A mutations revealed. *Neurology* 2008;**70**:50–3.

Miller T. Differential diagnosis of myotonic disorders. *Muscle Nerve* 2008;**37**:293–9.

Rakowicz W, Hanna M. Muscle ion channel diseases. *Adv Clin Neurosci Rehabil* 2003;**3**:14–17.

Trip J, Drost G, van Engelen, BG, Faber, CG. Drug treatment for myotonia (Review). *Cochrane Database System Rev* 2006;(**1**):CD004762.

Venance S, Cannon S, Fialho D, et al. The primary periodic paralyses: diagnosis, pathogenesis and treatment. *Brain* 2006;**129**:8–17.

第 14 章

先天性肌病

Nigel Clarke, Kathryn North

先天性肌病的诊断和治疗概述

先天性肌病的分类是基于其病理特点

先天性肌病是一组遗传性肌肉疾病,患者都有相似的临床特征,并且肌肉活检可发现存在特定的结构改变。该组肌肉疾病约占肌肉遗传病的 2%,主要分为 4 种类型的结构异常:蛋白异常聚集性肌病(如,杆状体肌病、肌球蛋白聚集性肌病)、轴空性肌病(如,中央轴空肌病、多微轴空肌病)、核内移异常(如,肌小管性肌病、中央核肌病)和肌纤维大小异常(如,先天性肌纤维大小不均)。虽然这一类疾病的病理特点会随时间发生改变,但上述异常反映的是肌组织结构相对稳定的慢性改变。

先天性肌病的一般临床特征

先天性肌病有一些共同的临床特征。如果没有,临床医生需考虑其他诊断的可能。其中,最常见的临床表现是出生后肌张力低下和肌无力,患儿往往伴有吸吮困难和需要一过性的呼吸支持。一些轻症患儿则因儿童期或更晚出现的症状而被诊断。大多数患儿有面部狭长、头部狭长、高腭弓等,同时伴有面肌无力(肌病面容,图 14.1)。患者通常为全身肌无力,以躯干肌和(或)近端肌受累明显,肌无力程度轻重不一。除足背屈无力,远端肌无

力并不是先天性肌病的典型症状,而面肌、眼外肌、吞咽肌和呼吸肌受累在先天性肌病中较为常见。上述症状可导致患儿喂养困难、容易出现肺部感染,严重患儿甚至可因此而出现呼吸衰竭。几乎所有的患者均存在肌张力低下或腱反射消失。最严重的患儿在胎儿期就可以出现胎动减少和羊水过多,这种患儿可能在出生后无法自主呼吸。

所有类型的先天性肌病患者都可以出现先天性髋关节脱位,但在雷诺定受体(ryanodine receptor, RYR1)缺陷引起的肌病中最为常见。当患者存在中重度的肌无力时,其在儿童期或青少年时期可出现脊柱侧弯和近端或远端关节的挛缩。整个病程中,患者的临床症状相对稳定或仅仅是缓慢进展。有些在新生儿期伴有严重肌无力的患儿,如杆状体肌病或动力蛋白(Dynamin 2, DNM2)异常引起的中央核肌病,如果能在第一或第二年内生存,其临床症状会明显减轻。患者的认知功能一般不受影响。与肌营养不良不同,患者的心脏受累也十分罕见。

诊断方法

先天性肌病的诊断是除外诊断

诊断先天性肌病的第一步是除外其他无需肌肉活检就能明确诊断的引起肌无力的疾病。详细的询问病史和临床体格检查,关注患

蛋白沉积引起的肌病

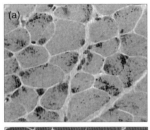
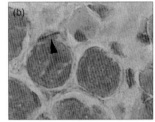
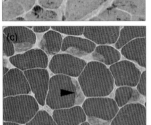
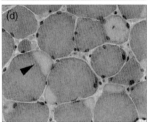

轴空性肌病

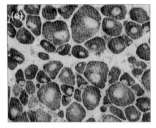
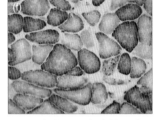

中央核肌病

肌纤维大小异常性肌病

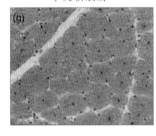
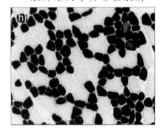

图 14.1　先天性肌病在光学显微镜下的分型。(a~d) 蛋白沉积引起的肌病。(a) 杆状体肌病：Gomori 三色法染色见胞浆内的杆状体；(b) 肌核内杆状体肌病：Gomori 三色法染色见肌细胞核内杆状体 (箭头所指)——由 ACTA1 基因突变所致；(c) 帽状肌病：ATP 染色可见淡染的"帽子"(箭头所指)；(d) 肌球蛋白聚集性肌病：HE 染色。(e, f) 轴空性肌病。(e) 中央轴空肌病：COX 染色可发现肌纤维类型单一——由 RYR1 基因突变所致；(f) 多微轴空肌病：COX 染色——由 SEPN1 基因突变所致。(g) 中央核肌病：HE 染色——由 DNM2 基因突变引起。(h) 肌纤维大小异常性肌病：先天性肌纤维类型不均——由 TPM3 基因突变所致。(Reproduced from North KN. What's new in the congenital myopathies. *Neuromusc Disord* 2008; 18:433–22, with permission from Elsevier.) (见彩图)

者肌无力受累的形式和一些临床特征可能会提示其他临床诊断。大多数先天性肌病的患儿在出生后的一周内其肌酸激酶水平在正常范围内。如果肌酸激酶水平在正常上限的 5 倍以上，则提示肌营养不良或代谢性肌病的诊断。电生理检查在除外某些疾病，如周围神经病变或前角细胞病变时非常有用。常见的需与先天性肌病鉴别的疾病包括：先天性肌营养不良、脊肌萎缩症、Prader-Willi 综合征等。上述疾病的最佳确诊方法是基因诊断。另外一组罕见的疾病，先天性肌无力综合征可出现与先天性肌病相同的临床症状 (框 14.1)。

框 14.1　诊断先天性肌病所需的实验室检查

1. 除外其他疾病引起的肌无力

　血清肌酸激酶和乳酸。

　肌电图：神经传导速度±重复电刺激。

　对于新生儿和婴儿：尿液检查除外代谢性疾病 (尿有机酸筛查)。

　基因检测以除外脊肌萎缩症、强直性肌营养不良和 Prader-Willi 综合征。

2. 考虑先天性肌病时所需的实验室检查

　肌肉活检：冰冻切片、石蜡标本和电镜检查。

　4 岁及以上的儿童可行肌肉磁共振。

肌肉活检的作用

约有 2/3 的先天性肌病可通过基因诊断明确(表 14.1)。肌肉活检能通过病理特点推断可能的致病基因。另外,也有助于除外先天性肌营养不良,因为两者很难通过临床鉴别。由于患者的结构异常会随着年龄的增长而变得明显,以及患者的病理改变呈斑片状分布,所以有时需要行两次肌肉活检才能明确某一特定的先天性肌病的诊断。患者最好在具有处理肌肉标本经验的肌病中心进行肌肉活检。

肌肉影像

大腿和小腿的肌肉磁共振显像对先天性肌病的诊断可起到很好的辅助作用,因为许多类型的先天性肌病有其特定的肌肉受累模式,尤其是 RYR1、DNM2 和 SEPN1 基因异常引起的先天性肌病(见表 14.1)。

基因诊断

对患有先天性肌病的家族的最终诊断目标是明确疾病的致病基因,这不仅有助于进行遗传咨询、了解疾病的预后和指导疾病的治疗,而且对将来寻求特异性治疗也是必要的。

先天性肌病的一般治疗

不难想象,先天性肌病的并发症大多是由各组不同肌群的肌无力造成的。

表 14.1 引起各类先天性肌病的致病基因

先天性肌病	蛋白	基因	遗传方式
杆状体肌病	伴肌动蛋白	NEB	AR
	骨骼肌 α–肌动蛋白	ACTA1	AD,少数 AR
	α–原肌球蛋白慢	TPM3	AD,AR
	β–原肌球蛋白	TPM2	AD,少数 AR
	肌钙蛋白 T慢	TNNT1	AR
	丝切蛋白	CLF2[a]	AR
肌球蛋白聚集性肌病	慢/β–心肌球蛋白重链	MYH7	AD,罕见 AR
中央轴空肌病	雷诺定受体	RYR1	AD>AR
多微轴空肌病	硒蛋白 N	SEPN1	AR
	雷诺定受体	RYR1	AR>AD
	α–肌动蛋白	ACTA1[a]	AD
中央核肌病	肌小管蛋白	MTM1	X–性联
	动力蛋白 2	DNM2	AD
	雷诺定受体	RYR1	AR
	双载蛋白 2	BIN1	AR
先天性肌纤维类型分布不均	α–原肌球蛋白慢	TPM3	AD
	雷诺定受体	RYR1	AR
	肌动蛋白	ACTA1	AD
	β–原肌球蛋白	TPM2[a]	AD

各类先天性肌病的致病基因按人群中的发病率排序。

[a] 提示仅有 2 个或更少的家系报道。

AD,常染色体显性遗传;AR,常染色体隐性遗传。

骨科整形问题

伴有轻度全身肌无力的先天性肌病患者，即使能独立行走，也会存在跟腱挛缩，但很少出现其他关节的挛缩。脊柱侧弯也是常见的骨科并发症，多见于 RYR1 和 SEPN1 基因突变引起的先天性肌病。对于疾病进展较快的患者，需进行外科松解术，一方面可以预防更严重的骨骼畸形，提高患者生活质量，另一方面也能保留患者的呼吸功能。轻中度受累的患者则能从不造成损害的中等程度的有氧运动中收益，如游泳、骑自行车等。这些活动能改善患者的耐力和运动能力。

喂养和营养问题

吞咽肌无力在中重度的先天性肌病患儿中十分常见，可引起吞咽和喂养困难，同时引起患儿清除分泌物困难和增加误吸的风险。病情严重的先天性肌病患儿，在出生后需用数周甚至数月的时间来适应口腔进食。有些患儿需要鼻饲管或胃造瘘管以摄入足够营养。由于患者的延髓功能在儿童期可逐步改善，所以经皮胃造瘘管的使用只是暂时性的。

呼吸问题

若先天性肌病患儿出生后需持续机械通气超过 1 个月，则提示其预后不良。如果患者的肌无力程度严重到影响患者的行走能力，则往往该患者也存在呼吸肌无力。因此，所有伴有中重度无力的患者都应进行常规睡眠监测。当患者的用力肺活量（forced vital capacity，FVC）在正常水平 60% 以下时，提示患者需要夜间呼吸支持。即使患者存在白天通气不足，夜间双水平式呼吸道正压通气（bilevel positive airway pressure，BiPAP）可保证患者的呼吸功能，并免除气管切开，其对于肺活量仅为正常水平 15% 的患者同样有效。每年定期接种流感疫苗和早期积极治疗呼吸道感染则可以降低发生严重下呼吸道感染的风险。因患者后期可能出现脊柱侧弯，则其全身和呼吸肌无力会在中年以后缓慢进展。

> **⚠ 注意事项**
>
> 对于由 SEPN1 和 TPM3 突变所引起的先天性肌病患者，其在行走能力完好的情况下可能出现夜间通气不足，因此需早期对确诊或疑似病例进行呼吸功能监测。

不同类型的先天性肌病

杆状体肌病

杆状体肌病是先天性肌病中最常见的类型之一，患者的骨骼肌组织中可见许多高密度的杆状蛋白沉积（杆状体或线状体）。杆状结构的数量可随着年龄的增长而增多，而且不同部位的肌肉组织中杆状结构的数目也不同。因而，有些患者需行二次活检才能明确诊断。在 Gomori 染色的肌肉病理切片上最易观察到杆状体结构，其为暗红色或紫色的杆状沉积物。杆状体肌病患者的肌无力程度轻重不等：最严重的患儿在出生后无法自主呼吸；而症状较轻的患者则仅有轻度肢体无力，且对患者成年后的日常生活几乎没有影响。有临床研究发现，根据患者早期症状的严重程度对杆状体肌病进行分类有助于判断该病的预后及可能的致病基因（见本章末 Ryan 等人的参考文献）。

目前，已知有 6 种基因突变可引起杆状体肌病，其临床症状也有相互交叉。全世界超过 1/2 的杆状体患者是由 NEB 基因突变引起。该基因的编码序列十分庞大，所以 NEB 基因的检测费用十分昂贵，这给杆状体肌病的诊断带来一定困难。NEB 基因突变所致的杆状体肌病的家族均呈常染色体隐性遗传。编码骨骼肌 α-肌动蛋白的 ACTA1 基因是第二常见致病基因，约有 25% 的患者存在 ACTA1 基因突变。其中，约有 50% 的患者表现为严重的先天性肌无力。超过 90% 的 ACTA1 基因突变患者呈常染色体显性遗传，而且有不少是新生突变；但是，也有 10% 的患者为隐性遗传。另外，约有 5%

的患者是由编码原肌球蛋白的两种基因即 TPM2 和 TPM3 基因突变所致，其为常染色体显性或隐性遗传。对于由 NEB、TPM3 和 TPM2 突变所致的杆状体肌病患者，其临床表型十分相似，轻中度受累的患者表现出明显的颈部肌群无力和踝背屈无力。与其他先天性肌病相比，肌肉磁共振对于诊断杆状体肌病的临床价值不大。

目前，对杆状体肌病进行基因诊断时，首先进行 ACTA1 基因检测，尤其是对伴有严重肌无力、肌组织中可见大量杆状体结构或有常染色体显性遗传家族史的患者。如果杆状结构仅存在于慢纤维（Ⅰ型肌纤维）中，则考虑是由 TPM3 基因突变所致，因为 TPM3 所编码的 α-原肌球蛋白慢仅存在于慢纤维中。尽管 TPM3 和 TPM2 基因突变所引起的杆状体肌病相对少见，但因为其基因检测花费较少，所以一般在进行 NEB 基因检测前进行。TNNT1 和 CFL2 基因突变也可以引起杆状体肌病，但十分罕见，其基因检测也不能常规进行。

轴空性肌病

先天性肌病中有两种类型的轴空性肌病：中央轴空肌病和多微轴空肌病。尽管两者的分类有交叉，但对其分类还是十分有用的，因为两者的致病基因不同。轴空结构位于肌纤维内部。由于在轴空区域缺乏线粒体的存在，在氧化酶活性染色（SDH 和 NADH 染色）时，该区域呈淡染。中央轴空肌病患者的轴空结构较大，单个，位于肌纤维中央，边界相对清楚，并且在一定距离内沿肌纤维的长轴纵向分布（在纵切面的肌纤维切片中最容易观察）。相反，多微轴空肌病患者的轴空结构较小，呈多个，边界不是很清楚，而且仅有几个相邻的肌小节受累。光镜观察时，边界不清的微小轴空结构很难与染色的伪迹相鉴别，这时电镜观察有助于多微轴空肌病的诊断。

经典的中央轴空肌病是由 RYR1 基因突变所致，并且与恶性高热（malignant hyperthermia，MH）有很强的相关性。大多数中央轴空肌病患

者呈常染色体显性遗传（杂合突变），突变位点多集中于中央轴空肌病/MH 的 3 个热点突变区域。患者大多在婴儿或儿童期起病，表现为运动技能发育迟缓，轻中度近端肢体无力，并且患者在成年时可保留独立行走能力。大多患者没有眼外肌麻痹、吞咽和呼吸困难，但脊柱侧弯和先天性髋关节脱位较常见。少数中央轴空肌病患者存在严重肌无力，临床症状与 RYR1 基因突变引起的多微轴空肌病相似（见下文）。

多微轴空肌病

目前为止共发现 2 种基因突变可引起该病。超过 1/2 的患者是由编码硒蛋白 N 的 SEPN1 基因突变所致，且呈常染色体隐性遗传。SEPN1 基因突变可以导致肌纤维的多种病理改变，包括轻度肌营养不良样改变和多个微小轴空结构。SEPN1 基因突变引起的多微轴空肌病的临床表现基本一致且易于鉴别，尤其是对于较大年龄的儿童。患者的临床表现和肌肉磁共振是诊断该病的最佳依据。SEPN1 突变所致的肌病患者在出生时往往是正常的，而且能在正常的发育阶段进行坐立，但在婴儿期存在肌张力低下和躯干肌无力（垂头型）。患者一般体型瘦小，儿童期出现轻度肢体无力，而面部肌肉和眼外肌活动正常。患者的突出表现为颈部肌肉无力和脊柱强直僵硬。患者的 CK 水平仅轻度升高或在正常范围内。尽管在成年时仍保留独立行走能力，但很多患者在儿童期至成年晚期需夜间呼吸支持。同时，很多患者在成年时需对脊柱侧弯进行外科矫正手术。

RYR1 基因是引起多微轴空肌病的第二常见致病基因。与 RYR1 基因突变引起的中央轴空肌病不同，多微轴空肌病通常为常染色体隐性遗传。虽然多微轴空肌病患者的临床症状轻重不等，但由 RYR1 基因突变所引起的多微轴空肌病，患者的临床症状更为严重。患者出生后就可出现全身肌张力低下、肢体无力、头部力量不足和吞咽困难等。患者的肌无力以躯干肌受累明显，脊柱侧弯也十分常见。若患者出

现面肌无力、眼睑下垂、眼外肌麻痹等症状(可能只在儿童期出现),提示为 RYR1 基因突变引起的多微轴空肌病,这一点有助于与 SEPN1 基因突变引起的多微轴空肌病相鉴别。两者的肌肉磁共振表现类似。所有伴有可能、可疑或已知 RYR1 突变基因的患者在全麻时发生恶性高热的可能性很大,因此需要做好预防措施。

RYR1 基因十分巨大,在正常人群中,内部有很多不同序列(多态性),这些是非致病的序列改变。显性和隐性遗传在 RYR1 突变引起的轴空性肌病中都十分常见,这也增加了解释基因检测结果的复杂性。如果基因检测结果不能明确,应详细咨询遗传学实验室或神经肌病中心的专家。

> **⚠注意事项**
>
> 所有伴有可能、可疑或已知 RYR1 突变基因的患者在全麻时发生恶性高热的可能性很大,因此在全麻前一定要做好预防措施。

中央核肌病

在孕 17 周以后,骨骼肌细胞的细胞核位于细胞周边的肌膜下。在肌纤维受损时,用于修复的肌纤维内可见细胞核位于细胞的中间,但在正常人中不超过所有肌纤维的 3%。中央核肌病(centronuclear myopathy,CNM)的主要病理特点就是核内移增多。当然,核内移在肌营养不良中也十分常见,这一点很难与中央核肌病鉴别。MTM1 和 DNM2 是中央核肌病的两个常见致病基因,只有极少数患者是由 BIN1 基因突变所致。上述三者可通过临床表现、病理特点及肌肉磁共振进行鉴别。最近,也有研究报道由 RYR1 基因突变引起的肌肉组织中央核样改变,且疾病呈常染色体隐性遗传。

X-性联肌小管性肌病

有一类临床症状严重的中央核肌病,其临床特点及遗传方式也与其他类型的中央核肌病不同。该种类型的中央核肌病由编码肌小管蛋白的 MTM1 基因突变引起,呈 X-性联遗传。大多伴 MTM1 基因突变的男性患儿在新生儿期就有严重的全身肌无力,包括面肌无力、吞咽无力所致喂养困难和呼吸衰竭。在这类患儿中,眼外肌麻痹、早产和出生时身长过长十分常见。即便积极治疗,大多数患儿也可能在 1 岁内死亡,存活的患儿也需要呼吸机维持呼吸。新生儿期或婴儿期行肌肉活检可发现位于肌纤维中央异常增大的细胞核。结合患者的典型临床表现,基本可以临床诊断,同时建议患者进一步行 MTM1 基因检测明确诊断,以便于进行遗传咨询。基因确诊有助于发现家族中的女性携带者和进一步进行产前诊断。伴有 MTM1 突变的女性一般没有任何临床症状,少数情况下患者在儿童期或成人时可出现近端肢体无力。

DNM2 相关中央核肌病

编码动力蛋白 2 的基因 DNM2 突变是引起常染色体显性遗传的中央核肌病的最常见原因。该基因突变也可以引起腓骨肌萎缩症,也有患者同时患有两种疾病的报道。对于由 DNM2 突变引起的中央核肌病,患者往往在婴儿期或儿童期起病,其临床表现为肩带肌、躯干肌和颈部肌肉无力。眼睑下垂和眼外肌麻痹也十分常见。患者往往有阳性家族史。少数患者的临床症状严重,新生儿期就有全身肌张力低下和肌无力,同时伴有眼睑下垂。患者早期有吞咽和呼吸困难,症状随着年龄增长可逐步改善。这些患者往往伴有 DNM2 基因的新生突变。该病的常见并发症包括夜间通气不足、吞咽困难、丧失行走能力、跟腱挛缩、指屈肌过长。大量细胞核位于肌细胞中央和核周肌浆带呈放射状排列是 DNM2 突变引起的中央核肌病的特征性病理改变,但上述改变并不见于所有患者。该病患者的肌肉磁共振也有其特有的肌肉受累模式。

肌球蛋白聚集性肌病

　　Ⅰ型肌纤维（慢纤维）肌膜下存在透明小体是肌球蛋白聚集性肌病（myosin storage myopathy，MSM；也称为透明体肌病）的特征性病理改变。编码骨骼肌Ⅰ型肌纤维（慢纤维）和心肌肌球蛋白重链的 MYH7 基因是该病的致病基因，呈常染色体显性遗传。患者通常在儿童期起病，表现为缓慢进展的全身无力。症状严重患者可伴有先天性肌无力、脊柱侧弯、关节挛缩和丧失行走能力，甚至在成年早期就需要呼吸支持。即使在同一家族中，患者的症状严重程度、病程和临床表现形式也不尽相同。该病常见的

临床表现包括肩胛型或肩带型肢体无力、垂足、腓肠肌肥大、脊柱侧弯和呼吸衰竭。有些肌球蛋白聚集性肌病患者同时伴有心肌病变和心律失常。

先天性肌纤维类型不均衡症

　　有些患者存在先天性肌病的典型临床症状（图 14.2），最终行肌肉活检却未发现轴空和杆状体结构，也没有核内移，但存在肌纤维大小和两种肌纤维比例的异常。这种改变在所有先天性肌病中十分普遍，因此没有相对的特异性。但是，当发现患者的肌肉病理改变主要表现为几乎所有Ⅰ型肌纤维都小于Ⅱ型

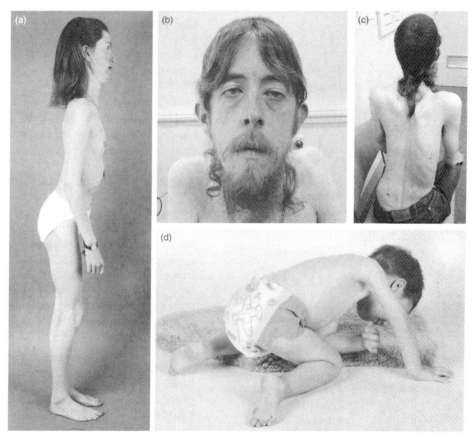

图 14.2　各种不同类型的先天性肌病的临床照片。（a）SEPN1 相关肌病：这位女性患者需要夜间双水平式呼吸道正压通气（BiPAP）模式的呼吸支持，并且进行了脊柱侧弯的矫形手术。（b,c）隐性遗传的 RYR1 基因突变引起的先天性肌纤维类型不均衡症。注意，该患者存在狭长脸、眼睑下垂、斜视（与眼外肌麻痹有关）、全身肌肉消瘦。患者曾行脊柱侧弯的矫形手术。（d）图为 TPM3 突变引起的先天性肌纤维类型不均衡症患者。患者从仰卧位站起时，需翻身后手撑地站起，提示患者存在轻中度的全身肌无力和肌容积减少。

肌纤维时，称之为先天性肌纤维类型不均衡症（congenital fiber-type disproportion，CFTD）。在做上述诊断时，首先需除外其他类型的先天性肌病或其他神经科疾病和代谢异常引起的继发改变。TPM3（25%~40%）、RYR1（10%~25%）和 ACTA1（约 5%）是引起该病的常见致病基因。有些患者在年龄更大时再次活检或选择另一部位行肌肉活检可发现其他先天性肌病的特征。但是，通过临床特点和首次活检结果也可以推断致病基因。许多先天性肌纤维类型不均衡症患者早期会出现呼吸衰竭，尤其是伴有 TPM3 突变的患者。因此，即使是能独立行走的患者，也需特别注意是否存在夜间通气不足。

展望

约有 1/3 的先天性肌病家族，即使在最出色的肌病临床中心也无法明确疾病的致病基因。对已知先天性肌病的致病基因所引起的临床表现和肌肉组织病理学改变的认识也在不断扩大。对编码区庞大基因的检测仍是该病诊断的一大难题。大量的临床证据也表明存在许多新的引起先天性肌病的致病基因。全基因组测序可能使发现新致病基因的研究工作得到简化。遗传学实验技术的进步使大批量测序成为常规，价格也更合理，这也有助于该病的基因诊断。

（奚剑英 译　赵重波 校）

参考文献

Bitoun M, Bevilacqua JA, Prudhon B, et al. Dynamin 2 mutations cause sporadic centro-nuclear myopathy with neonatal onset. *Ann Neurol* 2007;**62**:666–70.

Clarke NF, North KN. Congenital fiber type disproportion – 30 years on. *J Neuropathol Exp Neurol* 2003;**62**:977–89.

Clarke NF, Kolski H, Dye DE, et al. Mutations in TPM3 are a common cause of congenital fiber type disproportion. *Ann Neurol* 2008;**63**:329–37.

Ferreiro A, Quijano-Roy S, Pichereau C, et al. Mutations of the selenoprotein N gene, which is implicated in rigid spine muscular dystrophy, cause the classical phenotype of multi-minicore disease: reassessing the nosology of early-onset myopathies. *Am J Hum Genet* 2002;**71**:739–49.

Goebel HH, Laing NG. Actinopathies and myosinopathies. *Brain Pathol* 2009;**19**:516–22.

Jungbluth H, Zhou H, Hartley L, et al. Minicore myopathy with ophthalmoplegia caused by mutations in the ryanodine receptor type 1 gene. *Neurology* 2005;**65**:1930–5.

Mercuri E, Pichiecchio A, Counsell S, et al. A short protocol for muscle MRI in children with muscular dystrophies. *Eur J Paediatr Neurol* 2002;**6**:305–7.

Norwood FL, Harling C, Chinnery PF, Eagle M, Bushby K, Straub V. Prevalence of genetic muscle disease in Northern England: in-depth analysis of a muscle clinic population. *Brain* 2009;**132**:3175–86.

Quinlivan RM, Muller CR, Davis M, et al. Central core disease: clinical, pathological, and genetic features. *Arch Dis Child* 2003;**88**:1051–5.

Ryan MM, Schnell C, Strickland CD, et al. Nemaline myopathy: a clinical study of 143 cases. *Ann Neurol* 2001;**50**:312–20.

Susman RD, Quijano-Roy S, Yang N, et al. Expanding the clinical, pathological and MRI phenotype of DNM2-related centronuclear myopathy. *Neuromusc Disord* 2010;**20**:229–37.

Wallgren-Pettersson C, Clarke A, Samson F, et al. The myotubular myopathies: differential diagnosis of the X linked recessive, autosomal dominant, and autosomal recessive forms and present state of DNA studies. *J Med Genet* 1995;**32**:673–9.

第二部分

神经-肌肉接头疾病

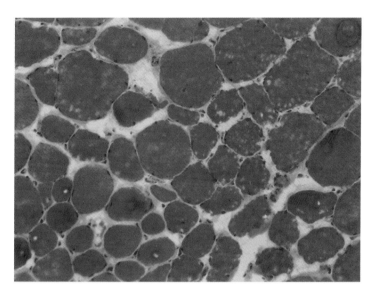

图 2.4　一名肢带型肌营养不良症 2 I 型男孩患者的肌肉活检组织横断面:HE 染色可见明显的肌纤维大小不等,间质内脂肪及结缔组织增生,偶见肌纤维核内移。

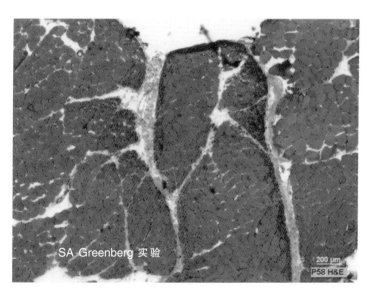

图 3.2　皮肌炎的肌纤维束周萎缩。HE 染色在肌束及肌束膜间可见萎缩而呈蓝染的肌纤维。

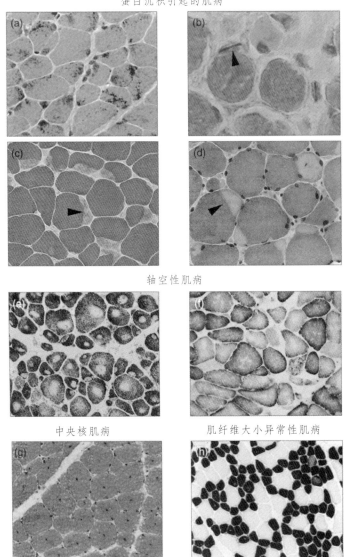

蛋白沉积引起的肌病

轴空性肌病

中央核肌病　　　　　　　肌纤维大小异常性肌病

图 14.1　先天性肌病在光学显微镜下的分型。(a~d) 蛋白沉积引起的肌病。(a)杆状体肌病:Gomori 三色法染色见胞浆内的杆状体;(b)肌核内杆状体肌病:Gomori 三色法染色见肌细胞核内杆状体(箭头所指)——由 ACTA1 基因突变所致;(c)帽状肌病:ATP 染色可见淡染的"帽子"(箭头所指);(d)肌球蛋白聚集性肌病:HE 染色。(e, f)轴空性肌病。(e)中央轴空肌病:COX 染色可发现肌纤维类型单一——由 RYR1 基因突变所致;(f)多微轴空肌病:COX 染色——由 SEPN1 基因突变所致。(g)中央核肌病:HE 染色——由 DNM2 基因突变引起。(h)肌纤维大小异常性肌病: 先天性肌纤维类型不均——由 TPM3 基因突变所致。(Reproduced from North KN. What's new in the congenital myopathies. *Neuromusc Disord* 2008;18:433–22, with permission from Elsevier.)

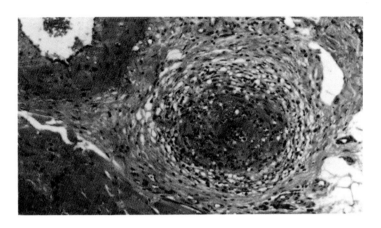

图 26.2 非系统性血管炎患者的神经活检 HE 染色:神经外膜血管可见大量透壁的炎性浸润及纤维蛋白样坏死。

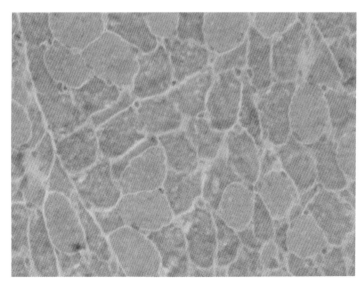

图 32.2 急性肌球蛋白损伤性肌病(急性四肢瘫痪性肌病)。光镜 Gomori 三色法染色可见肌纤维大量破坏。

第 15 章

神经-肌肉接头疾病概论

Donald B. Sanders

"孩子,认真倾听你的患者,他正在告诉你疾病的诊断。"

"医生通常在与患者交谈的最初 18 秒内形成诊断思路。"

————摘自 Jerome Groopman 编著的《医生该如何思考》。

上述第一句名言来自于 40 年前一名高年资医生对我的告诫,至今谨记难忘,而第二句名言则反映了当代医学的现状。正如 Groopman 所指出,内科医生常依靠经验和推理来形成诊断。重症肌无力(myasthenia gravis,MG)是最常见的神经-肌肉接头(neuromuscular junction,NMJ)疾病,但在人群中并不多见,而 Lambert- Eaton 综合征(LES)则更加罕见。因此,多数医生由于所见病例甚少而不能对该类疾病的临床表现进行充分把握。诊断 NMJ 疾病的首要步骤是能想到该类疾病的可能性。然而,在作者诊所确诊为重症肌无力的患者中,仅有不到 1/2 的患者被首诊医生鉴别诊断过 MG(表 15.1)。本章将阐述 MG 和 Lambert-Eaton 综合征的主要临床特点。一旦从患者的病史和体检中发现具有特征性的肌无力模式,就应采取相应的诊断性试验予以确诊。

MG 的临床表现

罹患 MG 及 LES 的患者常因特异性的肌

表 15.1　700 例确诊为 MG 患者的最初诊断

最初诊断	例数(%)
重症肌无力	329(47)
眼科疾病	96(14)
脑血管意外	84(12)
精神科疾病	20(3)
肌病	15(2)
Bell 麻痹	13(2)
甲状腺疾病	10(1.4)
脑部病变	8(1.1)
多发性硬化	8(1.1)
过敏	8(1.1)
眼睑痉挛	3(0.4)
其他	106(15)

From Sanders DB, Massey JM-unpublished data.

无力症状而寻求医生帮助。尽管患者常有过度疲劳的症状,但并非他们的常见主诉。眼外肌或眼睑的无力是重症肌无力患者就医的最常见原因。在作者的诊所里,约 70% 的患者在起病时有眼睑下垂、复视或视物模糊的症状,其中有 60% 以此为首发症状(图 15.1)。包括言语不清、说话鼻音、咀嚼或吞咽困难等在内的球部症状也是较为常见的临床表现。当医生鼓励患者回忆时,患者可能会回想起先前曾有过的一过性眼部或球部肌无力,这些症状可在数天内自发缓解。若出现眼睑下垂或复视,患者常表现为频繁更换眼镜以期改善视物模糊,在傍晚阅读

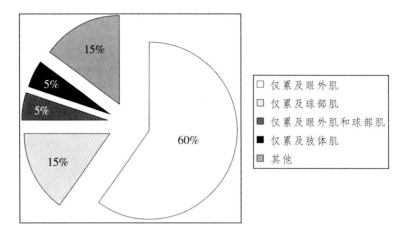

图 15.1 杜克大学重症肌无力专科 919 例 MG 患者的首发症状(Sanders DB, Massey JM,未发表数据)。70%的患者在起病时有眼外肌受累症状(眼睑下垂、复视或视物模糊),其中有 60%以此为首发症状。22%在起病时有球部肌受累症状(构音不清、吞咽困难或面肌无力),其中 15%为唯一症状;5%同时有眼外肌症状和球部症状,其中 4%为首发症状;5%仅有肢体肌无力或躯干肌无力。12%首发症状即为全身肌无力或疲劳,可伴或不伴其他症状。

或看电视时有困难,不能在强烈日光下驾驶等。若出现咽喉肌无力,患者常表现为不能唱歌,咀嚼或吞咽食物困难,进食或饮水后呛咳等。

近期发现了 MG 的一个亚型,其与肌肉特异性激酶(MuSK)抗体有关,而且临床表现不典型。由于该类患者的眼外肌不受累以及肌肉可出现萎缩,临床上常被更多考虑为运动神经元病或肌病。

> ★ **要点和诀窍**
>
> ● MG 患者查体所见肌无力往往重于症状反映的程度。
>
> ● 医生常需实施较普通体检更大的力量方能发现患者轻度或中度的肌无力。
>
> ● 在查体过程中发现肌无力有波动,表现为疲劳后加重,休息后缓解,则常提示为 MG 可能。

> ⚓ **注意事项**
>
> ● 对于 MuSK 抗体介导的重症肌无力,其临床表现更像运动神经元病或肌病。
>
> ● 若患者有面肌或舌肌无力和萎缩,或肌无力以颈部或肩带为主,则应怀疑为 MuSK 抗体介导的重症肌无力可能。

> ⚓ **注意事项**
>
> MG 的典型肌无力为波动性,时好时坏,甚至在医生检查时可能表现为正常,从而由此造成医生的困惑。

疑诊 MG 的检查

有经验的医生通常会反复观察患者的行动——如何行走、如何讲话以及他们的面部表情。在静息状态下,患者的口角常往下垂,表现为抑郁样表情。当患者笑时,常出现上嘴唇中部的收缩以及不伴自然向上卷缩的口角水平收缩,就像嘲笑的表情一样。患者可能因下颌和颈部无力而用大拇指置于颏下,中指置于鼻下或下嘴唇下,食指置于颊部,表现为好学或专心沉思状。为代偿上睑下垂,额肌通常收缩,呈现担心或惊讶表情——单侧额肌收缩是判断同侧提上睑肌无力的重要线索。患者讲话可有鼻音或含糊不清,尤其是长时间讲话后更为明显。

双侧眼外肌不对称无力是 MG 的典型临床表现,根据眼外肌无力的症状很难定位到一条或数条颅神经,并且瞳孔对光反应正常。症状较轻时,常规的检查可能难以发现眼外肌无力,此时需借助于诱发试验。内直肌在 MG 中较易受累——让患者持续向对侧凝视时可见患眼内收受限或眼球不停移动,也可表现为持续上视时患眼不能保持共轭注视。如果有任一眼外肌受累,其易疲劳性可通过休息几分钟后重复检查或使用冰袋试验证实。

几乎所有的 MG 患者均有闭目无力,但通常无症状。当眼轮匝肌中度无力时,患者在用力闭眼时不能埋住睫毛,而当肌无力呈重度时,患者在用力闭眼时会出现不自主睁眼,呈现为"窥视"征。不要将眼睑痉挛或自主闭眼时的眼睑下垂与 MG 相混淆,前者在上眼睑落下时下眼睑常会抬升。

> **⚠ 注意事项**
>
> 不要将眼睑痉挛或自主闭眼时的眼睑下垂与 MG 相混淆,前者在上眼睑落下时下眼睑常会抬升。

> **★ 要点和诀窍**
>
> ● 交替性眼睑下垂对 MG 具有高度诊断提示意义。
>
> ● 几乎所有 MG 患者有闭目无力。

医生在进行徒手肌力检查时,需要用最大力量进行测试,并在患者休息后重复进行,以此发现其波动性的肌无力——多数医生在徒手肌力检查时并未实施足够力量来检测轻度或中度肌无力。但必须牢记于心的是,如果检查所施加的力量轻重不一或检查本身引起了患者疼痛,患者的肌无力也会表现为明显波动性。

在 MG 患者中,任何躯干或肢体的肌肉均可受累,但有些肌肉更易出现无力。颈部屈肌较颈部伸肌更易无力,三角肌、肱三头肌、腕伸肌、指伸肌和踝背屈肌较其他肢体肌肉更易无力。少数情况下,MG 患者可表现为单一肌群的局灶性肌无力,比如由颈伸肌严重无力所致的"头下垂综合征"、孤立性声嘶或呼吸肌无力等。

腾喜龙试验

本实验在很多临床机构已渐趋不用,这在作者看来相当遗憾。包括心动过缓或晕厥在内,腾喜龙试验有 0.16% 的严重副反应报道,这些症状均可在仰卧休息后自行好转。在作者的经验中,多年前有一名老年男性患者在静脉推注 10 mg 腾喜龙后突发昏厥,所幸未留下任何后遗症。自此以后,作者也不再使用本试验进行诊断,同时也认识到,其实只要注射 2~5 mg 腾喜龙即可产生诊断效应。

血清学检查

本检查可确诊大多数 MG 患者——80% 的全身型 MG 和 50% 的眼肌型 MG 患者,其血清乙酰胆碱受体(AChR)抗体是阳性。而在 AChR 抗体阴性的患者中有 50% 的全身型和极少数眼肌型可检测到血清 MuSK 抗体。检测到上述任一抗体即可明确诊断。

若腾喜龙试验为阳性或血清中可检测到抗体,患者可转诊至神经肌肉疾病专科医生处就诊治疗。未经诊断明确,不要轻易采取危险或持久性的治疗,尤其是胸腺切除需谨慎!

电生理检查

诊断 MG 或 LES 最有效的方法是尽早进行电生理检查以明确是否有神经–肌肉接头传递的异常。在作者的诊所里,拟诊为神经–肌肉接头病变的患者通常从诊室直接转到电生理实验室检查。重复神经刺激(repetitive nerve stimulation,RNS)检查在全身型 MG 的阳性率可达 80%,但在眼肌型的阳性率仅有 50%。如果 RNS 正常,还可通过单纤维肌电图发现异常。

LES 的临床表现

LES 在临床上常表现为进行性下肢无力,有时伴肌肉疼痛,类似于肌病的症状,但患者的腱反射常减弱或消失。眼外肌和延髓肌常受累不明显。多数患者有口干和其他自主神经系统症状,如男性出现阳痿、体位性低血压、便秘以及眼干等。除非患者有肺部原发性疾病,呼吸衰竭并不常见。1/2 以上的 LES 患者有潜在的恶性肿瘤,其中 80% 是小细胞肺癌,可在 LES 起病前或起病后发现。LES 的肌无力常会被误认为恶病质、多发性肌炎或副肿瘤性神经肌肉综合征。

在伴有恶性肿瘤的 LES 患者中,几乎所有患者的血清 Ca^{2+} 电压门控通道抗体呈现阳性,而非肿瘤的 LES 患者中约有 90%。

电生理检查

几乎所有 LES 患者的单神经重复电刺激均呈现特征性改变。电刺激神经时肌肉的反应幅度下降,而当肌肉用力收缩、重复收缩或提高神经刺激频率时,肌肉的反应幅度又明显增加。

(赵重波 译校)

参考文献

Groopman J. *How Doctors Think*. Boston, MA: Houghton Mifflin Harcourt, 2007.

Guptill JT, Sanders DB. Update on MuSK antibody positive myasthenia gravis. *Curr Opin Neurol* 2010;**23**:530–5.

Harper CM, Lennon VA. The Lambert–Eaton myasthenic syndrome. In: Kaminski HJ (ed.), *Current Clinical Neurology: Myasthenia gravis and related disorders*. Totowa, NJ: Humana Press, 2002: 269–91.

Ing EB, Ing SY, Ing T, Ramocki JA. The complication rate of edrophonium testing for suspected myasthenia gravis. *Can J Ophthalmol* 2005; **35**:141–4.

Pascuzzi RM. The edrophonium test. *Semin Neurol* 2003;**23**:83–8.

Sanders DB, Howard JF Jr. Disorders of neuromuscular transmission. In: Bradley WG, Daroff RB, Fenichel GM, Jancovic J (eds), *Neurology in Clinical Practice*. Philadelphia, PA: Butterworths Heinemann Elsevier, 2008: 2383–402.

Sanders DB, Juel VC. Lambert–Eaton myasthenic syndrome. In: Engel AG (ed.), *Neuromuscular Junction Disorders*. Amsterdam: Elsevier, 2008: 274–83.

Stålberg EV, Trontelj JV, Sanders DB. Myasthenia gravis and other disorders of neuromuscular transmission. In: *Single Fiber EMG*. Fiskebåckskil, Sweden: Edshagen Publishing House, 2010: 218–66.

第 16 章

重症肌无力

Michael K. Hehir, Emma Ciafaloni

重症肌无力(myasthenia gravis,MG)是一种由神经-肌肉接头突触后膜上乙酰胆碱受体(AChR)抗体介导的自身免疫病。AChR 抗体可降低突触后肌肉的去极化,从而导致典型的波动性肌无力。眼外肌、延髓肌和四肢近端肌较易受累,所有年龄段均可发病。

流行病学

MG 是一种少见病,患病率大约为 20/100 000,年发病率为 10/1 000 000~20/1 000 000。50 岁以上男性和 40 岁以下女性的发病率高于同龄异性,而青春期前的发病率在两性之间相当。

临床表现

MG 的典型临床表现为波动性疲劳和肌无力,可局限于眼外肌,也可累及眼外肌、延髓肌和四肢肌等全身肌肉,前者为眼肌型 MG,后者为全身型 MG。

约有 85%的患者会出现包括眼睑下垂和复视的眼肌无力症状,其中有 80%在起病后 2 年内发展为全身型 MG。在发病 2 年后,若患者症状仍局限于眼外肌,则约有 90%不再会进展至全身型。

MG 的眼睑下垂通常是不对称的,不伴有瞳孔的改变。患者常诉有视物模糊或复视,症状晨轻暮重,休息后或用手蒙住一只眼睛时也可获得改善。眼睑下垂和复视可由嘱患者双眼上视或侧视 2~3 min 引出。当检查者提起患者受累更严重一侧的上眼睑时,可引出对侧眼睑下垂加重,称为“幕帘征”。此外,闭目肌无力(如埋睫困难)较为常见。

> ### 基础知识回顾
>
> - 在 MG 患者中,有 85%表现为眼外肌无力。
> - 如果患者的眼肌无力在 2 年内未有发展,其成为全身型的可能性极小。

约有 15%的患者有延髓肌受累症状。由于腭肌无力,患者的语言常被描述为带呼吸音和鼻音的构音障碍,这与肌萎缩侧索硬化症的痉挛性构音障碍有所不同。患者喝水时可从鼻腔呛出,与腭肌和咀嚼肌无力有关。口轮匝肌无力使得患者在微笑时不能上提双侧口角,从而引起 MG 患者典型的“纠结样”表情。

一般而言,颈部屈肌较伸肌更易受累,但仍有少数患者以伸肌受累为主而表现为“头下垂综合征”。肢体近端无力常呈对称分布,呼吸肌受累在重症全身型患者中并非少见。肌无力危象由严重的无力和(或)吞咽困难所致,若不及时给予人工通气或重症监护支持可能危及生命。

病理生理

MG 的肌无力由神经-肌肉接头的传递障

碍所致，血清中存在的 AChR 抗体会影响突触后膜 ACh 受体的功能（血清抗体阳性 MG），从而降低肌肉的去极化。在 AChR 抗体阴性的患者中，可在部分患者的血清中检测到肌肉特异性激酶(muscle-specific kinase,MuSK)抗体。MuSK 具有促进神经–肌肉接头突触后膜处 AChR 聚集的功能。AChR 抗体的产生是 T 细胞和 B 细胞依赖。MG 的神经肌肉传递改变是由多因素导致的，最终可引起突触后膜正常皱褶的消失。

　　MG 患者常可伴有胸腺的异常：65%伴胸腺增生，10%伴胸腺瘤。伴胸腺瘤者通常为较重的全身型 MG。多数胸腺瘤有包膜，可完全切除，但有时也可见到高度侵袭的恶性胸腺瘤。

> **框 16.1　MG 的鉴别诊断**
>
> **神经–肌肉接头疾病**
> 　Lambert-Eaton 肌无力综合征
> 　肉毒中毒
> 　蜱性麻痹
> **前角细胞疾病**
> 　肌萎缩侧索硬化症
> **周围神经病**
> 　急性炎性脱髓鞘性多发性神经病
> 　慢性炎性脱髓鞘性多发性神经病
> **肌病**
> 　眼咽型肌营养不良
> 　进行性眼外肌麻痹

诊断

　　MG 的诊断需要全面整合临床病史、体格检查和实验室检查。作者推荐的诊断流程见图 16.1，鉴别诊断见框 16.1。

病史和床旁检查

　　由于 MG 的肌无力呈波动性，在疑诊患者中获得详细病史非常重要。对早期或经过部分治疗的患者，其床旁检查可能正常。所有患者

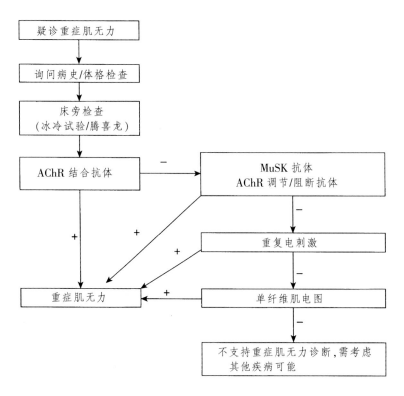

图 16.1　MG 的诊断流程。AChR，乙酰胆碱受体。

均应询问是否有以下症状:复视、视物模糊、咀嚼无力、噎塞、呛咳、构音不清、气短以及近端肢体重复活动困难等(如梳头、从椅子站起等)。

冰冷试验

将冰袋置于眼睑 2~5 min 可完全或部分改善眼睑下垂,但对 MG 的其他症状(如眼球不共轭)没有影响,其敏感性为 84%~92%,特异性为 97%~98%。

腾喜龙试验

腾喜龙(依酚氯胺)是一种可在床旁给予的短效胆碱酯酶抑制剂, 可在 30 s 左右起效,作用可维持约 10 min。静脉先注射 2 mg 腾喜龙,若患者对该剂量耐受,再额外注射 8 mg。其阳性表现为受累肌肉在 2~5 min 内出现肌力明显改善。在全身型 MG 中, 本试验的敏感性为 60%~95%,特异性为 71%~95%。

> **✋ 注意事项**
>
> 在腾喜龙试验中应肌注阿托品 1~2 mg,以防止患者出现少见的并发症,如严重心动过缓和低血压等。

实验室检查

乙酰胆碱受体抗体(AChR 抗体)

有 70%~80% 的全身型 MG 患者可测到针对 AChR 的抗体, 而眼肌型 MG 仅有 50% 的抗体阳性。据报道,AChR 抗体诊断 MG 的特异性可高达 97%~98%,但在无症状性胸腺瘤和其他自身免疫病患者中有时可见假阳性的报道。在具有典型眼肌型或全身型 MG 症状的患者中,

> **★ 要点和诀窍**
>
> • AChR 抗体诊断 MG 的特异性高达 97%~98%。
> • 具有典型 MG 症状的患者,一旦 AChR 抗体阳性即可确诊。

一旦 AChR 抗体阳性即可确诊。

MuSK 抗体

在 AChR 抗体阴性的 MG 患者中,约有 1/3 的患者 MuSK 抗体阳性, 这在整体 MG 患者中占到 7%, 也使得全身型 MG 的抗体阳性率提高到 87%~90%。多数 MuSK 抗体阳性病例为女性, 在临床上只有在 AChR 抗体阴性时才进行 MuSK 抗体测定。

血清抗体阴性的 MG

有 10%~13% 的全身型 MG 其血清中检测不到任何抗体,诊断需靠电生理检查明确。

> **★ 要点和诀窍**
>
> 有 10%~13% 的全身型 MG 的血清中检测不到抗体。

电生理诊断评估

常规的肌电图/神经传导速度检查有助于排除其他引起肌无力的神经肌肉病,如肌萎缩侧索硬化症、肌病、慢性炎性脱髓鞘性多发性神经病(chronic inflammatory demyelinating polyneuropathy,CIDP)、Lambert-Eaton 肌无力综合征和肉毒中毒等。

重复运动神经刺激

在重复运动神经刺激检查中,静息状态下通过 2~5 Hz 的频率刺激运动神经 6 次,在重复运动后再次给予,由此导致 MG 患者神经-肌肉接头处 ACh 贮备的耗竭,降低了 ACh 与突触后膜有限 AChR 竞争性结合的效率。在临床上针对受累肌肉进行检查可提高阳性率,其敏感性在全身型 MG 中为 53%~100%, 在眼肌型 MG 中仅为 10%~20%。

单纤维肌电图

单纤维肌电图(single-fiber EMG,SFEMG)

是检测神经-肌肉接头病理改变最敏感的检查方法。在 MG 患者中,可发现同一运动单位支配的两个肌纤维去极化时间间隔的差异增大。

用 SFEMG 检查面肌和四肢肌,其敏感性可高达 97%。如果有经验的操作者用 SFEMG 检查无力的肌肉而没有阳性发现,则基本可除外 MG 的诊断。

> **★ 要点和诀窍**
>
> 单纤维肌电图诊断 MG 的敏感性较高,但特异性不足,必须结合临床病史和体格检查方能予以诊断。

胸部影像

所有血清抗体阳性的 MG 患者均需要行胸部 CT 或磁共振检查以除外胸腺瘤。对于 CT 检查有禁忌的患者可行磁共振检查,但并不能提高敏感性。

治疗

MG 的治疗通常采用双重途径(表 16.1)。乙酰胆碱酯酶抑制剂可减轻疲劳肌无力的症状,但不能改变病程。免疫抑制剂和胸腺切除可调节免疫系统并可改变众多重症患者的病程。

乙酰胆碱酯酶抑制剂

乙酰胆碱酯酶抑制剂可增加神经-肌肉接头 ACh 的数目并增加 MG 患者突触后膜 ACh 与有限 AChR 竞争结合的效率,由此引起患者肌无力短暂的改善。轻症和单纯眼肌型患者有时仅需单用胆碱酯酶抑制剂即可,而中至重症患者则需要免疫抑制剂治疗。吡啶斯的明是最常用的胆碱酯酶抑制剂(见表 16.1),其用药剂量和用药频率以获得最大疗效和最少副作用为原则。

本类药物的副作用通常较轻,与拟胆碱活性有关(见表 16.1)。在少数情况下,日剂量超过 450 mg 可引起胆碱能危象,有时与肌无力危象较难区分。胆碱能危象常伴发其他胆碱能副作用,但偶尔也可见单独发生危象者。

> **★ 要点和诀窍**
>
> 口服吡啶斯的明 60 mg 与肌注 1.5 mg 新斯的明或静注 0.5 mg 新斯的明相当。

糖皮质激素

泼尼松和泼尼松龙(见表 16.1)是一线免疫抑制治疗药物。患者的肌无力症状常于使用激素后 2~3 周出现改善,一般在治疗 3 个月后方能体现激素的充分疗效。严重的肌无力患者,尤其是累及延髓肌者,在使用激素治疗前常需静脉丙球或血浆置换治疗,这是因为约有 15% 的患者在使用激素治疗后早期会出现明显的肌无力加重。常用的激素治疗策略为应用大剂量激素使患者病情明显改善,然后缓慢减量至防止症状反复的最小有效剂量,但激素的治疗受长期使用产生的副作用限制(见表 16.1)。

硫唑嘌呤

硫唑嘌呤(见表 16.1)在体内转化为活性产物 6-巯基嘌呤,从而可阻断核苷酸合成并减少 T 细胞增殖。硫唑嘌呤主要用于糖皮质激素辅助治疗,可同时减少激素减量过程中的复发和维持病情稳定所需的激素剂量。有部分临床医生使用硫唑嘌呤作为单药治疗,尤其是对激素治疗有禁忌者更为适合。限制硫唑嘌呤作为单药治疗的最主要原因在于其起效较慢(大约 9 个月),而在用药 18 个月时仍未能观察到最大疗效。

硫唑嘌呤的潜在副作用需要每月检查血常规和肝功能予以随访。约有 15% 的患者在服用硫唑嘌呤 3 周内可出现流感样症状,考虑与个体特异性过敏反应有关,一旦出现这种症状需要停用硫唑嘌呤,因为继续服用会再次引起过敏反应的发生。

表 16.1 重症肌无力的治疗

药物	适应证	剂量	副作用	监测	预防措施
吡啶斯的明	对症治疗	30 mg, 3 次/日,逐渐增加至 30~60 mg,每日 4~5次	胃肠道不适、胆碱能反应、胆碱能危象	无	无
泼尼松	免疫抑制维持治疗	60 mg/d,根据病情调整	骨质疏松、胃溃疡、体重增加、高血糖、白内障、高血压、治疗早期病情加重	治疗前骨密度测定、监测血压/血糖	维生素 D/钙、二碳磷酸盐化合物、质子泵抑制剂或 H_2 受体拮抗剂、低脂肪饮食
硫唑嘌呤	免疫抑制维持治疗	50 mg/d,逐渐增加到 2.5 mg/(kg·d)	骨髓抑制、肝炎、过敏、恶心/呕吐	每月查血常规和肝酶	无
霉酚酸酯	免疫抑制维持治疗	每 12 h 1~1.5 g	骨髓抑制、腹泻/腹痛	每月查血常规,1 年后每 3 个月查 1 次	无
环孢菌素	免疫抑制维持治疗	25 mg/(kg·12 h)	肾毒性、高血压、药物相互作用	每月查肌酐/肾小球滤过率、血压	无
静脉丙种球蛋白	免疫抑制伴加重或顽固疾病	1~2 g/kg 静脉滴注,分 2~5 天用完	肾衰、血栓形成/卒中、无菌性脑膜炎、容量增加、发热、头痛	首次注射时注意过敏反应	治疗前给予苯海拉明/对乙酰氨基酚
血浆置换	免疫抑制伴加重或顽固疾病	1~2 置换量,隔天 1 次,连续 4~6 次	容量增加、静脉留置、感染/血栓形成	血压	加强静脉通路护理

霉酚酸酯

霉酚酸酯(见表 16.1)通过抑制肌苷-5-单磷酸脱氢酶的活性而选择性阻断 B 细胞和 T 细胞的嘌呤合成,与硫唑嘌呤类似,霉酚酸酯通常也作为泼尼松的辅助治疗药物,但也有医生在经过选择的患者中将其用作单药治疗。

2 项随机对照研究在全身型 MG 患者中比较了单用泼尼松与联用泼尼松和霉酚酸酯的疗效,在 9 个月时并未发现联合霉酚酸酯的疗效优于单用泼尼松的疗效,而且其也不能明显减少泼尼松的剂量。随后,另一项没有冲突的

长期回顾性研究显示霉酚酸酯作为泼尼松的辅助治疗是有效的,而且在治疗后 2~3 年将其作为单药治疗也是有效的。基于上述结果、其他回顾性研究的分析以及临床经验,作者仍将霉酚酸酯用于 MG 的治疗。

环孢菌素

环孢菌素(见表 16.1)阻断白介素-2 和抑制 CD_4T 辅助细胞的增殖,其是泼尼松辅助治疗的有效药物,但其应用受其副作用(见表 16.1)以及与其他药物的相互作用所限制。患者通常在服用 6 个月时出现临床获益,其最大疗

效常于治疗后 2~3 年显现。

静脉注射丙种球蛋白

静脉丙种球蛋白(见表 16.1)用于治疗自身免疫病的机制尚未明了,据推测与减少病理性循环抗体有关。由于价格不菲以及需要静脉注射,丙种球蛋白仅用于使用免疫抑制剂时肌无力明显加重者或出现肌无力危象者。其最大疗效通常在 1~2 周时显现,疗效持续时间存在个体差异,但一般至少可持续 1 个月。常用剂量为 1~2 g/kg,分解剂量在 2~5 天内用完。在开始治疗前需要对患者进行副作用(见表 16.1)的宣教,在治疗过程中则需严密观察。

血浆置换

血浆置换(见表 16.1)可清除患者含有致病性抗体的血浆并补充新鲜的冰冻血浆或白蛋白。MG 患者的肌无力症状可在数天内迅速改善,疗效持续数周。血浆置换用于肌无力严重者和危象者。一项随机化研究显示,在肌无力加重的 MG 患者中,血浆置换和静脉丙种球蛋白是等效的,至于选择何种疗法取决于副作用和可行性。血浆置换的副作用(见表 16.1)需要严密监测。

胸腺切除

建议所有伴有胸腺瘤的 MG 患者行胸腺切除,伴胸腺增生者也可通过胸腺切除获益,但其疗效可能会在数年后才能显现,而且手术时机一直备受争议。一般不建议 60 岁以上者行手术治疗。针对具有活动性延髓肌和呼吸肌麻痹的患者,部分临床医生在胸腺切除前采用血浆置换预处理。

特殊情况

肌无力危象/恶化

在 MG 病情急性恶化时,治疗的主要目的是迅速改善肌无力的症状和避免进展至呼吸

> ### ⚠️注意事项
>
> **引起重症肌无力病情加重的药物**
>
> - 氨基糖苷类抗生素
> - 其他抗生素:红霉素、环丙沙星、阿奇霉素
> - β–受体阻滞剂
> - 肉毒毒素
> - α–干扰素
> - 钙离子拮抗剂
> - 镁、缓泻药和抗酸药中含有的镁盐
> - 奎宁、奎尼丁和普鲁卡因胺
> - 神经肌肉阻滞剂,如琥珀酰胆碱、维库溴铵、马钱子
> - 碘造影剂
> - 青霉胺
> - 治疗青光眼的眼药水:噻吗洛尔、盐酸倍他洛尔、磷酰硫胆碱

衰竭(如,肌无力危象)。临床医生应根据最大肺活量、负性吸气力量、一口气能数到的最大数值等指标评判呼吸功能状态以及指导何时行气管插管。

患者通常接受一个疗程的血浆置换或静脉丙球治疗,如果患者尚未使用任何免疫抑制剂时应加用其中之一。急性 MG 患者可能需要转诊至有处理经验并且有重症监护设施的临床中心进行处理。

眼肌型 MG

单纯眼肌型 MG 的治疗(孤立性眼睑下垂/复视)一直有所发展。回顾性资料表明,使用泼尼松治疗的疗效明显优于单用胆碱酯酶抑制剂的治疗疗效,而且尽早使用泼尼松可能会延缓或防止患者进展为全身型。治疗本类患者的免疫抑制剂的选择常因临床机构不同而有所差异。

MuSK 抗体阳性 MG

MuSK 抗体阳性 MG 患者的治疗反应比较特别,胆碱酯酶抑制剂疗效欠佳且有可能使病情急性加重和出现全身肌肉束颤。本型 MG 对

泼尼松和血浆置换的治疗反应相对较好,但切除胸腺的适应证尚不明了。

妊娠

女性罹患 MG 的高峰年龄正好在生育期(平均起病年龄为 28 岁)。新发 MG 可在分娩和产后出现。妊娠患者中约有 1/3 病情会加重,最常见于妊娠的头 3 个月内。在妊娠阶段需对 MG 的治疗进行调整以适应胎儿的健康和母体的生理状况。由于 AChR 抗体可通过母体胎盘垂直传播,新生儿有产生一过性 MG 的风险,我们建议所有 MG 患病母亲均能在具有新生儿重症医学中心的单位进行分娩。

预后

约有 20% 的 MG 患者不需要免疫抑制治疗而能自发缓解,但很难对此进行预先判断。如果患者保持无症状 1 年,部分临床医生倾向于停用免疫抑制治疗。

（赵重波 译校）

参考文献

AAEM Quality Assurance Committee. Literature review of the usefulness of repetitive nerve stimulation and single fiber EMD in the electrodiagnostic evaluation of patients with suspected myasthenia gravis or Lambert Eaton myasthenic syndrome. *Muscle Nerve* 2001;**24**:1239–47.

Bhanushali MJ, Wuu J, Benatar M. Treatment of ocular symptoms in myasthenia gravis. *Neurology* 2008;**71**:1335–41.

Ciafaloni E, Massey JM. Myasthenia gravis and pregnancy. *Neurol Clin* 2004;**22**:771–82.

Gajdos P, Chevret S, Clair B, Tranchant C, Chastang C, for the Myasthenia Gravis Study Group. Clinical trial of plasma exchange and high-dose intravenous immunoglobulin in myasthenia gravis. *Ann Neurol* 1997;**41**:789–96.

Grob D, Brunner N, Namba T, Pagala M. Lifetime course of myasthenia gravis. *Muscle and Nerve* 2008;**37**:141–9.

Hehir MK, Burns TM, Alpers J, Conaway MR, Sawa M, Sanders DB. Mycophenolate mofetil in AChR-antibody-positive myasthenia gravis: outcomes in 102 patients. *Muscle Nerve* 2010;**41**:593–8.

Juel VC, Massey JM. Myasthenia gravis. *Orphanet J Rare Dis* 2007;**2**:44.

Meriggioli MN, Sanders DB. Autoimmune myasthenia gravis: emerging clinical and biological heterogeneity. *Lancet Neurol* 2009;**8**:475–90.

The Muscle Study Group. A trial of mycophenolate mofetil with prednisone as initial immunotherapy in myasthenia gravis. *Neurology* 2008;**71**:394–9.

Palace J, Newsom-Davis J, Lecky B, for Myasthenia Study Group. A randomized double-blind trial of prednisolone alone or with azathioprine in myasthenia gravis. *Neurology* 1998;**50**:1778–83.

Pascuzzi, RM, Coslett HB. Johns Long-term corticosteroid treatment of myasthenia gravis: Report of 116 patients. *Ann Neurol* TR. 1984;**15**:291–8.

Pasnoor M, Wolfe GI, Nations S, et al. Clinical findings in MuSK- antibody positive myasthenia gravis: a U.S. experience. *Muscle Nerve* 2010;**41**:370–4.

Phillips LH. The epidemiology of myasthenia gravis. *Ann NY Acad Sci* 2003;**998**:407–12.

Sanders DB, Hart IK, Mantegazza R, et al. An international, phase III, randomized trial of mycophenolate mofetil in myasthenia gravis. *Neurology* 2008;**71**:400–6.

Tindall RS, Phillips JT, Rollins JA, Wells L, Hall K. A clinical therapeutic trial of cyclosporine in myasthenia gravis. *Ann NY Acad Sci* 1993l;**681**:539–51.

第 17 章

肉毒中毒

Nikhil Balakrishnan，Matthew N. Meriggioli

肉毒中毒是一种由梭状芽孢杆菌属的厌氧芽孢杆菌所分泌的毒素引起的瘫痪疾病。肉毒梭状芽孢杆菌与许多人类的感染有关,极少数由巴氏梭菌(F 型毒素)和酪酸梭状芽孢杆菌(E 型毒素)引起。肉毒杆菌毒素是人类已知的最强有力的毒素之一,A 型毒素的致死剂量估计为 1 ng/kg。

肉毒中毒的病理生理

肉毒梭状芽孢杆菌感染的临床表现均由毒素介导,可阻断周围胆碱能神经末梢(图 17.1)。毒素的作用位点不仅在神经-肌肉接头的轴突末端,也可作用于自主神经节和副交感神经末端。

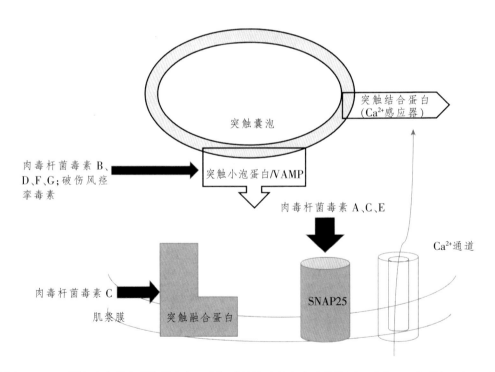

图 17.1 SNARE 蛋白在突触小囊泡锚定和乙酰胆碱释放过程中有重要作用。游离 Ca^{2+} 的增加可促进囊泡结合的突触结合蛋白和突触前膜结合的突触融合蛋白相互作用,因此囊泡被固定在突触前膜。SNAP25 由 A、C 和 E 型毒素水解。突触融合蛋白由 E 型毒素水解,突触小泡蛋白由 B、D、F 和 G 型毒素水解。VAMP,囊泡相关膜蛋白。

毒素最初合成的是单链多肽,随即裂解为重链并通过二硫键与轻链相连接。在细胞内吞后,毒素二硫键断裂,轻链与重链分开。轻链的氨基末端(N 末端)是可溶性 NSF 附件蛋白受体(SNARE)蛋白裂解的活性蛋白水解位点,也是引起永久抑制乙酰胆碱释放的蛋白水解位点。只有当轴突末梢与其他末梢重新建立突触联系时,神经肌肉传递功能才能恢复。

肉毒中毒的临床特点

肉毒中毒通常由以下原因引发:
- 摄入前体毒素(食源性肉毒中毒);
- 由肉毒梭菌病原体在穿通伤部位产生的毒素(伤口性肉毒中毒);
- 由肉毒梭菌病原体在胃肠道产生的毒素(婴儿肉毒中毒和成人肠道肉毒中毒);
- 吸入前体毒素(吸入性肉毒中毒);
- 在治疗或美容时不慎接触毒素(医源性肉毒中毒)。

肉毒中毒的典型临床表现为急性起病的进展性、对称性和下行性软瘫,患者意识清楚,伴有自主神经功能症状,没有感觉缺失。

经典肉毒中毒(食源性肉毒中毒)

几乎所有的食源性肉毒中毒病例均由 A、B 和 E 型肉毒素引起。毒素的地理分布与菌株分布平行,A 型肉毒素主要在美国西部,B 型在美国东北部和中部。E 型肉毒素暴发流行中,海鲜占 91%。最常见的感染源于家庭罐装食品,如蔬菜、水果和鱼类等。预防食源性肉毒中毒,则需要至少加热到 120℃,持续 5 min 方能杀灭细菌,在高压环境下更佳。与菌株不同,毒素的热稳定性差,只需 85℃,加热 5 min 即可灭活。

潜伏期一般为 12~72 h,有时疾病较轻,不会引起医学关注,而有的患者即使摄入了污染的食物也不会发病。典型的首发症状为恶心、呕吐、腹泻和腹痛等消化道症状。神经系统症状通常表现为眼外肌和延髓肌无力,如视物模糊、眼睑下垂、复视、眼外肌麻痹、构音障碍和吞咽困难。随后患者会出现典型的双侧对称下行性软瘫,从上肢逐渐发展到躯干和下肢无力,同时伴有自主神经功能障碍。由于上呼吸道阻塞和(或)膈肌麻痹,患者可出现呼吸衰竭,而感觉系统不会受累。

> ★ 要点和诀窍
>
> - 肉毒中毒和其他软瘫鉴别的要点在于以颅神经麻痹为首发的下行性瘫痪和缺乏感觉受累的症状或体征。
> - 明显的眼外肌和面肌无力是肉毒中毒的早期表现,瞳孔异常可见于 50% 的患者。
> - 除非有合并感染,患者一般无发热。
> - 在食源性肉毒中毒时,恶心、呕吐和腹泻常在神经系统症状之前或当时出现。

伤口性肉毒中毒

伤口性肉毒中毒常由肉毒梭状芽饱杆菌(全美国土壤的天然污染)污染伤口所致,细菌在局部产生毒素并被吸收入血进入循环。早期报道的病例无一例外均是外伤和手术伤口,但最近更多见于药物注射人员,尤其是皮下注射海洛因者,这种皮下注射麻醉毒品旨在减缓毒品的释放。由此引起的感染考虑与肉毒梭状芽饱杆菌污染的海洛因有关。皮下注射毒品后,细菌在厌氧环境下生长并释放毒素。皮肤脓肿的出现可明确诊断,但临床诊断有时不甚容易。很少认为与鼻腔吸食可卡因相关的上颌窦炎是伤口性肉毒中毒的原因。伤口性肉毒中毒的临床表现与经典肉毒中毒极为相似,但无胃肠道症状。在伤口处发现病原菌或在循环中发现毒素可明确诊断。

婴儿肉毒中毒

婴儿肉毒中毒由摄入肉毒梭状芽孢杆菌所致,该细菌可寄殖于胃肠道并产生毒素入血致病。尽管最常见的感染源是来自蜂蜜和环境接触,但多数病例的菌株来源仍不甚明了。发病年龄一般为 3 周~8 个月,多数患儿在 6 岁前发病。典型临床表现为昏睡和喂养困难,常伴有便秘,随后出现延髓肌和四肢肌的无力、肌张力低下、抬头困难、吸吮困难和运动减少。自主神经系统受累多表现为便秘、心动过速、低血压、神经源性膀胱和口干等。

成人肠道肉毒中毒

成人肠道肉毒中毒的发病机制与婴儿肉毒中毒相似,只有少数病例得以确诊,而多数发生于手术后,或者是具有潜在胃肠道病理改变者,其肠道菌群紊乱,比如先前的抗微生物治疗、胃酸缺乏、克罗恩病或手术等。诊断需通过从排泄物样本中分离到微生物或毒素得以明确。

吸入性肉毒中毒

本类型肉毒中毒由吸入雾化的前体毒素所致,毒素从肺部进入血液循环。以雾化毒素作为生化恐怖的手段有可能引起人群大面积伤亡。

医源性肉毒中毒

在将肉毒素用于药物治疗时可引起全身肌无力或自主神经功能障碍,称为医源性肉毒中毒。

鉴别诊断

对于清醒患者出现急性起病的下行性、无痛性、不伴感觉异常的全身瘫痪需考虑肉毒中毒的可能,尤其当患者为食用相同食物源的暴发流行病例则更应怀疑。肉毒中毒需系统地与中枢和外周神经系统、神经-肌肉接头以及肌肉疾病相鉴别(表 17.1)。

鉴于患者表现为广泛的单纯运动功能障碍,需主要考虑肌病、运动性周围神经病和神经-肌肉接头疾病等三类疾病。少数肌病可表现为快速进展的肌无力和早期即出现的延髓肌或呼吸肌无力。周期性麻痹可引起急性瘫痪,眼外肌和面肌受累罕见。

若患者出现感觉症状、前驱病毒感染或腹泻以及上升性肌无力则高度提示格林-巴利综合征(GBS),但在早期,一些 GBS 的变异型与肉毒中毒鉴别存在困难,如 Miller-Fisher 综合征(MFS)和颈-咽-臂变异型。尽管 GQ1b 抗体在鉴别诊断上有一定帮助,但检测结果常不能及时获得。若电生理检查提示有典型的脱髓鞘改变,则有助于诊断 GBS 和 MFS。蜱性麻痹通常也表现为类似 GBS 的上升性肢体无力,仔细检查皮肤(特别是头皮)发现蜱叮咬有助于诊断。脊髓灰质炎和西尼罗河病毒感染多表现为不对称肌无力,起病时常伴有发热和脑膜刺激征。

由于神经-肌肉接头传递异常,作为神经-肌肉接头疾病的重症肌无力(myasthenia gravis, MG)和 Lambert-Eaton 综合征(LES)引起的肌无力与肉毒中毒极为相似。除肌无力,腱反射减弱和自主神经受累在 LES 和肉毒中毒中均较常见,但 LES 可有颅神经受累,而呼吸衰竭则罕见。肌肉牵张反射的易化或增强可见于 LES,但在肉毒中毒中未见报道。除非肢体肌无力极为严重,MG 的腱反射通常无明显变化。有关 MG 或 LES 的血清学抗体如果阳性,则有助于鉴别诊断。此外,主要的鉴别要点还在于 MG 和 LES 通常呈亚急性或慢性起病,而肉毒中毒呈急性进展起病。高镁血症或使用影响神经-肌肉接头传递的药物也可引起迅速起病的肌无力,但可通过病史予以除外。

肉毒中毒的诊断

在临床上,肉毒中毒常通过电生理和微生物学检查进行明确诊断。在肉毒中毒中,一些重要的检查基本正常,如血常规、头颅和脊髓MRI、脑脊液常规生化等。

肉毒中毒的电生理表现

85%肉毒中毒患者的受累肌肉可见低波幅的复合肌肉动作电位,但在肌电图室通常检测的远端肌肉中,此现象的敏感性仅为50%左右。包括肉毒中毒在内,神经肌肉突触前膜和后膜疾病的低频(2~5 Hz)重复电刺激呈阳性

表 17.1 急性肌无力伴明显眼外肌/延髓肌受累患者的鉴别诊断

疾病	鉴别要点/辅助检查
中枢神经系统 脑干卒中 脱髓鞘 脑炎/感染 维生素 B_1 缺乏症	如果患者存在意识改变、长束征、病理征、听觉异常、面部感觉缺失、眼震、共济失调等，则不支持肉毒毒素中毒，需考虑中枢神经系统病变，并需进行头颅 MRI 和腰穿检查
前角细胞 脊髓灰质炎 西尼罗河病毒	发热、脑膜刺激征；通常表现为不对称瘫痪；脑脊液可见细胞数增多；必要时行西尼罗河病毒学检测
周围神经 a.格林-巴利综合征(GBS) [a]	a.GBS 在起病时常伴有感觉症状；NCS/EMG 提示脱髓鞘；腰穿提示脑脊液蛋白细胞分离
b.Miller-Fisher 综合征 [a]	b.Miller-Fisher 综合征表现为共济失调并可检测到 GQ1b 抗体
c.重金属中毒 [a]	c.尿和血重金属筛查
d.莱姆病	d.莱姆病病原学检测；脑脊液行 PCR 检测；脑脊液检查
e.蜱性麻痹	e.通常为儿童患病，需仔细检查皮肤以发现有无蜱叮咬
f.白喉	f.检查悬雍垂是否有渗出液并做培养
g.卟啉病	g.筛查卟啉
h.危重病性周围神经病/肌病	h.在危重性全身疾病或使用激素的基础上出现神经源或肌源性损害
i.结节病	i.神经根型，感觉受累；建议胸部影像、血清 ACE 水平、头颅或脊髓 MRI 检查；脑脊液检查
j.海鲜中毒:石房蛤毒素、河豚毒素、拉美鱼肉毒素	j.以感觉症状为主，单纯运动受累极为罕见
神经-肌肉接头 a.重症肌无力 [a] b.Lambert-Eaton 综合征 [a] c.氨基糖苷类抗生素、神经-肌肉接头阻滞剂（药物、蛇毒、Mg^{2+}） d.有机磷中毒	a 和 b，亚急性/慢性起病；腱反射减弱可见于 LES 而非 MG；LEMS 和 MG 的低频重复电刺激衰减为阴性；LEMS 的基线 CMAP 波幅低，但在高频刺激后会明显递增；血清学检查：AChR、MuSK 和电压门控 Ca^{2+} 通道抗体有助于诊断；有机磷中毒可发现明显的口腔/呼吸道分泌物，针尖样瞳孔
肌肉疾病 a.多肌炎 [a] b.皮肌炎 [a] c.周期性麻痹 d.肌营养不良症(眼咽型肌营养不良、线粒体肌病)	在 a 和 b 中，血清 CK 增高，EMG 提示有明显的自发电位和肌源性损害；c 中可发现低钾或高钾血症，病史中可问及发作性肌无力，呼吸肌、自主神经和眼外肌受累极为罕见；肌营养不良常表现为调节性瞳孔反射，而复视罕见

[a] 最常见的病因。

ACE，血管紧张素转化酶；AChR，乙酰胆碱受体；CMAP，复合肌肉动作电位；CSF，脑脊液；EMG，肌电图；LEMS，Lambert-Eaton 肌无力综合征；LES，Lambert-Eaton 综合征；MG，重症肌无力；MRI，磁共振成像；NCS，神经传导速度测定；PCR，聚合酶链反应。

(波幅或面积降低大于 10%)(图 17.2)。经过 10 s 最大等长收缩运动或 30~50 Hz 的高频电刺激,约 62% 的肉毒中毒患者有强直刺激后递增现象。递增的程度一般不大,通常在 20%~60% 之间,而 LES 的递增则高达 100%~300%。

重症患者的针极肌电图可表现为肌源性或混合性(肌源性神经源性)运动单位电位。几乎所有肉毒中毒患者的单纤维肌电图均呈现 jitter 增宽或阻滞,但此发现不具特异性。对于临床上表现为无力的肌肉,若其 jitter 正常,则可除外神经–肌肉接头传递障碍性疾病。

肉毒中毒的微生物学诊断

微生物学诊断包括从血清、粪便、肠道分泌物和伤口分泌物等标本中检测到毒素。实验室诊断金标准是小鼠致死率分析,该实验价格不菲,仅限于少数几个专业中心开展,而且检测结果耗时较长。常有假阳性和假阴性的报告,阴性结果也不能排除诊断。相关免疫学检查还需进一步研究。在食物和排泄物样本中,可用聚合酶链式反应分析检测肉毒梭状芽孢杆菌的基因。

在粪便、血清或伤口中检测到毒素,或采用厌氧培养在相关标本中分离出肉毒梭状芽孢杆菌,是确诊婴儿肉毒中毒、伤口性肉毒中毒以及成人肠道肉毒中毒的关键。对于疑有吸入性肉毒中毒的病例,可以考虑在 24 h 内毒素存在于上呼吸道分泌物中,但是否能采用鼻咽部分泌物明确诊断仍不肯定。

肉毒中毒的治疗

肉毒中毒是一种需要上报的疾病,临床医生必须熟悉州、省或国家级上报要求和紧急联系电话。同时,根据患者病情必须熟悉使用抗毒素的流程。

支持治疗和早期给予抗毒素是治疗本病的重点,伤口肉毒中毒的死亡率为 15%,食源性肉毒中毒为 5%,婴儿型肉毒中毒低于 5%。死亡病例常归因于呼吸衰竭或并发症,如肺炎。

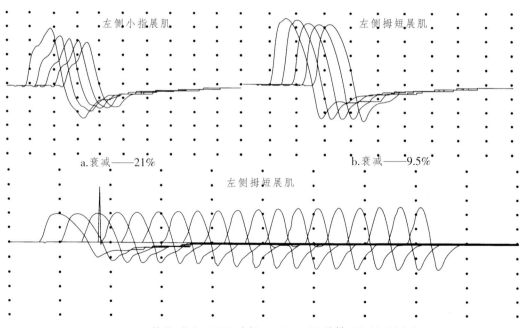

图 17.2　上图:3 Hz 低频重复电刺激左侧小指展肌(Abd Dig Min)和左侧拇短展肌(Abd Poll Brevis)。下图:高频重复电刺激在拇短展肌呈现中度假束颤样表现。

支持治疗

所有患者均应收治入重症监护室,严密监测上呼吸道通畅程度以及呼吸功能。插管和人工通气的时机取决于上呼吸道通畅与否以及呼吸流量和压力降低的程度。动脉低氧血症和高碳酸血症在呼吸衰竭早期并不明显,因而对于插管时机的确定不甚敏感。由于自主神经功能的异常,针对患者血压、尿潴留以及便秘的支持治疗非常必要。在食源性肉毒中毒病例中,如果考虑到在患者胃肠道中残留有尚未吸收的毒素,可使用泻药和活性炭处理。

抗毒素的使用

由于抗毒素可中和循环毒素而不能影响已吸收或结合的毒素,因而在疑诊病例中不需等待实验室检查的证实,应及早在 24 h 内使用抗毒素治疗。抗毒素的使用不能改善已经出现的肌无力,但可防止病情的进展。在美国,抗毒素可由州立疾病控制中心和地方公共卫生机构提供,疾病控制中心可提供针对 A 型、B 型毒素的二价马抗血清和针对 E 型毒素的单价抗血清。对于中毒毒素类型不明的患者,建议同时给予三种抗毒素治疗。而对于明确毒素类型的患者则应给予相应的 A 型、B 型或 E型抗毒素。

约 9%的病例报道有包括荨麻疹、血清病、发热以及过敏在内的超敏反应,在使用抗毒素时需准备苯海拉明和肾上腺素。肉毒素免疫球蛋白(BIG-IV)是美国 FDA 于 2003 年批准过用于治疗婴儿肉毒中毒的二价人类抗血清,其由加利福尼亚卫生服务部提供。一项历时 5 年的随机、双盲、安慰剂对照试验表明,BIG-IV 可减少婴儿型肉毒中毒的住院天数、重症监护室住院天数、机械通气时间以及胃肠营养、静脉营养时间。

其他治疗

不建议典型婴儿型肉毒中毒病例使用抗生素,而且抗生素对于未用 BIG-IV 治疗的患者可能会加重病情,这是因为细菌裂解后释放毒素进入消化道,引起毒素吸收增加。所有的病例需禁用氨基糖苷类和大环内酯类抗生素处理继发感染,以避免加重已经存在的神经-肌肉接头传递障碍。所有伤口肉毒中毒患者均应行清创,抗生素应在抗毒素使用后给予,以防抗生素诱导细菌裂解后毒素释放增加所引起的症状加重。胆碱酯酶抑制剂通常无效,而 3,4-二氨基吡啶可改善肌力,但对呼吸功能作用不大。

结论

肉毒中毒是由肉毒梭状芽孢杆菌分泌毒素所致的一种致命性感染,其诊断依据临床病史、体格检查、电生理检查以及实验室检查结果的整合分析。与相关卫生部门密切配合对于及时诊断和给予抗毒素治疗非常必要。有效的治疗不仅包括尽早给予抗毒素治疗,重症监护室的有效对症支持治疗也至关重要。根据最初病情的严重性,恢复过程可能非常漫长,许多患者在发病后 1 年甚至更长时间依然遗留有症状。

（赵重波　译校）

> **注意事项**
>
> 在使用抗毒素过程中,可能发生以下副作用:
>
> ● 过敏反应。
>
> ● 发热（通常在用药 20 min 到 1 h 内出现,以寒战、呼吸困难和体温迅速升高为特征）。
>
> ● 血清病（在用药 14 天内出现,表现有发热、荨麻疹、全身斑丘疹、关节炎、关节痛或淋巴结病等）。
>
> 所有患者在接受治疗前均需行过敏性皮试,如果皮试阳性,患者可在使用全量抗毒素之前进行数小时的脱敏处理。
>
> 在使用抗毒素时需准备苯海拉明和肾上腺素,患者在给药后需严密观察 1~2 h,此后 24 h 内则需密切保持联系。

参考文献

Arnon SS, Schechter R, Maslanka SE, Jewell NP, Hatheway CL. Human botulism immune globulin for the treatment of infant botulism. *N Engl J Med* 2006;**354**:445–7.

Bleck TP. *Clostridium botulinum* (botulism). In: Mandell GL, Bennett JE, Dolin R (eds), *Principles and Practice of Infectious Diseases*, 5th edn. Philadelphia, PA: Churchill Livingstone, 2000: 2443–548.

Cherrington M. Clinical spectrum of botulism. *Muscle Nerve* 1998;**21**:701–10.

Centers for Disease Control and Prevention. *Botulism: Treatment overview for clinicians.* Online. Available at: www.bt.cdc.gov/agent/Botulism/clinicians/treatment.asp (accessed July 26, 2010).

Center for Infectious Disease Research and Policy (CIDRAP). *Botulism: Current, comprehensive information on pathogenesis, microbiology, epidemiology, diagnosis, and treatment*, 2009. Online. Available at: www.cidrap.umn.edu/cidrap/content/bt/botulism/index.html (accessed July 31, 2010).

Davis LE, King MK. Wound botulism from heroin skin popping. *Curr Neurol Neurosci Rep* 2008;**8**:462–8.

Gupta A, Sumner CJ, Castor M, et al. Adult botulism type F in the United States, 1981–2002. *Neurology* 2005;**65**:1694–700.

Juel VC, Bleck TP. Botulism. In: Fink MP, Abraham E, Vincent J-L, Kochanek PM (eds), *Textbook of Critical Care*, 5th edn. Philadelphia, PA: Elsevier Saunders, 2005: 1405–10.

Kongsaengdao S, Samintarapanya K, Rusmeechan S, et al. Electrophysiological diagnosis and patterns of response to treatment of botulism with neuromuscular respiratory failure. *Muscle Nerve* 2009;**40**:271–8.

Lindstrom M, Korkeala H. Laboratory diagnosis of botulism. *Clin Microbiol Rev* 2006;**19**: 298–314.

Maselli RA. Pathogenesis of human botulism. *Ann N Y Acad Sci* 1998;**841**:122–39.

Maselli RA, Bakshi N. Botulism. *Muscle Nerve* 2000;**23**:1137–44.

Padua L, Aprile I, Monaco ML, et al. Neurophysiological assessment in the diagnosis of botulism: usefulness of single fiber EMG. *Muscle Nerve* 1999;**22**:1388–92.

Souyah N, Karim H, Kamin SS *et al.* (2006) Severe botulism after focal injection of botulinum toxin. *Neurology.* **67**(10), 1855–1856.

Department of Public Health, California. Botulism, 2005. Online. Available at: www.sfcdcp.org/botulism.html#providers (accessed July 26, 2010).

第 18 章

Lambert-Eaton 肌无力综合征

Michael W. Nicolle

病理生理

为更好地了解 Lambert-Eaton 肌无力综合征 (Lambert-Eaton myasthenic syndrome, LEMS) 的诊断和治疗，应首先熟悉神经–肌肉接头的传递。电压门控 Ca^{2+} 通道（Voltage-gated calcium channel, VGCC）抗体减少 Ca^{2+} 流入突触前膜神经末梢，从而导致骨骼肌纤维的神经–肌肉接头和自主神经突触的乙酰胆碱传递障碍。由于高频神经去极化作用，突触前膜神经末梢的 Ca^{2+} 浓度增加，可引起乙酰胆碱释放增加，从而使 VGCC 抗体的作用被暂时抵消，由此可解释临床上在用力收缩后腱反射的一过性增高和肌力改善的现象，也可解释肌电图上高频重复电刺激的典型表现（见下图）。约 1/2 的 LEMS 病例可发现潜在的恶性肿瘤，副癌性 LEMS (P-LEMS) 中以小细胞肺癌最为多见，非副癌性 LEMS(NP-LEMS) 属于原发性自身免疫病。

临床表现

尽管有时会与重症肌无力重叠，但 LEMS 还是具有特征性的临床症状和体征（表 18.1），表现为通常逐渐起病，持续数月甚或数年。P-LEMS 的进展可能较快，并伴有近期的体重下降，但在临床上无法区分 P-LEMS 和 NP-LEMS。LEMS 的主要临床表现为肌无力，以下肢近端受累为主，产生步态障碍，伴有腱反射减弱或消失和自主神经功能障碍。LEMS 的三主征为步态障碍、腱反射消失和自主神经功能障碍，在此基础上，主观的步态问题和下肢无力常比客观的单一肌群无力更具有诊断提示性。

肌无力

至少 2/3 的患者在病初表现为肌无力，随后几乎所有患者均会发展至下肢近端无力，上肢也可受累，但程度较轻。病史中反映出的波动性和疲劳性肌无力常提示神经–肌肉接头疾病。早期即出现明显的眼外肌或延髓肌无力在 LEMS 中较为罕见。眼睑下垂较复视常见。严重的眼睑下垂或眼肌麻痹多提示为重症肌无力。据说 LEMS 的特点为肌力在肌肉反复收缩后会有改善，随后又现疲劳，但作者在盲法评估中并未对此现象的敏感性和特异性有特别印象。

腱反射

约 90% 的 LEMS 患者，其腱反射减弱或消失。2+ 以上的腱反射常可排除 LEMS 的诊断。在用力收缩后，腱反射可短暂性增加或恢复。

自主神经

超过 75% 的 LEMS 患者最终会有自主神经功能症状，胆碱能异常可引起副交感或相对少见的交感神经症状。口干是最常见的表现，可伴有体位性低血压、便秘或阳痿等。此外，患者

基础知识回顾

神经肌肉传递

神经肌肉传递所涉及的步骤如下所示：

- 运动神经去极化产生动作电位。
- Na^+通过Na^+电压门控通道进入神经。
- 运动神经复极化，终止动作电位的扩布。
- K^+通过K^+电压门控通道离开神经。
- 对应于神经末梢的去极化，突触前膜神经末梢的VGCC开放，促使Ca^{2+}进入神经末梢。
- 乙酰胆碱囊泡的移行和胞吐。
- 释放的乙酰胆碱和肌肉表面的乙酰胆碱受体相结合。
- 乙酰胆碱与受体短暂结合后被释放，由乙酰胆碱酯酶分解代谢。
- 乙酰胆碱受体开放，阳离子(主要是Na^+)进入使得细胞膜去极化。
- 神经末梢去极化释放约100个囊泡，从而可引起肌纤维表面的一次终板电位(EPP)。
- 如果终板电位波幅超过阈值，就可产生一次全或无的肌肉动作电位。
- 兴奋-收缩偶联和肌肉收缩。

其他重要现象

- 肌纤维动作电位的产生有赖于突触前膜和突触后膜的"产物"。
  [释放的乙酰胆碱]×[可使用的肌细胞表面受体]。
- 释放乙酰胆碱的余量和可使用的受体数目构成了神经肌肉传递的"安全系数"。
- 上述两个因素中任一减少均可引起肌纤维的神经肌肉传递障碍。
- 如果足够数量的肌纤维发生神经肌肉传递障碍，则可引起复合肌肉动作电位波幅降低和临床上的肌无力。
- 高频神经去极化(用力收缩运动或20~50 Hz高频重复电刺激)可增加神经末梢的Ca^{2+}浓度；若为限速因素，则可增加乙酰胆碱的释放。
- 通过低频神经去极化(如3 Hz低频重复电刺激)可逐渐减少乙酰胆碱的释放，在第4或第5次刺激时达到最低点。其他乙酰胆碱储备开始动员，因此其释放又会增加。如果释放的减少引起"产物"(可用的乙酰胆碱×受体数)低于安全系数，则肌纤维的神经肌肉传递发生障碍。

还可出现瞳孔对光反应迟钝和出汗异常。

其他

其他少见情况有呼吸系统受累，但鉴于可能与吸烟和小细胞肺癌有关，LEMS的呼吸困难必须与潜在的肺病相鉴别。约1/5的患者在发病初期有肌痛，以下肢近端为甚，而最终可有1/3出现该症状。有潜在小细胞肺癌者若伴有明显的感觉症状，则高度提示同时罹患副癌性感觉神经病。同样而言，共济失调可见于10%的LEMS患者，提示存在伴有Hu抗体或VGCC抗体的副癌性小脑病变。

流行病学

LEMS较为少见，发病率约为4/10 000 000，MG是其16倍，而且LEMS的患病率也较低，再加上P-LEMS的生存预后差，患病率为25/10 000 000，MG是其30~45倍。但仔细研究后可发现，在小细胞肺癌中有3%(0%~6%)罹患LEMS，说明其诊断不足。根据作者的经验，在新诊断的LEMS中，副癌性较非副癌性多见。虽然LEMS从儿童期到老年期均可发病，但与小细胞肺癌的关联说明多数患者在50岁以后被诊断。两性患病没有明显差别。

副癌性 LEMS

50%~60%的LEMS患者有潜在的恶性肿瘤，其中90%以上是小细胞肺癌。当LEMS在40岁之前发病，小细胞肺癌罕见。在P-LEMS中，除小细胞肺癌以外的其他恶性肿瘤可能只是偶然伴随，患者依然存在未被检出的小细胞肺癌。多数患者的小细胞肺癌在诊断LEMS的2年内被发现，很少有超过5年者。患者在表现为LEMS时，小细胞肺癌可能并不明显，因而早期的肿瘤筛查很可能是阴性。

非副癌性 LEMS

40%~50%的LEMS不伴有恶性肿瘤，30%的非副癌性LEMS患者中可发现其他自身免疫

表 18.1　重症肌无力(MG)和 Lambert-Eaton 肌无力综合征(LEMS)的比较

	LEMS	MG
病理生理和靶抗原	伴有 VGCC 抗体的 NMT 突触前膜疾病	伴有 AChR 或 MuSK 抗体的 NMT 突触后膜疾病
临床	早期累及下肢,程度较重,随后累及 EOM 或延髓肌,程度较轻 DTR 减弱或消失 自主神经功能受累(PNS>SNS)	早期累及 EOM 和延髓肌,较为明显,随后累及下肢 DTR 正常 无自主神经功能受累
伴随情况	P-LEMS 占 50%,其中 90% 以上为 SCLC NP-LEMS 占 50%,多伴有其他自身免疫病和 HLA-B8、HLA-DR3 和 HLA-DQ2	AChR 抗体阳性的全身型 MG 有 15% 伴胸腺瘤 早发型 MG 伴胸腺增生者多伴有其他自身免疫病和 HLA-B8、HLA-DR3 和 HLA-DQ2
电生理	CMAP 波幅降低 低频(2~5 Hz)RNS 衰减 高频(20~50 Hz)RNS 或 MVC 后递增(> 60%~100%) SFEMG 提示,jitter 明显增宽或阻滞	CMAP 波幅正常 低频(2~5Hz)RNS 衰减 明显递增罕见 SFEMG 提示,jitter 明显增宽或阻滞
血清学	90% 以上的患者可检测到 VGCC 抗体	85% 的全身型和 50% 的眼肌型 MG 患者可检测到 AChR 抗体
治疗	3,4-DAP 是最有效的对症治疗药物 IVIG 的免疫调节疗效可能优于 PLex 免疫抑制 ±手术切除 SCLC	吡啶斯的明是最有效的对症治疗药物 IVIG 的免疫调节疗效与 PLex 相当 免疫抑制 ±手术切除增生胸腺

3,4-DAP,3,4−二氨基吡啶;AChR,乙酰胆碱受体;CAMP,复合肌肉动作电位;DTR,腱反射;EOM,眼外肌;IVIG,静脉丙种球蛋白;LEMS,Lambert-Eaton 肌无力综合征;MG,重症肌无力;MuSK,肌肉特异性激酶;MVC,最大用力收缩;NMT, 神经肌肉传递;Plex, 血浆置换;RNS, 重复神经刺激;SCLC, 小细胞肺癌;SFEMG, 单纤维肌电图;VGCC,电压门控 Ca²⁺通道。

病和器官特异性自身抗体,多于副癌性 LEMS。非副癌性 LEMS 与人类自身免疫的人类白细胞抗原单倍型 B8、DR3 和 DQ2 相关。因此,非副癌性 LEMS 与 MG、恶性贫血和 Grave 病一样,属于原发性自身免疫病。

诊断

由于临床上相对少见和容易与 MG 相混淆,LEMS 常不能被及时确诊。鉴于 P-LEMS 与小细胞肺癌相关,其诊断快于 NP-LEMS。

临床

诊断 LEMS 最大的困难在于对下肢无力患者的鉴别诊断。对于一名看上去像 MG 的患者,如果眼外肌和延髓肌受累较轻而腱反射减弱,同时伴有自主神经症状,应考虑 LEMS 的可能并完善电生理检查和 VGCC 抗体测定。

电生理

LEMS 的电生理三联征包括:

- CMAP 波幅降低;

● 低频重复电刺激衰减>10%；

● 高频重复电刺激或最大用力收缩后明显递增。

除非合并有周围神经病，运动和感觉神经传导速度正常。

约 90% 的 LEMS 患者的 CMAP 波幅降低，常低于正常值下限的 10%，在远端手肌尤为明显，比如小指展肌是诊断 LEMS 最敏感的肌肉（这是一个悖论，因为临床上是以下肢近端肌受累为主）。如果小指展肌检查正常而仍高度怀疑 LEMS 时，可检查拇短展肌、肘肌或指短伸肌，以上所有肌肉的 CMAP 正常可除外 LEMS。

95% LEMS 患者的低频重复电刺激衰减，但如果第一个 CMAP 波幅太低，则较难予以判断。

一旦疑诊 LEMS，需寻找递增（也称为增效或加强）现象。递增是指在短暂（10~15 s）最大用力收缩或高频（20~50 Hz）重复电刺激后 CMAP 波幅增高，前者的敏感性与后者相当，但痛苦较少。但对于肌无力明显不能完成最大收缩或不合作患者（譬如重症监护室患者），高频重复电刺激仍是最有用的手段。远端肌肉的检测更为敏感，对于诊断 LEMS 所要求的递增波幅尚有争议。尽管多数 LEMS 患者的递增波幅大于正常对照值上限的 2 个标准差，但这一临界值也包括一部分 MG 患者在内。不同作者曾使用 60%、100% 或更高值作为诊断 LEMS 的临界值。在上述的被检肌中，根据临界值最终可在 95% 的 LEMS 患者中发现递增现象。虽然有报道 MG 患者的递增超过 300% 或更多，但超过 100% 的递增在 MG 中仍属罕见（图 18.1）。

LEMS 的电生理异常在早期可能并不明显，因而对于疑诊患者需在数月后予以复查。LEMS 的一个常见但难以解释的现象是电生理的异常重于临床预计的肌无力，这种情况与 MG 相反。针极肌电图可见不稳定或"肌源性"运动单位电位，但并非 LEMS 特异性表现。LEMS 的单纤维肌电图明显异常，但也非特异。

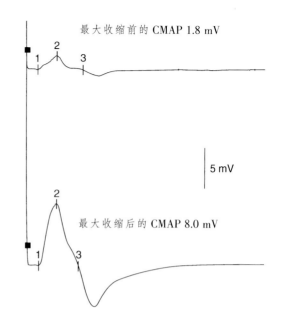

最大收缩前的 CMAP 1.8 mV

5 mV

最大收缩后的 CMAP 8.0 mV

图 18.1 Lambert-Eaton 肌无力综合征患者用力最大收缩后从尺神经到小指展肌的 CMAP 变化。分别在静息状态下（上图）和用力最大收缩后 10 s（下图）记录最大 CMAP 波幅，可见递增达 340%。

血清学

几乎所有的 P-LEMS 和超过 90% 以上的 NP-LEMS 患者的血清中可检测到 P-/Q 型 VGCC 抗体。鉴于 VGCC 抗体的敏感性较高，以及 LEMS 的电生理与 MG 有重叠，如果 VGCC 抗体阴性则应考虑 MG。在不伴有 LEMS 的非小细胞肺癌患者的血清中可检测到 VGCC 抗体，其也可与副癌性小脑疾病独立相关。这些抗体通过阻断 VGCC 而发挥病理作用，从而直接导致 LEMS。LEMS 的抗体滴度和疾病严重程度没有相关性。对于个体患者，抗体水平的长期变化与临床病程呈非线性关系。因此，一旦发现抗体阳性，最好还是通过随访临床表现和电生理了解对治疗的反应。

其他检查

注射腾喜龙可暂时改善 LEMS 的肌无力，但并非其特异性反应，敏感性也不及 MG。小细胞肺癌的高危患者(发病年龄超过 50 岁的所有 LEMS 患者,尤其是吸烟者)需立即行胸部 CT 扫描,如果阴性需行支气管镜检查。正电子发射断层显像术的意义尚未明了。如果扫描阴性,在 2 年内需每隔 3~6 个月复查,随后 3~4 年内每年复查。小细胞肺癌在 40 岁以下的非吸烟者中可能性不大。

★ 要点和诀窍

在以下情况下需考虑 LEMS:

● 下肢近端无力为主,在一天内可波动性和疲劳性无力。

● 腱反射减弱或消失。

● 自主神经功能障碍,如口干、便秘、体位性低血压和阳痿等。

● 吸烟史和(或)潜在的小细胞肺癌。

● 电生理提示 CMAP 波幅降低,远端手肌的低频重复电刺激衰减,高频重复电刺激或最大用力收缩后递增>100%。

以下情况不考虑 LEMS:

● 首发症状主要限于眼外肌或延髓肌。

● 腱反射 2+ 以上。

● 电生理提示 CMAP 正常,ADM、APB 和 EDB 等几条被检肌肉未发现衰减和递增。

鉴别诊断

LEMS 的主要鉴别诊断是 MG,仔细询问病史和查体常有助于对两者的区分 (见表 18.1)。罕有病例同时重叠 AChR 和 VGCC 抗体,部分报道的 VGCC 抗体阴性的重叠病例很可能就是具有不典型电生理表现的 MG。由于电生理上的重叠现象,在甄别 LEMS 和 MG 时,需要应用临床和血清学的标准而非仅仅参考电生理的发现。下肢近端无力和腱反射减弱而感觉受累轻微也可见于肌病或炎性周围神经病。重症监护室的危重病性神经肌病可有弥漫性 CMAP 波幅降低而感觉检查正常。由于 LEMS 是可治性疾病,以上情况均应行高频重

复电刺激予以除外 LEMS。P-LEMS 患者的肌力可能被误认为是小细胞肺癌的系统性症状或化疗药物的副作用。

治疗

LEMS 的治疗是个体化的并部分取决于是否存在潜在的恶性肿瘤。虽然治疗措施与 MG 相似,但明确诊断是治疗的关键。现有的治疗措施包括对症改善神经肌肉传递、免疫调节或免疫抑制,如果存在恶性肿瘤需予以针对性处理,譬如小细胞肺癌。

对症治疗:3,4-二氨基吡啶

鉴于 LEMS 的乙酰胆碱释放减少,则吡啶斯的明治疗 LEMS 的效果非常有限, 即使与 3,4-二氨基吡啶联用也不甚明显。吡啶斯的明可能对治疗 LEMS 常见的口干症状有所帮助。目前主要对症治疗的药物还是 3,4-二氨基吡啶,其可抑制神经末梢电压门控 K^+ 通道,延长神经末梢去极化和增加乙酰胆碱的释放(参见"基础知识回顾")。3,4-二氨基吡啶可改善肌肉力量并增加 CMAP 波幅。剂量方案需个体化,初始剂量为 5~10 mg,口服,每天 4 次。根据临床疗效其剂量可每 1~2 周增加 5~10 mg,直至最大剂量为 100 mg/d(20~25mg,每天 4 次)。最佳剂量为 20~60 mg/d,一般在用药 30~60 min 内起效,1~2 h 达到最大疗效,持续 3~4 h,所以有时总剂量需拆分为每天 5~6 次口服。尽管自主神经功能障碍的症状可被改善,但仍然将下肢近端无力的改善作为疗效评价标准。一旦临床改善稳定,每一时间点的剂量按 5 mg 的梯度递减至维持剂量。由于 3,4-二氨基吡啶可在血浆置换过程中去除,因此使用时间需根据患者情况调整。

3,4-二氨基吡啶在剂量低于 60 mg/d 时毒副作用较轻,常见的副作用为一过性口周或肢端麻木,常在服药后发生而在 15 min 左右缓解。此外,还可出现恶心、出汗增加、流涎、焦虑和失眠等。最后一剂药物需在睡觉前至少 4 h

给予。剂量超过 100 mg/d 会增加癫痫发作的风险,如果患者有脑转移瘤或使用了诸如茶碱类的药物,即使使用低剂量的 3,4-二氨基吡啶也有增加癫痫发作的风险。对于已知有癫痫病史的患者禁用 3,4-二氨基吡啶。

免疫调节

静脉丙种球蛋白或血浆置换对 LEMS 的严重肌无力均有疗效,剂量和方案与 MG 相似。鉴于此两种治疗的花费和疗效短暂,其应用仅限于辅助治疗范畴而不能作为维持治疗。

免疫抑制

对于 3,4-二氨基吡啶疗效欠佳的患者需联用免疫抑制剂,其药物选用和使用剂量与 MG 相似,包括泼尼松和硫唑嘌呤。其他免疫抑制剂如环孢菌素、他克莫司和霉酚酸酯也可能有效,但缺乏循证医学的依据。

对于 P-LEMS,免疫抑制可能降低免疫监视和促进肿瘤生长已形成共识,但由于小细胞肺癌的预后不良,为改善生活质量,这一风险也可接受。

治疗潜在恶性肿瘤

尽管已有广泛报道,但除了化疗和放疗的免疫抑制作用,鲜有证据表明治疗潜在的恶性肿瘤能改善 LEMS。尽管如此,治疗潜在的恶性肿瘤仍不失为合理的治疗策略。

预后

LEMS 的预后不能以最初的 VGCC 抗体滴度或电生理异常来判断。对于 P-LEMS,潜在的小细胞肺癌决定了最终预后。P-LEMS 与非广泛性小细胞肺癌相关,广泛性小细胞肺癌的平均生存期为 8 个月,LEMS 患者(并非仅有 VGCC 抗体而没有 LEMS 临床表现者)的生存期是其 2 倍。以上说明 P-LEMS 尚属小细胞肺癌的早期,而功能性 VGCC 抗体的存在提示机体尚有一定免疫监视能力。NP-LEMS 的预后较佳,但

也可能治疗效果不及 MG。许多病例即使接受了合理的治疗,但仍然会有持续性的轻度肌无力。

(赵重波 译校)

参考文献

Elrington G, Murray N, Spiro S, et al. Neurological paraneoplastic syndromes in patients with small cell lung cancer. A prospective survey of 150 patients. *J Neurol Neurosurg Psychiatry* 1991;**54**:764–7.

Engel A, Fukuoka T, Lang B, et al. Lambert–Eaton myasthenic syndrome IgG: early morphologic effects and immunolocalization at the motor endplate. *Ann N Y Acad Sci* 1987;**505**:333–45.

Keesey JC. AAEE Minimonograph #33: electrodiagnostic approach to defects of neuromuscular transmission. *Muscle Nerve* 1989;**12**:613–26.

Maddison P, Lang B. Paraneoplastic neurological autoimmunity and survival in small-cell lung cancer. *J Neuroimmunol* 2008;**201–202**: 159–62.

Maddison P, Newsom-Davis J. Treatment for Lambert–Eaton myasthenic syndrome. *Cochrane Database System Rev* 2005;(2): CD003279.

Maddison P, Lang B, Mills K, et al. Long term outcome in Lambert-Eaton myasthenic syndrome without lung cancer. *J Neurol Neurosurg Psychiatry* 2001;**70**:212–17.

O'Neill JH, Murray N, Newsom-Davis J. The Lambert–Eaton myasthenic syndrome. A review of 50 cases. *Brain* 1988;**111**:577–96.

Oh SJ, Kurokawa K, Claussen G, et al. Electrophysiological diagnostic criteria of Lambert-Eaton myasthenic syndrome. *Muscle Nerve* 2005;**32**:515–20.

Payne M, Bradbury P, Lang B, et al. Prospective study into the incidence of Lambert Eaton myasthenic syndrome in small cell lung cancer. *J Thorac Oncol* 2010;**5**:34–8.

Sher E, Carbone E, Clementi F. Neuronal calcium channels as target for Lambert–Eaton myasthenic syndrome autoantibodies. *Ann N Y Acad Sci* 1993;**681**:373–81.

Tim R, Massey J, Sanders D. Lambert–Eaton myasthenic syndrome: electrodiagnostic findings and response to treatment. *Neurology* 2000;**54**:2176–8.

Titulaer M, Wirtz P, Kuks J, et al. The Lambert–Eaton myasthenic syndrome 1988–2008: a clinical picture in 97 patients. *J Neuroimmunol* 2008;**201–202**:153–8.

Wirtz P, Lang B, Graus F, et al. P/Q-type calcium channel antibodies, Lambert–Eaton myasthenic syndrome and survival in small cell lung cancer. *J Neuroimmunol* 2005;**164**:161–5.

Wirtz P, Nijnuis M, Sotodeh M, et al. The epide-miology of myasthenia gravis, Lambert–Eaton myasthenic syndrome and their associated tumours in the northern part of the province of South Holland. *J Neurol* 2003;**250**:698–701.

Wirtz P, Sotodeh M, Nijnuis M, et al. Difference in distribution of muscle weakness between myasthenia gravis and the Lambert–Eaton myasthenic syndrome. *J Neurol Neurosurg Psychiatry* 2002;**73**:766–8.

第 19 章

先天性肌无力综合征

Andrew G. Engel

定义和基本概念

先天性肌无力综合征(congenital myasthenic syndrome,CMS)包括一组异质性疾病,系由一种或多种特异性机制引起的神经肌肉传递安全系数发生障碍所致。

在神经肌肉传递过程中,神经末梢的突触囊泡通过胞吐作用将乙酰胆碱(ACh)量子释放到突触间隙。释放的量子开放突触后膜的乙酰胆碱受体(AChR)通道从而诱发终板电位(endplate potential,EPP),后者可激活电压依赖性Na^+通道NaV1.4,引起动作电位扩布。肌肉的AChR是一种异构复合物。出生后AChR由2个α、1个β、1个δ和1个ε亚单位组成,而胎儿肌肉的AChR则由γ亚单位取代ε亚单位。终板上兴奋的扩布需要大量接头皱褶处的AChR以及皱褶深部的NaV1.4才能完成。神经肌肉传递的安全系数是指EPP引起的去极化和激活NaV1.4所需去极化之间的差别。

神经肌肉传递的安全系数可分为以下几种:影响每个突触囊泡内ACh分子数量的因素,影响量子释放机制的因素,影响每个量子效率的因素。量子效率由终板的几何学、突触间隙的乙酰胆碱酯酶(acetylcholinesterase,AChE)密度、接头皱褶的AChR分布以及AChR和NaV1.4通道的动力特性等所决定。

在CMS中,电生理和形态学研究可对这些不同机制的涉及进行探索。如果临床资料或其与特殊检查结果进行整合后指向某一候选基因,则可进行遗传学分析。如果在某一候选基因中发现了突变,可利用基因工程突变蛋白的表达研究来证实其致病性和分析此异常蛋白的特性。迄今为止,候选基因方法已经在诸多基因中发现了可引起CMS的致病突变,其中包括AChR亚单位、AChE的ColQ亚单位、缔合蛋白(rapsyn)、Dok-7、胆碱乙酰转移酶(choline acetyltransferase,ChAT)、β_2-层粘连蛋白、肌肉特异性激酶(muscle-specific kinase,MuSK)、agrin、NaV1.4和网格蛋白(plectin)等编码基因。约80%的CMS患者存在突触后膜的缺陷,而多数后膜缺陷均位于AChR的ε亚单位(图19.1和表19.1)。

慢通道CMS和Na^+通道肌无力为显性遗传,所有其他的CMS则为隐性遗传。

不同CMS的临床特点和病理机制

本部分主要介绍相对常见的CMS,随后也会对仅有的几个家系类型略作阐述。

胆碱乙酰转移酶缺陷

ChAT的突变可引起酶的表达减少和酶的催化效率降低,由此导致生理状态下突触囊泡中ACh的再合成效率下降和含量减少。作为其结果,通过微小终板电位(miniature EPP,MEPP)和终板电位波幅反映的突触反应下降。本病不

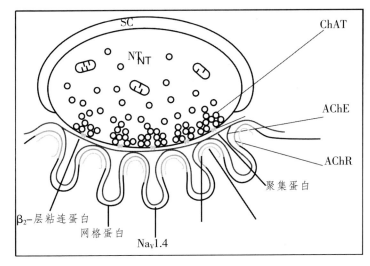

图 19.1　先天性肌无力综合征相关蛋白在终板上的定位示意图。AChE,乙酰胆碱酯酶;AChR,乙酰胆碱受体;ChAT,胆碱乙酰转移酶;SC,施万细胞;NT,神经末梢。

表 19.1　先天性肌无力综合征的分类和发病率

先天性肌无力综合征	梅奥诊所诊断的病例
突触前膜(7%)	
● ChAT 缺陷 [a]	17
● 突触囊泡缺乏伴量子释放减少	1
● 先天性 Lambert-Eaton 样	2
● 其他突触前膜缺陷	2
突触间隙(14%)	
● 由 ColQ 缺陷所致终板 AChE 缺乏 [a]	43
● β_2-层粘连蛋白缺乏 [a,b]	0
突触后膜(79%)	
● 原发性动力缺陷±AChR 缺失 [a]	53
● 原发性 AChR 缺失±轻度动力缺陷 [a]	109
● 缔合蛋白缺乏 [a]	48
● Dok-7 肌无力 [a]	30
● Na^+通道肌无力 [a]	1
● 网格蛋白缺乏 [a]	2
● MuSK 缺乏 [a,b]	0
● Agrin 缺乏 [a,b]	0
全部	308

[a] 已明确缺陷基因。

[b] 其他医学中心明确的单一家系的缺陷基因(参见文字部分)。

AChE,乙酰胆碱酯酶;AChR,乙酰胆碱受体;ChAT,胆碱乙酰转移酶;MuSK,肌肉特异性激酶 。

累及自主神经系统。

终板 AChE 缺陷

位于终板的 AChE 由 2 个亚单位组成,一个是 ACHET 编码的催化亚单位,一个是 COLQ 编码的结构亚单位。迄今未发现 ACHET 有自发突变。ColQ 将酶锚定在突触基底层。ColQ 不同区域的不同突变会妨碍其与催化亚单位的联系、减少 ColQ 的表达, 或影响 ColQ 将酶锚定在突触基底层的功能。AChE 在终板的缺失可延长 ACh 在突触间隙的寿命, 由此每一个 ACh 分子在通过弥散作用离开突触间隙前可与一系列 AChR 相结合,从而延长了 MEPP 和 EPP 的衰减期。当 EPP 超出了肌纤维的绝对不应期,则会产生第二个或重复的复合肌肉动作电位 (compound muscle action potential,CMAP)。终板胆碱能的过度活性导致突触后膜区域阳离子超负荷,引起接头褶皱的变性伴 AChR 减少。

也许是旨在保护终板免受 ACh 的过度作用,神经末梢异常变小,从而可减少即将释放的量子以及 EPP 的量子含量。因此,神经肌肉传递的安全系数受到以下因素的影响, 包括 EPP 量子含量减少、接头皱褶变性所致 AChR 减少、终板几何位置改变以及 AChR 与 ACh 过度作用导致的脱敏。

AChR 的致病性突变

突变可减少 AChR 的表达并改变受体的动力学特性,以致转换热动力平衡而使离子通道处于开放状态,从而引起 EPP 缓慢衰减(慢通道综合征);若离子通道处于关闭状态,则引起 EPP 快速衰减(快通道综合征)。

原发性终板 AChR 缺乏

AChR 的 α、β、δ 和 ε 亚单位编码基因突变可引起终板的 AChR 缺乏。已证实的突变形式包括移码突变、剪切位点突变、无义突变、染色体微缺失或错义突变,突变位置包括启动子、信号肽区域或决定 AChR 聚合装配的残基序列。形态学研究表明,在肌纤维上跨度增大的小终板数目增加,AChR 在接头皱褶上的分布被稀释而呈斑片样。接头皱褶的完整性被保留,但由于皱褶高度和数目的减少,突触后膜区域大为简化。安全系数因 AChR 缺乏和突触后膜的简化而受到影响,从而降低了突触后膜区域的输入电阻。上述两个因素降低了 MEPP 和 EPP 的波幅。ε 亚单位的低表达或无效突变可部分被少量包含胎儿 γ 亚单位的 AChR 所代偿, 因此对临床表型有减轻作用。非 ε 亚单位的低表达或无效突变可产生两种情况,或者在胎儿期致命,或者因临床表型严重而在出生后早期死亡。因此,多数证实的低表达或无效突变位于 AChR 的 ε 亚单位。

慢通道综合征

在不同 AChR 亚单位发生的致病性突变可通过增加通道开放率、减少通道关闭率或增加与 ACh 的亲和力来延长 AChR 通道的开放时间,从而导致在 ACh 逗留于受体结合位点期间通道反复开放。通道开放延长事件增加了 EPP 的持续时间,从而超出了肌纤维的不应期,由此可诱发重复的 CMAP。延长的突触反应也可引起突触后膜区域阳离子的超负荷、接头皱褶变性伴 AChR 的丢失。安全系数因 AChR 丢失、终板几何位置改变以及生理频率刺激下终板的进行性去极化阻滞而受到影响,从而造成在突触后膜复极化之前每一连续的 EPP 均发生于前一个减弱的 EPP 之后。

快通道综合征

在不同 AChR 亚单位发生的致病性突变可通过减少通道开放率、增加通道关闭率、降低与 ACh 的亲和力或改变通道开放的精确度来缩短 AChR 通道的开放时间, 从而导致通道开放较正常情况下短促。动态突变通常伴有在第二条电位基因上的无效突变,由此动态突变主导临床表型。终板结构正常。神经肌肉传递的安全系数可因通道开放的概率减小而受损,从而降低了 ACh 的突触反应并加速了其衰减。

Rapsyn 缺乏

在 agrin 和 MuSK 的协同作用下,Rapsyn

使 AChR 聚集于接头皱褶的神经末梢区域。Rapsyn 不同域的突变可引起终板 AChR 的缺乏。几乎所有白种人患者携带一常见的 N88K 突变,终板的形态学特点以及妨碍安全系数的因素与原发性 AChR 缺乏类似。

Dok-7 肌无力

Dok-7 是一种肌肉内源性的 MuSK 激活因子,对于神经-肌肉接头的发育和维持有重要作用。临床特点为肢带型肌无力伴程度相对轻的面肌、颚肌和颈肌无力。虽然眼睑下垂较为常见,但眼球活动通常不受累。神经肌肉接头由单一或多个小的区域组成。突触后膜的皱褶较正常情况下减少,同时伴有进行性终板破坏以及新的终板形成。对于神经肌肉传递的不同参数(MEPP 波幅、量子释放、AChR 含量),其降低情况因不同患者而异。神经-肌肉传递的安全系数可能因为多因素而受损,因此在不同患者身上产生的影响会有一定差异。

突触囊泡缺乏伴量子释放减少

在单个接受检测的患者身上,神经冲动释放的量子数量由于能迅速释放的量子数减少而减少。电镜可发现 EPP 的量子含量减少,归因于能迅速释放的量子数减少,这与神经末梢的囊泡密度下降相一致。

先天性 Lambert-Eaton 样综合征

在一个 CMS 病例的肌电图上发现与获得性自身免疫性 LES 类似的表现。而在另一个患者身上则发现,神经冲动释放的量子数由于量子释放的可能性下降而减少。电镜未发现终板有结构性异常。

β₂-层粘连蛋白肌无力

β₂-层粘连蛋白由 LAMB2 基因编码,是构成多种组织基底层的组件,在肾脏、眼和神经-肌肉接头高度表达。体外的微电极研究发现了神经冲动释放的量子减少和 MEPP 波幅降低,神经末梢异常变小并被施万细胞所包围,突触间隙增宽,突触皱褶简化。

Agrin 缺乏导致的 CMS

Agrin 由 AGRN 基因所编码,是由神经末梢分泌到突触基底层的多域蛋白多糖。靠近 Agrin 肌肉异构体的 C 端包含了 A 和 B 区域。Agrin 磷酸化,由此通过其受体 LRP4 激活 MuSK。两个伴有眼睑下垂但眼球活动正常的同胞患者仅有轻度面肌和髋部肢带肌无力,在 a-grin 的 A 区有纯合错义突变。光镜显示有新形成的、部分失神经支配的和重塑的终板。电镜可见部分被废用和使用的突触后区域。终板处的 AChR 聚集却未受影响,但每一终板的 AChR 数目尚未有研究测定。

MuSK 缺乏导致的 CMS

在 agrin 和 LPR4 的作用下,MuSK 在突触的成熟和维持过程中发挥重要作用,引导缔合蛋白在突触后膜聚集 AChR。在一个家系中,发现在终板有变异蛋白的表达和稳定性下降、AChR 聚集减少和 AChR 的表达减少。安全系数因为 AChR 的缺乏而受到影响,但尚未有研究对终板的完整结构做出评判。

Na⁺通道肌无力

在迄今为止报道的 1 例患者中,神经冲动释放的量子和 EPP 的波幅是正常的,但超过阈值的 EPP 不能产生肌肉动作电位。本病可归因于 NaV1.4 通道 Ⅳ 区的连接子 S4/S5 的 p.V1442E 突变所致。这一突变加速了 NaV1.4 在静息膜电位时的快速失活,从而导致在静息状态下大多数通道处于无反应状态,同时也可增强离子通道的使用-依赖性失活。终板没有结构的异常。

网格蛋白缺乏导致的 CMS、肌营养不良和单纯性大疱性表皮松解

网格蛋白是一种中间丝相关蛋白,其通过异构体依赖模式在很多细胞和组织中发挥维系细胞内部骨架的作用。肌肉中的网格蛋白缺乏导致肌纤维的锚定障碍、细胞器功能异常、

肌膜崩解和接头皱褶变性。皮肤的网格蛋白缺乏引起皮肤上皮的连接离断和单纯型大疱性表皮松解。神经肌肉传递的安全系数因终板几何学异常、突触后膜的 AChR 和 NaV1.4 而丢失受损。

伴胎儿运动功能丧失和畸形的产前 CMS

胎儿运动减少可导致宫内生长迟缓、多发关节挛缩、皮下水肿、翼状胬肉(颈部、腋窝、肘部、手指或腘窝皮肤增厚)、肺发育不全以及其他先天畸形。本综合征常为致命性,非致命类型也称为 Escobar 综合征。胎儿运动功能丧失的原因众多,由神经肌肉传递障碍所致者包括 AChR 抗体阳性的母亲通过胎盘将含有高滴度补体–固定的 γ 亚单位抗体垂直传播给胎儿。AChRγ 亚单位基因突变和非 ε 亚单位、RAPSN 以及 DOK7 基因严重或无效突变均可引起胎儿运动功能丧失和先天畸形。

CMS 的诊断

如果从出生起或儿童早期即出现易疲劳并伴有眼外肌、躯干肌和肢体肌无力;有类似家族史;肌电图 2~3 Hz 刺激可见 CMAP 波幅递减;血清 AChR、MuSK 和 P-/Q 型 Ca^{2+} 通道抗体阴性,则有必要进行 CMS 的基因学诊断。然而也有例外,在某些 CMS 中,起病会延迟,肌无力不累及眼外肌,无明确家族史,症状可以是发作性的。此外,EMG 所示异常并非在所有肌肉中均可发现,也并非恒定存在,有时仅在延长的轻度强直刺激下才能引出。框 19.1 总结了提示 CMS 不同特异类型的诊断线索。

当临床信息和肌电图线索均不能提示某种特殊诊断时,通过微电极方法在体外研究神经肌肉传递的专门措施可能有助于正确诊断。然而,此类方法仅在北美或其他地方的少数几个医学中心才能开展。分子诊断是可行的,但花费不菲且不完全,因为迄今为止只有不超过 13 种 CMS 基因可以分析。诊断步骤的指南建

框 19.1　提示先天性肌无力综合征类型的临床线索

AChR 亚单位低表达或无效突变
　早期眼球固定且治疗困难
　非 ε 亚单位突变者的预后比 ε 亚单位突变者差
　胆碱能激动剂治疗有效
慢通道先天性肌无力综合征
　显性遗传
　重复 CMAP
　多数患者的颈肌、腕指伸肌选择性受累
　胆碱能激动剂疗效差,甚至使病情恶化,氟西汀有效
终板乙酰胆碱酯酶缺乏
　重复 CMAP
　胆碱能激动剂疗效差,甚至使病情恶化
　在部分病例中,瞳孔对光反应延迟
　在部分病例中,眼球活动不受影响
　麻黄碱或沙丁胺醇可改善病情
终板 ChAT 缺乏
　复发性窒息发作,自发或由发热、呕吐或激动诱发
　在急性发作间歇期,病情轻重不一或没有肌无力症状
　以 10 Hz 轻度强直刺激 5 min 可引起明显的 CMAP 波幅降低,此后恢复缓慢,超过 6~10 min
　吡啶斯的明治疗有效
缔合蛋白缺乏
　1/4 的患者存在多发先天性关节挛缩
　并发感染可加重肌无力和呼吸功能不全
　眼球活动不受影响;肢带型肌无力
　胆碱能激动剂治疗有效,麻黄碱或沙丁胺醇也可能有效
Dok-7 肌无力
　眼球活动不受影响,多数患者表现为肢带型肌无力
　部分病例有明显的延髓肌无力
　胆碱能激动剂可能加重病情;麻黄碱或沙丁胺醇可改善病情
$β_2$-层粘连蛋白缺乏
　肾病综合征,眼部异常(Pierson 综合征)
　吡啶斯的明无效
网格蛋白相关肌无力
　与肌营养不良和单纯性大疱性表皮松解相关
　胆碱能激动剂无效

AChR, 乙酰胆碱受体;ChAT, 胆碱乙酰转移酶;CMAP, 复合肌肉动作电位。

议如下：

● 根据 CMS 的发生率来进行基因测序。在梅奥的患者系列中，CMS 构成比依次为：CHRNE 占 34%，CHRNA1、CHRNB 和 CHRND 占 19%，RPSN 占 15%，COLQ 占 16%，DOK7 占 10%，CHAT 占 6%；

● 在 RPSN 和 DOK7 中检测常见突变，前者包括 p.N88K，后者包括 c.1124_1127dupT-GCC；

● 在不同种族中检测常见突变，如在吉普赛人的 CHRNE 基因中检测 c.1267delG 突变。

CMS 的治疗

针对 CMS 的合理治疗必须基于正确的诊断。值得注意的是，对某种 CMS 治疗有效的药

胆碱乙酰转移酶缺乏

吡啶斯的明，窒息发作时可肌注甲硫酸新斯的明

Na⁺通道肌无力

吡啶斯的明和乙酰唑胺

肌肉特异性激酶缺乏

吡啶斯的明和 3,4-DAP

Agrin 缺乏

麻黄碱或沙丁胺醇

β₂-层粘连蛋白缺乏

麻黄碱或沙丁胺醇

物可能会对另一种 CMS 无效甚至有害。总体而言，在临床实践中可用腾喜龙试验来评判患者是否对胆碱酯酶抑制剂有效。然而，慢通道综合征和 Dok-7 肌无力患者对腾喜龙可出现短暂反应，但长期应用吡啶斯的明却会加重症状。框 19.2 对不同类型 CMS 的治疗提供了建议。

（赵重波　译校）

框 19.2　先天性肌无力综合征的治疗

目前可用的药物包括 3,4-二氨基吡啶(3,4-DAP)、吡啶斯的明、麻黄碱、沙丁胺醇、氟西汀和奎尼丁。3,4-DAP 可增加神经末梢的量子释放数。乙酰胆碱酯酶(AChE)抑制剂吡啶斯的明可增加突触间隙乙酰胆碱的作用时间，因而每一释放的量子能激活更多数目的乙酰胆碱受体。上述两种胆碱激动剂可协同作用。胆碱拮抗剂奎尼丁和氟西汀是乙酰胆碱受体长时开放通道的阻滞剂，可缩短突触电流的持续时间。沙丁胺醇和麻黄碱的作用机制尚未明确。在美国，3,4-DAP 并未上市，已从食品药品管理局获取审查中的新药批号，特殊情况下可使用。以下列出了用于治疗不同类型 CMS 的药物。

单纯 AChR 缺乏

吡啶斯的明、3,4-DAP 可使 30%~50% 的患者有效；避免使用氟西汀或奎尼丁

慢通道 CMS

氟西汀和奎尼丁有效，避免使用吡啶斯的明和 3,4-DAP

快通道 CMS

吡啶斯的明和 3,4-DAP

AChE 缺乏

避免胆碱能激动剂，麻黄碱或沙丁胺醇可能有效

Rapsyn 缺乏

吡啶斯的明、3,4-DAP、麻黄碱或沙丁胺醇有效

参考文献

Beeson D, Higuchi O, Palace J, et al. Dok-7 mutations underlie a neuromuscular junction synaptopathy. *Science* 2006;**313**:1975–78.

Chevessier F, Faraut B, Ravel-Chapuis A, et al. MUSK, a new target for mutations causing congenital myasthenic syndrome. *Hum Mol Genet* 2004;**13**:3229–40.

Engel AG, Ohno K, Milone M, et al. New mutations in acetylcholine receptor subunit genes reveal heterogeneity in the slow-channel congenital myasthenic syndrome. *Hum Mol Genet* 1997;**6**:753–66.

Engel AG, Ohno K, Sine SM. Sleuthing molecular targets for neurological diseases at the neuromuscular junction. *Nat Rev Neurosci* 2003;**4**: 339–52.

Engel AG, Ohno K, Sine SM. Congenital myasthenic syndromes. In: Engel AG, Franzini-Armstrong C (eds), *Myology*, 3rd edn. New York: McGraw-Hill, 2004: 1755–90.

Harper CM, Fukudome T, Engel AG. Treatment of slow channel congenital myasthenic syndrome with fluoxetine. *Neurology* 2003;**60**:170–3.

Huze C, Bauche S, Richard P, et al. Identification of an agrin mutation that causes congenital myasthenia and affects synapse function. *Am J Hum Genet* 2009;**85**:155–67.

Maselli RA, Ng JJ, Andreson JA, et al. Mutations in *LAMB2* causing a severe form of synaptic congenital myasthenic syndrome. *J Med Genet* 2009;**46**:203–8.

Milone M, Shen XM, Selcen D, et al. Myasthenic syndrome due to defects in rapsyn: Clinical and molecular findings in 39 patients. *Neurology* 2009;**73**:228–35.

Ohno K, Brengman JM, Tsujino A, et al. Human endplate acetylcholinesterase deficiency caused by mutations in the collagen-like tail subunit (ColQ) of the asymmetric enzyme. *Proc Natl Acad Sci USA* 1998;**95**:9654–9.

Ohno K, Tsujino A, Brengman JM, et al. Choline acetyltransferase mutations cause myasthenic syndrome associated with episodic apnea in humans. *Proc Natl Acad Sci USA* 2001;**98**: 2017–22.

Reimann J, Jacobson L, Vincent A, et al. Endplate destruction due to maternal antibodies in arthrogryposis multiplex congenita. *Neurology* 2009;**73**:1806–8.

Selcen D, Milone M, Shen X-M, et al. Dok-7 myasthenia: phenotypic and molecular genetic studies in 16 patients. *Ann Neurol* 2008;**64**: 71–87.

Sine SM, Engel AG. Recent advances in Cys-loop receptor structure and function. *Nature* 2006; **440**:448–55.

Tsujino A, Maertens C, Ohno K, et al. Myasthenic syndrome caused by mutation of the *SCN4A* sodium channel. *Proc Natl Acad Sci USA* 2003; **100**:7377–82.

Wood SJ, Slater CP. Safety factor at the neuromuscular junction. *Prog Neurobiol* 2001;**64**: 393–29.

第三部分

周围神经病

第 20 章

周围神经病的诊断

James C. Cleland1, Eric L. Logigian

解剖

周围神经通过其传入(感觉)、传出(运动)和自主("血管运动"和"发汗")神经纤维在中枢神经系统和外周效应器之间起着传递信息的作用。大多数神经是混合神经,包含上述的三种纤维成分,但也有例外,如皮肤的传入纤维即由感觉和自主神经纤维组成。

感觉神经纤维自外周感受器将信息通过有髓和无髓纤维传导到中枢。疼痛觉和温度觉由皮肤的伤害感受器和游离神经末梢通过"小"的薄髓纤维或无髓轴突(分别为 Aδ 和 C 纤维)传导;而有意识和下意识的本体感觉则由肌梭、机械感受器(如环层小体)、关节囊感受器和 Golgi 腱器感受,通过"大"的厚髓鞘轴突(Aα 和 Aβ 纤维)向中枢传导。感觉神经元或感觉轴索的病变可产生如疼痛和针刺样感觉的"阳性"症状,以及如麻木、平衡困难和非无力状态下的精细动作不能等"阴性"症状。体征可源自"小纤维"损害和"大纤维"损害,前者包括痛温觉缺失、无痛性溃疡或 Charcot 关节病;后者包括关节位置觉和振动觉缺失、腱反射减退、Romberg 征阳性以及肢体或步态感觉性共济失调。

运动神经轴突来自于脊髓腹侧面的前角运动细胞,通过前根出脊髓,并与后根合并形成脊神经根,后者再分成前支和后支,后支支配椎旁的肌肉及其邻近皮肤,前支支配相应脊神经所对应节段的皮肤和肌肉而分别形成所谓的"皮节"和"肌节"。与感觉纤维不同,所有受主动运动控制的运动轴突都是有髓纤维。运动轴突终止于神经-肌肉接头,期间的神经递质乙酰胆碱介导了神经肌肉的信号传递。运动神经元或运动轴突的损害可产生"阳性"症状,如束颤或肌肉痉挛,同样也可产生"阴性"症状,如肌无力及其导致的功能障碍(如远端肌无力引起足下垂和摔倒、手无力、无法打开罐头;而近端肌无力则表现为起立、上楼、伸手过头困难;呼吸肌无力可引起呼吸困难)。体征包括肌萎缩、束颤、骨骼畸形(高弓足、脊柱侧后突)、肌张力降低和肌力下降。

自主神经系统由交感和副交感神经系统共同构成。"颅-骶"副交感系统由第 X 对颅神经(迷走神经)和骶 2 至骶 4 节段脊髓侧索的中间带外侧核神经元共同构成。而交感系统则是由 T1~L2 节段脊髓侧索的中间带外侧核神经元组成。两者无一例外都是由无髓纤维和薄髓纤维构成,支配的末梢器官有汗腺(发汗纤维)、血管(血管运动纤维),以及心脏组织和其他内分泌腺(如肾上腺)。自主神经元或神经轴突损害可导致多汗、唾液增多等"阳性"症状,也可导致直立性低血压、干燥综合征、无汗、运动不耐受、怕热、阳痿以及大小便障碍等"阴性"症状。床旁可见的体征包括体位性低血压(不伴代偿性心动过速)、瞳孔对光反应迟钝和皮肤干燥。

★ 要点和诀窍

如果症状和体征仅提示三种纤维中的某一种受损时,鉴别诊断的范围将大大缩小。如严重的感觉神经病伴肢体或躯干的感觉性共济失调所提示的病因有限(主要是副癌综合征、干燥综合征、一部分毒物中毒和很少见的遗传性感觉神经病)。单纯肌无力的周围性因素仅限于运动神经病,包括多灶性运动神经病,或某些急性和慢性炎性脱髓鞘性多发性神经病。纯自主神经病见于急性全自主神经病(可以在感染后发生)、纯自主神经功能衰竭,或仅作为免疫介导性疾病的一种表现。

病例 1

65 岁女性哮喘患者,主要表现为进行性右足下垂,伴右小腿外侧和足背疼痛麻木。14 天后又出现左手无力和尺侧麻木疼痛感。患者有低热、体重下降 10 kg 和干咳症状。体检证实患者存在右腓总神经和左尺神经中度病变。其全血计数正常,但嗜酸性细胞增高,血沉增快达到 90 mm/h。胸片提示肺间质内薄雾样渗出。电生理检测证实为多灶性单轴突病变,右腓总神经和左尺神经运动及感觉诱发电位波幅降低,而神经传导速度正常,无神经传导阻滞。

讨论

周围神经病的诊断流程有其自身的逻辑性,通过下列提问可以逐步深入:

● 患者的症状定位在哪里(中枢、外周,还是两者合并)?

● 起病是急性、亚急性,还是慢性?病程呈缓解-复发型、进行性,还是稳定型?

● 病损纤维的类型和临床严重程度如何(是运动、感觉,或自主神经)?

● 病损的分布类型(是对称性或非对称性;是近端、远端或同时受累)?

● 是否合并其他系统的症状(如体重下降、皮疹、关节肿大或发热)?

● 家族史中是否存在提示遗传性可能的因素?

● 是否接触神经毒性物质(如药物、职业中毒、酒精),或有营养不良病史?

● 既往病史中是否存在与周围神经病相关的疾病(如糖尿病、肿瘤、结缔组织病等)。

在特定的某根神经支配区域内,发生运动和感觉功能同时受损通常提示为周围神经病变而非中枢损害。本例起病为亚急性,呈阶梯性加重和不对称性。这是一种典型的多发性单神经病,即单根周围神经的运动和感觉功能相继损害,虽然这种情况是血管炎性疾病的典型表现,但其他原因也可有此类似表现,具体见表 20.1。本例患者有哮喘、外周嗜酸性细胞增高和肺内渗出,其均提示为 Churg-Strauss 综合征。其他导致周围神经病疾病的系统性临床表现可参见表 20.2。神经传导检测提示轴索缺失,腓浅神经和邻近的腓骨短肌活检进一步证实坏死性血管炎,而实验室检测则发现显著增高的 p-ANCA (核周型抗中性粒细胞胞质抗体)滴度(抗髓过氧化物酶阳性,或称 anti-MPO 阳性)。

病损分布特征:长度依赖性

大多数周围神经病对神经的损害呈"长度依赖"的特征,即长度越长的神经,受损害的严重程度越重。临床表现为从足部开始起病的感觉、运动和反射损害,并且逐步向上发展累及膝部、手指等。但是也有一些例外,与疾病本身的病理过程有关,如神经滋养血管病变(见于血管炎)时,正如我们的病例,神经功能的缺失呈不对称性或多灶性。此外,如果病变主要累及神经根或神经近端(如急性和慢性炎性脱髓鞘性多发性神经病)、前角运动细胞(如运动神经元病)或背根神经节(如副癌性感觉神经节病)时,近端无力和感觉缺失可成为显著症状。因此,非长度依赖的特征对于缩小周围神经病的鉴别诊断范围有重要的临床价值(见表 20.1)。

病例 2

45 岁男性,进行性四肢远端无力和肌肉萎

表 20.1 周围神经病的病因

病变类型	急性	亚急性或慢性
脱髓鞘改变		
对称性	免疫介导性、AIDP、SLE、HIV 相关 AIDP、莱姆病相关 AIDP 感染,如白喉 中毒、十碳(正己烷)	免疫介导、CIDP、抗 MAG、POEMS 或 Castleman 综合征 遗传性、CMT-1A、CMT-1B(儿童期)、CMT3、CMT4、CMTX 药物,如胺碘酮、心舒宁 中毒,如正己烷、金、砷中毒 脑白质营养不良,如 Krabbe 病、异染性脑白质营养不良、肾上腺脑脊髓病 线粒体病
非对称性/多灶性	免疫介导性、AIDP(罕见) 遗传性,如 HNPP 炎性,血管炎[a]	免疫介导,如 MADSAM、MMNCB、CIDP(上肢变异型) 遗传性,如 HNPP
轴索性		
对称性	免疫介导,如 AMAN、AMSAN 遗传性、卟啉病 中毒,如乙醇、砷、铊、十碳、灭鼠优 药物,如长春新碱、铂类、高剂量维生素 B_6 重症 炎性、血管炎(少见)、冷球蛋白血症	代谢,如糖尿病、肾衰竭、甲状腺功能减退 中毒,如乙醇、砷、铊、丙烯酰胺、有机磷、十碳 遗传性,如 CMT II 型(轴突型 CMT) 感染,如莱姆病、HIV 副癌综合征 浸润性,如淀粉样变性 药物,如长春新碱、铂类、沙利度胺、氨苯砜、核苷类似物 炎性,如结缔组织病、干燥综合征、冷球蛋白血症、乳糜泻
非对称性/多灶性	炎性、血管炎性、神经周围炎 感染性,如麻风、莱姆病 中毒,如铅 副癌综合征(纯感觉性) 代谢性,如糖尿病	炎性,如血管炎、肉样瘤病 感染性,如麻风、莱姆病 浸润性,如淀粉样变性、神经淋巴瘤浸润 炎性,干燥综合征、冷球蛋白血症

[a] 可能与急性运动传导阻滞有关,但是以后以轴索损害为主导。

AIDP/CIDP,急性/慢性炎性脱髓鞘性多发性神经病;AMAN/AMSAN,急性运动型/运动-感觉型轴索型周围神经病;CMT,Charcot-Marie-Tooth 病;NPP,遗传性压力易感性周围神经病;MADSAM,获得性多灶性脱髓鞘性运动感觉神经病;MMNCB,伴传导阻滞的多灶性运动神经病;POEMS,周围神经病、脏器肿大、内分泌病、M 蛋白和皮肤损害综合征。

缩,并伴手足笨拙和跌倒数次。患者自有记忆起就发觉双足无力,追问病史,患者回忆起先前的学校老师曾对自己的动作笨拙有过评语。患者没有阳性的感觉症状和自主神经症状。虽然其家族中很多人有高弓足,但是无明确的家族史。体检发现:高弓足畸形,远端为主的肌无力和萎

表 20.2 周围神经病相关的系统性疾病表现

系统性表现	疾病	系统性表现	疾病
风湿		色素沉着	肾上腺脊髓神经病、POEMS
关节炎	莱姆病、狼疮、类风湿关节炎、肉样瘤病	鱼鳞癣	Refsum 病
		血管角质瘤	Fabry 病
破坏性关节病	糖尿病、麻风、遗传性周围神经病	米氏线	砷中毒、铊中毒
		脱发	铊中毒
血液系统		结节性红斑	肉样瘤病、结缔组织病
肝脾肿大	POEMS、骨髓瘤、淀粉样病	巨舌	淀粉样病、维生素 B_{12} 缺乏
淋巴结肿大	POEMS、Castleman 综合征、淋巴瘤、HIV 感染、肉样瘤病	神经增粗	遗传性周围神经病、麻风
		雷诺现象	冷球蛋白血症、结缔组织病
伴或不伴贫血的巨红细胞血症	砷中毒、维生素 B_{12} 缺乏	结节	类风湿关节炎
		卡波西肉瘤	HIV
肾脏	HIV 病	**心血管**	
	Fabry 病	心衰	淀粉样变
	乙型和丙型肝炎	肥厚型心肌病	Freidreich 共济失调
	糖尿病	心包炎/心包渗出	狼疮、副癌综合征
	系统性血管炎	心脏传导障碍	线粒体病
	狼疮	**呼吸系统**	
	淀粉样病	杵状指	副癌综合征、肉样瘤病、炎性肠病
胃肠道	乳糜泻		
	砷中毒、铊中毒、铅中毒	肺间质病	结缔组织病
	卟啉病	肺门腺病	肉样瘤病
	营养不良性维生素缺乏（硫胺素、B_{12}、铜）	**内分泌**	
		男性乳房肥大	Kennedy 病
皮肤		甲状腺功能减退	POEMS
紫癜	系统性血管炎、冷球蛋白血症	糖尿病	线粒体病
色素减少	麻风	**多系统损害**	重症神经肌肉病

缩,广泛的腱反射消失。神经传导检测提示运动神经传导速度一致下降(平均的传导速度,或 CV=22 m/s)。感觉神经和运动神经诱发电位波幅下降,下肢更为显著。

诊断:PMP22 基因重复所致的 Charcot-Marie-Tooth (CMT)-1A 型。

该患者具有许多遗传性周围神经病的特征性表现,如病程长、进展慢、缺少感觉系统的"阳性"症状,并且具有骨骼畸形(高弓足)。详尽的病史询问有助于发现一些在出现明显无力前轻微的神经系统病变特征(如儿童期

注意事项:骨骼畸形

虽然足畸形常见于遗传性周围神经病,但也可见于中枢神经系统疾病, 如 Friedreich 共济失调或遗传性痉挛性截瘫等。脊柱畸形,如驼背或脊柱侧弯,即使非特异性,也常提示有遗传性周围神经病的可能,需要进一步明确。足部畸形既可以表现为高弓足,也可表现为平足,两者具有相似的诊断效率,因为都是反映足内肌的肌力下降伴足外肌群肌力、踇趾背屈和跖屈相对保存。最后,足部畸形在很少情况下可见于慢性获得性周围神经病(如长期的 CIDP)患者。

出现的动作笨拙）。肌无力呈长度依赖性，而且有可能非常严重。但是只有当患者出现相关功能障碍以及发生残障时（如跌倒），患者才有可能就医。在绝大多数遗传性周围神经病变的综合征中，只有一种情况呈非长度依赖特征，就是遗传性压力敏感性周围神经病（hereditary neuropathy with pressure palsy, HNPP），由 PMP22 缺失所致（见第 21 章）。

病例 3

75 岁男性，进行性上楼困难和右手笨拙 9 个月，并伴双手肌肉萎缩。近半年内尚出现间歇性吞咽困难和体重下降 5 kg。患者无感觉症状。体检发现双手内肌萎缩，肢体和躯干散在的束颤，以及非对称分布的肢体近端和远端无力。腱反射介于正常至活跃间，右跖反射(+)。患者尚有语带鼻音、咳嗽力弱、仰卧位呼吸困难伴反常腹式呼吸。感觉系统无阳性体征。

诊断：肌萎缩侧索硬化症

本例为典型的中度进展的运动神经元病，表现为进行性的近端和远端肌无力和肌肉萎缩，伴延髓麻痹、呼吸功能障碍和体重下降。虽然本病诊断并不困难，但是常常无法早期诊断，当患者在病程早期仅仅出现非常轻微的征象时更是如此。患者除有运动神经元病变体征，缺少感觉症状伴进行性肢体或延髓肌无力者也可以提示为肌病、神经-肌肉接头病变，或伴神经传导阻滞的运动神经病（motor neuropathy with conduction block, MNCB）。如果发现这种患者在肌萎缩的基础上存在活跃的腱反射，则强烈提示上、下运动神经元同时受损，如肌萎缩侧索硬化症（amyotrophic lateral sclerosis, ALS）。相反，有显著的肌无力而不伴肌萎缩或反射亢进时，需要想到 MNCB。神经-肌肉接头病变的患者（如重症肌无力）常主诉波动性而非进行性肌无力，并且不具有上运动神经元损害的体征，而且眼球运动通常受累，这在 ALS 中几乎不存在。除一些例外（如包涵体肌炎），肌病主要表现为近端为主的肌肉损害，呈对称性分布，肌萎缩与肌无力相称，而腱反射始终存在。

⚠ 注意事项：骨骼畸形

正常老化

一个相对常见的诊断失误在于无法正确区分周围神经系统的正常老化和病理过程。如在 5% 的年龄 >50 岁和近 30% 的年龄 >70 岁的人群中，踝反射可出现降低或缺如。此外，老年人的大纤维功能（如振动觉）和小纤维功能（如冷热觉）都可能下降，因此适用于其他人群的感觉定量测试并不适用于 70 岁以上人群。而振动阈值的常用床旁评估方法，即用 128 Hz 音叉以最大的振动强度检测患者的感知时间，对于 70 岁以上的人群，超过 3 s 即可认为正常。虽然振动觉随着年龄增长呈生理性减退，但是关节位置觉应相对保留。进一步而言，除非存在提示神经病理性病变的证据（如麻木、感觉减退、肌无力或异常性疼痛），不能认为患者的上述表现是周围神经病的表现。

病例 4

65 岁男性，结肠腺癌，其以化疗为辅助治疗（5-氟尿嘧啶、奥沙利铂和叶酸），在每次静脉滴注化疗药物数小时后均出现间歇性双足麻木，而 6 个月化疗疗程结束后，在以后的 6 个月内患者出现双下肢明显的麻木感，从足部向上发展至小腿，并出现双手指尖麻木，左右对称。体检发现双侧小腿中部以下和手腕腕纹以下针刺觉减退，骨盆以下振动觉减退，双足关节位置觉显著减退，踇趾背伸肌力轻度下降。踝反射和膝反射消失，肱二头肌和肱三头肌反射渐弱。电生理检测进一步证实了长度依赖性轴索型运动、感觉神经病，表现为腓肠神经动作电位缺如和下肢远端 CMAP 波幅下降。

诊断：奥沙利铂化疗相关的中毒性多发性周围神经病

本例患者体现了中毒性多发性周围神经病的经典因果关系特征。如果患者所接触的毒性物质浓度很低，而且呈慢性持续接触时，则患者首发症状的起始时间就变得不那么清晰，因此需要对所接触的毒性物质进行深入了解。本例患者具有对称发病、长度依赖、感觉损害占主导等特征，这些都是大多数中毒性神经病的典型表现。此外，周围神经病变可以在脱离致病毒物后进一步加重（称为"滑行"现象）。轴索性周围神经病在早期可表现为肢体远端腱反射消失而上肢近端腱反射相对保留，后期则腱反射全部消失；脱髓鞘性周围神经病早期即可出现所有反射同时减退或消失，这几乎成为一种规律。除少数例外情况，几乎所有的中毒性神经病变都是轴索型（见表 20.1）。中毒性神经病患者的疼痛症状轻重不一，但在某些疾病中则是显著的症状（如铊中毒）。自主神经功能可能不受损或轻度受累，但某些毒物的急性大剂量中毒（如灭鼠优、砷、有机磷、正己烷和丙烯酰胺）时，自主神经损害可以非常显著。肌无力一般都在后期出现，限于肢体远端肌，且程度较轻，但同样有例外（如 CMT 患者使用长春新碱后，或铅中毒和六碳类中毒）。最后，即使患者有典型的大纤维型感觉损害表现，但如果患者的远端腱反射仍保存，则需要考虑脊髓病变或脑部病变，其可以和周围神经病共存（如维生素 B_{12} 缺乏所致亚急性联合变性或铜缺乏）。

辅助检查

电诊断测试

根据临床表现而针对性进行的神经传导研究和针电极肌电图（EMG）能提供非常有用的诊断线索，可以证实大纤维神经病的存在，并确定病理特征（如轴索损害或脱髓鞘）、严重程度、病程长短以及是否具有长度依赖的特点。但是必须牢记，这些电诊断测试无法发现纯粹的"小纤维"型感觉神经病和自主神经病，此时需要其他的检测方法（见下文）。

神经和皮肤活检

神经活检对于诊断炎性、浸润性或感染性周围神经病非常重要。最常选取的是腓肠神经、桡浅神经或腓浅神经的感觉支，由于后者和腓骨短肌非常邻近，取材时可以同时取材该肌肉，从而使得血管炎性周围神经病的诊断率从约 50% 提高到 75%。皮肤穿刺活检检测表皮下神经纤维密度（epidermal nerve fiber density, ENFD）的技术对于临床确诊多发性、小纤维感觉神经病非常有价值，表现为 ENFD 减少。而比较近端（如大腿）和远端（如踝部）的 ENFD 可以进一步确定这种表皮内神经纤维密度的下降是否具有长度依赖的特征。

实验室检查

表 20.3 从临床关键点和神经电生理开始列举了相关的实验室检测方法。神经活检限于对血管炎性周围神经病或炎性周围神经病的诊断。当怀疑为脱髓鞘性多发性周围神经病（如急性或慢性炎性脱髓鞘性多发性神经病）时，应进行脑脊液检测。部分检测的用处有限，仅可作为筛查（如重金属测定），但是在某些特定的情况下通过适当的组织标本（如血、尿、头发）进行相关检测则非常有用。同样，在作为筛查工具时，基于抗体和基因的标准化检测"套餐"，虽然其成本-效益并不划算，但对于高度怀疑为抗体介导的周围神经病或遗传性周围神经病而言，则非常有益。

自主神经功能检测和感觉功能定量检测

最基本的自主神经功能测定是在床旁进行的对直立后血压和心率的变化，以及 Valsalva 动作后 R-R 间期的检测。更为详尽的检测必须在相当成熟的实验室中进行，包括血管运动和发汗运动的定量定性测定、皮肤交感反应和受温度调控的发汗测试。QST 可以同时对大纤维功能（通过振动阈值测定）和小纤维功能（通过冷觉、热觉和痛觉阈值测定）进行评估，并可以与同龄的正常人进行对照研究。

表 20.3　周围神经病实验室检测的选择

周围神经病类型	急性	亚急性或慢性
脱髓鞘改变		
对称性	腰穿(蛋白、细胞计数)	腰穿(蛋白、细胞计数)
	HIV 血清学、莱姆病滴度、ANA	血清/尿蛋白电泳、免疫固定电泳
		HIV 血清学
		抗体检测：MAG、GD1A、GD1B、硫酯
		遗传学检测，如 PMP22、MPZ、Cx32
		自身免疫：ANA、Ro、La
		骨髓穿刺和骨髓活检
		脑 MRI(脑白质营养不良)
		VLCFA 分析
		芳基硫酯酶 A 水平
非对称性/多灶性	神经活检	腰穿
	腰穿	抗体检测：GM1(IgM)
	遗传：PMP22 缺失	遗传：PMP22 缺失
轴索性		
对称性	腰穿	生化：肝肾功能、甲状腺功能、空腹血糖、GTT、糖化血红蛋白
	尿卟啉	
	进行血、尿、头发机体标本的重金属筛查	维生素 B$_{12}$ 浓度、硫胺素分析
		CMT Ⅱ 型的相关遗传学分析
	抗 GM1 抗体(IgG)	HIV、莱姆病的血清学
	神经活检	副癌综合征检测组件
		组织活检发现淀粉样物质沉积
		家族性淀粉样周围神经病的遗传学检测
		自身免疫：ANA、Ro、La、RF、补体
		唇腺活检(干燥综合征)
		乳糜泻抗体
非对称性/多灶性	神经活检	神经活检
	血清自身抗体：p-ANCA、ANA	腰穿
	冷球蛋白	莱姆病滴度
	ACE 水平	组织活检发现淀粉样物质沉积
	肝炎血清学	家族性淀粉样周围神经病的遗传学检测
	莱姆病滴度	人体 CT 扫描
	铅水平	自身免疫：ANA、Ro、La、RF、补体
	副癌综合征检测组件	唇腺活检(干燥综合征)
	血糖检测、糖化血红蛋白、GTT	

ACE,血管紧张素转化酶；ANA,抗核抗体；CMT,Charcot-Marie-Tooth 病；GTT,糖耐量试验；MAG,髓鞘相关糖蛋白；p-ANCA,核周型抗中性粒细胞胞浆抗体；PMP22,周围神经髓鞘蛋白 22；RF,类风湿因子；VLCFA,非常长链脂肪酸。

（董继宏　译　卢家红　校）

参考文献

Asbury AK, Gilliat RW, eds. The clinical approach to neuropathy. In: *Peripheral nerve disorders.* Butterworths, London, 1984: 1–20.

Dyck PJ, Litchy WJ, Lehman KA, et al. Variables influencing neuropathic endpoints: The Rochester Diabetic Neuropathy Study of Healthy Subjects. *Neurology* 1995;**45**:1115.

Griffin JW, Hseih S-T, McArthur JC, Cornblath DR. Laboratory testing in peripheral nerve disease. *Neurol Clin* 1996;**14**:119–33.

Kennedy WR, Said G. Sensory nerves in skin answers about painful feet? *Neurology* 1999; **53**:1614–15.

Lewis RA, Sumner AJ. The electrodiagnostic distinctions between chronic familial and acquired demyelinative neuropathies. *Neurology* 1982;**32**:592–6.

Light AR, Perl ER. Peripheral sensory systems. In: Dyck PJ, Thomas PK, Griffin JW, Low PA, Poduslo JF (eds), *Peripheral Neuropathy*, 3rd edn. Philadelphia, PA: WB Saunders Co., 1993: 149–65.

Logigian EL. Approach to and classification of peripheral neuropathy. In: Samuels MA, Feske S. (eds), *Office Practice of Neurology.* Edinburgh: Churchill Livingstone Inc., 1996: 492–7.

Logigian EL, Kelly JJ, Adelman LS. Nerve conduction studies and biopsy correlation in over 100 consecutive patients with suspected polyneuropathy. *Muscle Nerve* 1994;**17**:1010–20.

Low PA. Quantitation of autonomic function. In Dyck PJ, Thomas PK, Lambert EH, Bunge R (eds), *Peripheral Neuropathy.* Philadelphia, PA: WB Saunders Co., 1993: 729–45.

Lynch DR, Chance PF. Inherited peripheral neuropathies. *The neurologist* 1997;**3**:277–92.

Mendell JR, Cornblath DR. Evaluation of the peripheral neuropathy patient using quantitative sensory testing. In: Mendell JR, Kissell JT, Cornblath DR. *Diagnosis and Management of Peripheral Nerve Disorders.* New York: Oxford University Press, 2001: 38–42.

Neundorfer B, Grahmann F, Engelgardt A, Harte J. Postoperative effects and value of sural nerve biopsies: a retrospective study. *Eur Neurol* 1990;**30**:350–2.

Periquet MI, Novak V, Collins MP, et al. Painful sensory neuropathy prospective evaluation using skin biopsy. *Neurology* 1999;**53**:1641–7.

Said G, Lacroix-Ciaudo C, Fujimura H, Blas C, Faux N. The peripheral neuropathy of necrotizing arteritis: a clinicopathological study. *Ann Neurol* 1988;**23**:461–5.

第 21 章

遗传性运动感觉神经病

Araya Puwanant, David N. Herrmann

遗传性运动感觉神经病（hereditary motor and sensory neuropathy，HMSN）是遗传性神经病中最为常见的一种，患病率可达 1/2500（表 21.1）。"HMSN"这个名称通常与 Charcot-Marie-Tooth 病(CMT)相互通用，但现在越来越多的 HMSN 亚型已经借助 CMT 遗传学分型进行命名。本章重点阐述 CMT 以及与之相关疾病遗传性压力敏感性周围神经病(hereditary neuropathy with liability to pressure palsies,HNPP) 的诊断以及对这些患者的照顾。

Charcot-Marie-Tooth 病的症状和体征

CMT 是一组遗传异质性疾病。大多数患者都具备了"经典 CMT"的特征表现（表 21.2）。典型症状一般发生于 20 岁以内，但部分患者在成年晚期发病。隐匿起病的、由双足和小腿远端开始的对称性肢体无力和萎缩是"典型 CMT"患者的标志性临床特征，早期运动技能正常，但儿童期常被看作是"笨拙的"跑步者或是"软脚踝"的孩子。到了青春期，高弓足伴锤状趾或者扁平足成为其非常显著的体征，并可因此而就医。此后患者逐步出现双手无力和感觉缺失并导致功能障碍，如无法扣住和解开纽扣。

"典型 CMT"患者可能会主诉脚/腿像没有知觉一样，但和获得性周围神经病不同，很少患者报告阳性感觉症状。疼痛症状可能非常显著，尤其是下肢/足部更为明显，甚至可表现为骨骼

表 21.1 遗传性周围神经病(inherited neuropathies ,IN)

孤立性 IN	IN 作为多系统疾病的表现之一
遗传性运动感觉神经病（包括 Charcot-Marie-Tooth 病）	家族性淀粉样变性周围神经病
遗传性压力易感性周围神经病(HNPP)	与脂质代谢异常相关（如 Fabry 病）
遗传性感觉神经病或感觉和自主神经病	线粒体病
遗传性运动神经病	卟啉病
遗传性痛性肌萎缩	与遗传性共济失调相关
	与 DNA 修复异常相关
	其他

Adapted from Reilly MM, Shy ME. Diagnosis and new treatments in genetic neuropathies. *J Neurol Neurosurg Psychiatry* 2009;80:1304–1314, with permission of BMJ publishing Group Ltd.

表 21.2　CMT 与慢性获得性周围神经病(如糖尿病周围神经病)的临床鉴别特征

遗传性周围神经病	获得性周围神经病
数十年内出现症状	数月内出现症状
远端肌无力和萎缩明显	远端肌无力和萎缩在晚期出现
阳性感觉症状很少作为主诉或者主要症状	阳性感觉症状(如针刺感)常早期出现
足部畸形(高弓足、锤状趾、平足)	无足部畸形
周围神经病或足部畸形阳性家族史	无家族史

肌痛性痉挛或神经病理性疼痛。

体检可发现肌无力和肌肉萎缩,以足内肌和踝关节周围肌明显,其中踝关节背屈无力较跖屈无力更为突出。随着病情进展,手内肌和肢体近端肌逐步受累。腱反射缺失的情况由CMT 亚型所决定,但各亚型都有踝反射消失,而且大多数是腱反射广泛消失。振动觉和针刺觉的缺失因人而异,但都具有长度依赖的特征,病情较重者会有明显的远端深感觉缺失。随着肌无力和感觉障碍的发展,患者出现足下垂、感觉性共济失调和跌倒,因此患者往往使用踝足矫形器(ankle foot orthose, AFO),或拐杖,或助步器,但很少达到需要轮椅的地步。

CMT 有时可出现其他临床表现,包括上肢姿势性震颤、声带麻痹导致构音障碍、膈肌无力导致呼吸困难、瞳孔功能异常、肢体远端溃疡性毁损以及脊柱侧弯。而这些附带的临床表现常常帮助我们定向特殊的遗传分型。

CMT 和 HNPP 的临床分类

与 HMSN 有关的约 40 个基因上存在数百种突变。目前,近 85% 的脱髓鞘型和 30% 的轴索型 CMT 患者已经能得到准确的遗传学诊断。随着有关遗传性周围神经病遗传学知识的激增,以往对本病的分类基于临床和电生理(HMSN1~7),而目前已转变成综合遗传方式(常染色体显性遗传、常染色体隐性遗传,或X-性联遗传)、神经传导(脱髓鞘型、轴索型、介于两者之间型)和特定遗传缺陷而成的分类

体系(表 21.3)。HNPP 常呈散发型多灶性神经病而罕为 CMT 表型,因此从 CMT1 中被独立出来。

CMT 神经病和 HNPP 的特殊类型(表 21.3)

CMT1

CMT1A 是最常见的 CMT,占 CMT1 的70%~90% 和占所有 CMT 的 50%。其发病是由于染色体 17p.11 上长度为 1.5 Mb 的片段复制所致。该染色体含有周围髓鞘蛋白 22(peripheral myelin protein 22,PMP22)基因,PMP22过度表达成为 CMT1A 的发病基础。另有 10%的 CMT1A 患者存在 PMP22 的新复制,表现为散发型 CMT1A。CMT1A 患者通常表现为“典型 CMT”,即 20 岁以内发病、寿命不受影响,但病情严重程度可因人而异,患者最后常需要背带或者其他助步设备,但很少需要依靠轮椅生活。有时患者出现脊柱侧弯、上肢姿势性震颤,或者听觉和呼吸受累。神经传导检测提示脱髓鞘型周围神经病,且上肢的运动神经传导速度均介于 10~38 m/s 之间。

CMT1B 是由于位于 1 号染色体上的髓鞘蛋白零基因(myelin proten zero,MPZ)突变所致,占 CMT1 的 5%。该基因对于维持髓鞘的正常结构和功能非常重要,与 CMT 相关的 MPZ 点突变超过 120 个。患者可能表现为“典型 CMT”,但更可能表现为程度更为严

表 21.3　遗传性运动感觉神经病新分类

遗传学前分类	遗传学新分类
HMSN1:正中神经或尺神经运动神经传导速度<38 m/s HMSN1A	CMT1A-F 关键基因:PMP22 复制、MPZ、LITF/SIMPLE、EGR2、 　NEFL 基因突变
HMSN1B HMSN1X	CMT1X(X- 性联) 关键基因:GJB1
HMSN2(轴突优势型):正中神经或尺神经运动神经传 　导速度>38 m/s	AD-CMT2A-N 部分关键基因:MFN2、KIF1B、RAB7、TRPV4、GARS、 　NEFL、HSPB1 和 HSPB8、MPZ、DNM2、YARS、BSCL2 AR-CMT2(非常罕见) 有些包括层粘连蛋白 A/C、GDAP1
HMNS3:Déjérine-Sottas 综合征/先天性髓鞘形成不足 　性周围神经病;严重、早发,神经传导速度<10 m/s	HMSN3 或 CMT3 关键基因:PMP22、MPZ、EGR2、PRX 点突变
HMSN4:隐性遗传、脱髓鞘型	CMT4A-J 较常见的基因:GDAP1(CMT4A)、SH3TC2(CMT4C)、 　PRX(CMT4F)
HMSN5:显性遗传、轴索型、伴痉挛性截瘫	部分患者为 MFN2 和 BSCL2 突变
HMSN6:轴索型、伴视神经萎缩	部分患者为 MFN2 突变
HMSN7:轴索型、伴色素视网膜炎	?
其他,如腊肠体样周围神经病	HNPP PMP22 缺失、点突变

AD, 常染色体显性遗传;AR, 常染色体隐性遗传;BSCL2,Berardinelli-Seip 先天性脂肪代谢障碍 2;CMT,Charcot-Marie-Tooth 病;DNM2,动力蛋白 2;EGR2,早生长反应蛋白 2;GARS,甘氨酰 -tRNA 合成酶;GDAP1,糖脂诱导的分化相关蛋白;GJB1,缝隙连接蛋白 β-1;HMSN,遗传性运动感觉神经病;HNPP,遗传性压力易感性周围神经病;HSP,热休克蛋白;KIF1B,驱动蛋白 1B;LITAF,脂多糖诱导的肿瘤坏死因子 α;MFN2,线粒体融合蛋白 2;MPZ,髓鞘蛋白零基因;NEFL,神经丝轻多肽;PMP22,外周髓鞘蛋白 22 基因;PRX,表胶质蛋白;SH3TC2,SH3 区域和肽重复序列结构域 2;TRPV4,短暂受体蛋白阳离子通道亚族 V 第 4 位;YARS,酪氨酸-tRNA 合成酶。

重、发病年龄更早的 CMT,可导致患儿独立行走迟滞,而且神经传导速度<10 m/s(HSMN Ⅲ型),或是在成人期起病,但传导速度减慢各不相同。

X-性联显性遗传 CMT(CMT 1X)属于第二常见的 CMT(占 10%),发病与编码连接素 32 的缝隙连接蛋白 β-1(GJβ1)基因突变相关。男性发病较女性更早,程度更重。电生理检查提示传导速度降低介于脱髓鞘和轴索变性之间,为 25~45 m/s,而且男性较女性传导速度更低。

基础知识回顾

MPZ 突变可表现为以下各种 CMT 表型:

● CMT1B:早发型"典型 CMT"。

● HMSN Ⅲ (DSN-CHN):婴儿或儿童早期发病的、最为严重的 CMT,神经传导速度显著减慢(<10 m/s)。

● CMT2I/J:晚发型 CMT2,非常严重,伴有瞳孔异常、耳聋,并可能有吞咽困难。

● 显性中间型 CMT:病情轻重不一。

注:CHN, 先天性低髓鞘形成性周围神经病;DSN, Déjérine-Sottas 周围神经病。

遗传性压力易感性周围神经病

HNPP 是与 CMT1A 相同等位基因突变的常染色体显性遗传病,85%~90%的患者为 PMP22 基因缺失,10%的患者为 PMP22 点突变。本病常表现为反复发作性、无痛性周围神经嵌压病(如正中神经的腕管内嵌压、腓总神经的膝部嵌压)。这种局灶性周围神经病可以自发缓解,但随着时间延长,神经病理性改变将持久存在。一些不经意的压迫(如斜靠在肘关节上、跷二郎腿、下蹲或手术中的体位摆放)即可导致所在部位的神经损害。本病所表现的局灶性神经病常发生在一个轻度的、非对称性多发性周围神经病的背景上,也使无痛性臂丛神经病更易于发生。暴发型 HNPP 是一种少见的情况,临床表现类似于多灶性单神经病。

电生理表现为多灶的、脱髓鞘性神经病变,并伴明显的运动远端潜伏期和感觉潜伏期延长。在经典的易嵌压部位,常表现为传导阻滞。腓肠神经活检(一般很少作为诊断手段)可见局部髓鞘增厚,如洋葱皮样改变。如果不认识本病,患者常接受不必要的神经减压术,或因误诊为获得性炎性脱髓鞘性周围神经病而得到免疫抑制治疗,而且也无法得到避免周围神经发生嵌压的合理忠告。

CMT2 (显性轴突型 CMT)

CMT2 占所有 CMT 的 25%~30%,属于诊断不足的亚型,因为只有在 30%的家族中发现了致病的基因突变。线粒体融合蛋白 2(mitofusin 2,MFN2)突变是造成 CMT2 的原因,占 CMT2 的 20%,典型表现为远端肌萎缩和肌无力占优势,感觉障碍以下肢较上肢更为显著。但是也有轻型、晚发型或无症状型的病例。有些 MFN2 的突变可导致视神经萎缩合并 CMT(HMSN6),而另外一些突变则造成轴突型周围神经病伴双下肢反射亢进(HMSN V)(见表21.3)。MFN2 突变可导致线粒体融合障碍和线粒体动力异常,但如何造成 CMT 目前尚不清楚。

★ 要点和诀窍

鉴别 CMT2 中不同表型的、实用的临床表现

CMT2 病	相关基因	临床表现
CMT2A	MFN2	经典 CMT 表型,常伴视神经萎缩或锥体束征
CMT2B	RAB7	显著的感觉缺失,溃疡性毁损
CMT2C	TRPV4	早期发生声带和膈肌受累,近端肌无力
CMT2D	GARS/BSCL2	运动受累和上肢受累占优势
CMT2I/J	MPZ	晚发型;瞳孔异常;听力丧失;疼痛;可能吞咽困难
CMT2H/K	GDAP1	早发型(<2 岁);病情严重;通常伴声带麻痹

BSCL2,Berardinelli-Seip 先天性脂肪代谢障碍2;GARS,甘氨酰-tRNA 合成酶;GDAP1,糖脂诱导分化相关蛋白;MFN2,线粒体融合蛋白2;MPZ,髓鞘蛋白零基因;RAB7,小 GTP 酶晚期溶酶体蛋白;TRPV4,短暂受体蛋白阳离子通道亚族 V 第4位。

常染色体隐性 CMT

隐性 CMT 在所有 CMT 中所占的比例少于10%,但其中的绝大多数为近亲繁衍。脱髓鞘型较轴索型更为常见。

CMT4(隐性脱髓鞘型 CMT)

至少有9个基因与 CMT4 有关。其中大多数的基因型都在婴儿期和儿童早期发病,病情严重。其中以 CMT4C 最为常见,突变位点在含有蛋白2的 SH3 区域和肽重复序列结构域(SH3TC2),主要临床特征为儿童期起病的、显著的脊柱侧弯。SH3TC2 基因突变所致的周围神经病严重程度不一,但通常比 CMT4 的其他亚型程度更轻、进展更慢。

常染色体隐性 CMT2（AR-CMT2）

隐性轴突型 CMT，曾在 CMT4 中被定为各种亚型，或作为 AR-CMT2，相当罕见，突变的基因位于核被膜蛋白-核纤层蛋白 A/C 和糖脂诱导的分化相关蛋白（ganglioside-induced differentiation-associated protein 1, GDAP1）。

中间型 CMT 病

某些 CMT 的神经传导速度下降介于中间（25~45 m/s），分类中归入显性中间型 CMT（dominnat intermediate CMT，DI-CMT），部分致病基因已经确定。酶动力蛋白 2 突变可致 DI-CMT，其发病在 20 岁以内，进展缓慢。部分突变可导致先天性白内障和中性粒细胞减少症。酶动力蛋白 2 突变尚可导致某些中央核肌病，并可伴发轻度的远端轴索性周围神经病。酪氨酰-tRNA 合成酶基因（YARS）突变也可导致 DI-CMT，其发病年龄可从儿童期至成人，进展缓慢。

CMT 的确诊策略

临床评估

病史中必须体现患者自幼运动发育和智力发育的时间表、周围神经病症状的起始时间、病程演变的过程和功能受限的程度。详尽的家族史必须包括第一代至第三代的近亲。患者通常因为家族中无人被诊断为周围神经病或足部畸形而不能意识到相关病史。充分诊断 CMT 的关键是确定遗传类型。如果男性-男性，则 X-性联的可能不大。有些 CMT 常为新的基因突变，因此并非所有患者都有家族史。必须对患者进行内科系统和神经系统的体检来发现 CMT 的特征表现。

电生理

神经传导检测非常重要。上肢的运动神经传导速度常被作为 CMT 不同类型鉴别的主要方法。上肢 NCV<38 m/s（提示脱髓鞘）曾被作为鉴别 HMSN Ⅰ 型和 Ⅱ 型（后者>38 m/s）的关键，但随着遗传学分类的出现，一些 CMT 的电生理特征开始被认识。CMT 的神经传导速度显著下降，<10 m/s 者提示为 HMSN Ⅲ 型，>10 m/s 但属于脱髓鞘范围者提示为 CMT1 和某些 CMT4，25~45 m/s 者提示为中间型，而接近正常者提示为 CMT2。神经传导检测有助于指导遗传检测，但是无法鉴别是遗传性还是获得性周围神经病。确诊 CMT 需要对临床、家族史、电生理和遗传学进行综合分析。

遗传学检查

遗传学检查使 CMT 的诊断变得容易而且有利于预后判断和遗传咨询。通过可收费检测，85% 的 CMT1 和 30% 的 CMT2 家族可以找到致病基因。其次，当患者为 CMT 表型而无明确家族史，并且不是非遗传性、隐源性多发性周围神经病时，遗传学检查的价值更大。目标基因的确定有赖于遗传特征、临床表型和电生理特征的综合。

CMT 的鉴别诊断

最难鉴别的就是慢性获得性多发性周围神经病。那些青年起病且进展缓慢的慢性炎性脱髓鞘性多发性神经病（chronic inflammatory demyelinating polyneuropathy, CIDP）也可出现足部畸形而被误诊为 CMT。而 CMT 患者本身更易于叠加其他类型的周围神经病。如在 CMT1A、CMT1B 和 CMT1X 患者合并炎性脱髓鞘性周围神经病时，使用免疫抑制治疗仍然有效。系统性疾病如糖尿病或者局部病变（嵌压性损害）可以加重 CMT。因此，对于 CMT 患者而言，如果病情突然恶化，则必须考虑上述可能的因素或者其他病因。另外，也有其他一些遗传性周围神经病可以类似 CMT。可表现为严重的感觉缺失和溃疡性毁损的遗传性感觉和自主神经病-1 型（见表 21.1）与 CMT2B 相似。最后，某些 CMT 可以像获得性周围神经病那样呈急性病程，如某些 MPZ 突变可表现为晚发性、相对急性、痛性、感觉受累为主的神经病。HNPP 则容易被误诊为获得性嵌压综合征，或因臂丛损害而被误诊为局灶性 CIDP。

基础知识回顾

需要考虑的、影响 CMT 严重程度的因素

- 糖尿病加重 CMT1A。
- 炎性周围神经病（如 CIDP）可以叠加在 CMT1A、CMT1B、CMT 1X 上而导致症状恶化。
- 对于神经毒性化疗药物，尤其是长春新碱、顺铂、奥沙利铂和紫杉醇的衍生物，CMT 患者必须避免使用。长春新碱可导致 CMT 患者发生急性四肢瘫。

CMT 和 HNPP 的处理

目前没有针对 CMT 和 HNPP 的治疗方法。对 CMT 患者，重点是对患者和家属进行诊断和预后的宣教、康复指导和对症处理，目的在于改善患者的功能和生活质量。

宣教和遗传学咨询

除 CMT1A 和 CMT2 外，目前对其他类型 CMT 的自然病程并无充分研究。但是可以告诉患者和家属，大多数 CMT 都进展缓慢、寿命期不受影响，并且一般不需要依赖轮椅。

遗传学咨询非常重要。对某些类型的 CMT 可以进行携带者和产前检测。目前已经可以对 CMT1A 进行植入前遗传学诊断（preimplantation genetic diagnosis，PGD）。对于那些具有严重突变的家系，或者有明显家族遗传倾向的患者，产前检测和 PGD 就变得更为必要。

物理康复和矫形术

一些康复手段适用于 CMT。根据病情定制的 12~24 周的力量训练是安全的，并可不同程度地改善患者的肌力、步态和日常活动能力，还能根据不同个体的疾病特征进行个体化方案制订。建议患者注意营养，并且强调肥胖可使功能障碍更为严重。虽然目前缺乏足够证据，但我们通常推荐对患者进行被动牵拉以防跟腱挛缩。对于有感觉性共济失调的患者，其可以进行步态训练和动力平衡训练。

对于程度不严重的肌无力且无明显踝关节不稳定的患者，修改鞋履、足底插入以及一些辅助设施（如提足或踝关节稳定校正器）可改善患者的足位。对于足下垂和踝关节不稳定的患者，要给以踝足矫正器（AFO），尤其推荐碳纤材料的 AFO 或者是可调试的 AFO，两者重量轻，从而使患者更容易耐受。干扰日常活动的功能障碍可以通过职业治疗评估予以改善。对于有严重上肢损害的患者，上肢带的支撑矫形器有效。

症状治疗

CMT 患者的疼痛可来自于骨骼肌肉（骨关节病或者骨骼畸形）、神经病理性疼痛，或神经源性肌痉挛。可调节的矫形器对于减轻因高弓足而导致的骨骼肌肉疼痛非常有用。其他类型的治疗策略包括理疗、牵引和做保健操、矫正法和经验性地使用一些非阿片类镇痛药/治疗神经病理性疼痛药物，必要时甚至可进行手术。

患者通常主诉乏力和白天嗜睡，可能与完成日常活动消耗增加、呼吸肌无力和夜间睡眠呼吸暂停有关。最好针对病因进行治疗，对于严重的限制性肺通气功能障碍的 CMT 患者，建议使用双水平气道正压机械辅助通气。

在 CMT1 和 CMT2 患者中，约 20% 存在不安腿综合征。要排查是否存在睡眠呼吸暂停或其他导致不安腿加重的因素（如缺铁性贫血）。对于某些患者，在使用多巴胺激动剂前最好先在夜间试用一段时间的加巴喷丁。对于在 CMT2C 和 CMT4A 以及其他一些 CMT 中出现的声带麻痹，需要请五官科医生评估，如严重影响呼吸，则需要手术解决。

手术治疗

应尽量避免手术，除非患者有严重的、症状

明显且影响日常活动的足踝或其他关节畸形，而且保守疗法无效时可考虑。手术方法包括足底筋膜切开术、跟腱转移松解术等，仅适用于轻-中度高弓内翻足畸形。如果畸形进一步加重或固定不变时，则要进行矫形术。只有最为严重的足部畸形才考虑进行三关节融合术，即将距跟骨、距舟骨和跟骰骨融合，因为该手术将导致邻近关节在术后相当长的时间内发生骨关节病。1/3 的 CMT 患者发生不同严重程度的脊柱侧弯，但其中只有 1/3 需要手术。

（董继宏　译　卢家红　校）

参考文献

Aboussouan LS, Lewis RA, Shy ME. Disorders of pulmonary function, sleep and the upper airway in Charcot–Marie–Tooth disease. *Lung* 2007;**185**:1–7.

Beals TC, Nickisch F. Charcot–Marie–Tooth and the cavovarus foot. *Foot Ankle Clin* 2008;**13**:259–74.

Bernard R, Boyer A, Nègre P et al. Prenatal detection of the 17p11.2 duplication in Charcot–Marie–Tooth disease type 1A: necessity of a multidisciplinary approach for heterogeneous disorders. *Eur J Hum Genet* 2002;**10**:297–302.

Boentert M, Dziewas R, Heidbreder A, et al. Fatigue, reduced sleep quality and restless legs syndrome in Charcot–Marie–Tooth disease: a web–based survey. *J Neurol.* 2010;**257**:646–52.

Burns J, Landorf KB, Ryan MM, Crosbie J, Ouvrier RA. Interventions for the prevention and treatment of pes cavus. *Cochrane Database System Rev* 2007;**4**:CD006154

England JD, Gronseth GS, Franklin G, et al. Practice parameter: Evaluation of distal symmetric polyneuropathy: role of laboratory and genetic testing (an evidence-based review). *Neurology* 2009;**72**:185–92.

Herrmann DN. Experimental therapeutics in hereditary neuropathies: the past, the present, and the future. *Neurotherapeutics* 2008;**5**:507–15.

Karol LA, Elerson E. Scoliosis in patients with Charcot–Marie–Tooth disease. *J Bone Joint Surg Am* 2007;**89**:1504–10.

Nicholson GA. The dominantly inherited motor and sensory neuropathies: clinical and molecular advances. *Muscle Nerve* 2006;**33**:589–97.

Pareyson D, Marchesi C. Diagnosis, natural history, and management of Charcot–Marie–Tooth disease. *Lancet Neurology* 2009;**8**:654–67.

Reilly MM, Shy ME. Diagnosis and new treatments in genetic neuropathies. *J Neurol Neurosurg Psychiatry* 2009;**80**:1304–14.

Shy ME, Chen L, Swan ER, et al. Neuropathy progression in Charcot–Marie–Tooth disease type 1A. *Neurology* 2008;**70**:378–83.

Shy ME, Lupski JR, Chance PF et al. Hereditary motor and sensory neuropathies: an overview of clinical, genetic, electrophysiologic and pathologic features. In: Dyck PJ, Thomas PK (eds), *Peripheral Neuropathies*, 4th edn. Philadelphia, PA: Elsevier Saunders, 2005:1623–58.

Ward CM, Dolan LA, Bennett DL, et al. Long-term results of reconstruction for treatment of a flexible cavovarus foot in Charcot–Marie–Tooth disease. *J Bone Joint Surg Am* 2008;**90**:2631–42.

Young P, De Jonghe P, Stögbauer F, et al. Treatment of Charcot–Marie–Tooth disease. *Cochrane Database System Rev* 2008;**23**:CD006052.

第 22 章

糖尿病性神经病

Douglas W. Zochodne

糖尿病通过多种途径影响周围神经系统。糖尿病性多发神经病(diabetic polyneuropathy, DPN)可影响全部的周围神经,其主要攻击目标是轴索远端,尤其是那些感觉神经元的轴索。糖尿病患者也更易患嵌压综合征,包括腕管综合征、尺神经肘部嵌压、感觉性异常股痛,后者是股外侧皮神经的嵌压。最后,患者可出现其他孤立的或者局灶的神经病变,如腰骶丛、第三对颅神经等。需指出的是,虽然任何一种糖尿病神经并发症都可造成患者足够的功能障碍,有些时候其可以合并发生。本文总结了糖尿病周围神经病的临床和实验室特征及其机制。糖尿病对中枢神经系统也有影响,但不在这里讨论。

临床特征

糖尿病性多发神经病

无论是 Ⅰ 型还是 Ⅱ 型糖尿病,DPN 都有感觉症状,可以阳性感觉症状起病,如麻刺感、针扎感、针刺感或其他疼痛感,以后出现阴性感觉症状,包括麻木和步态不稳。13%~20%的糖尿病患者有感觉症状,其中 7%~20%为神经病理性疼痛,糖尿病所致的神经病理性疼痛特征通常有烧灼样 (尤其在夜间)、撕裂样、电击样、闪电样、走在发烫沙地上的感觉、发紧感和刺痛感等。触诱发痛,即正常的、

非伤害性的刺激所导致的异常疼痛,会非常显著,从而导致夜间难以忍受盖着的被子。虽然 DPN 在糖尿病患者中的发生率超过 50%,但大部分无症状,需要通过神经传导检测、感觉神经定量测试、自主神经功能检查,或其他检测手段才能诊断(见下)。即便目前没有确定的、可阻止亚临床 DPN 进一步发展的手段,但是一旦出现干预性治疗,发现这些亚临床 DPN 仍有重大意义。

因为最长轴突的最远端通常首先受累,所以 DPN 被称为"长度依赖性",其结果导致足趾

> **⚙ 基础知识回顾**
>
> **糖尿病性多发神经病的发病机制**
>
> ● 过量的多元醇(糖化乙醇),如山梨醇可改变施万细胞和神经元的功能。
>
> ● 小血管病导致周围神经和胶质细胞发生缺血缺氧性改变。
>
> ● 由氧化和氮化应激产生的自由基破坏作用。
>
> ● 神经生长因子及其受体水平异常导致神经元缺乏足够的营养支持。
>
> ● 由于过度糖基化引起主要神经蛋白的破坏。
>
> ● 循环中糖基化的晚期终产物(AGE)作用于神经元 AGE 受体产生损害。
>
> ● 胰岛素对神经元胰岛素受体的直接作用发生障碍(神经元胰岛素抵抗)。
>
> ● 上述机制的混合作用。

最先出现感觉症状和体征。随着病情发展，"手套-袜子"型感觉障碍开始慢慢出现(图22.1)。其偶尔可影响到胸廓中央，即肋间神经的终末支配区。指尖感觉异常一般稍晚于下肢而出现，如果首发的症状在指尖，则要怀疑是否叠加了嵌压综合征，如腕管综合征(即拇指、食指、中指和环指外侧份)或尺神经肘部嵌压(即小指和环指内侧份)。

根据受累纤维不同，DPN 进一步分为以下几种：仅累及小直径感觉轴突(小纤维)、累及大直径感觉轴突(大纤维)，或伴运动纤维受累。小纤维神经病可表现为显著的疼痛、针刺觉和温度觉缺失而振动觉、位置觉及踝反射保留。选择性大纤维神经病相对少见，主要表现为步

态不稳、Romberg 征阳性、振动觉和轻触觉减退，但针刺觉和温度觉相对保留。选择性运动神经病极为罕见，几乎不存在于 DPN 中，因此一定要排除其他病因。临床上，包括那些痛性、多发性、糖尿病性周围神经病在内，大多数 DPN 患者大、小纤维同时受累。运动受累在整个病程中一般发生较晚，表现为足内肌萎缩，以后渐渐出现足趾和踝关节背屈无力。显著的或者不对称性上肢运动受累要怀疑是否合并嵌压性周围神经病，如腕管综合征或肘部尺神经病。

在 DPN 的床旁评估中，完整的神经系统体检非常重要，包括评估远端肌肉的运动功能、肌肉萎缩迹象、叩击腱反射以及各种感觉功能评估，如轻触觉、针刺痛觉、温度觉、振动觉和位置觉。感觉障碍的检查可以让患者闭眼区分足趾轻触觉(感觉缺失)，辨别接触皮肤的是大头针(必须是干净的而且是安全的)的针尖还是针尾(痛觉缺失)，然后标记这些感觉缺失的最近端位置以确定病变的范围。步态评估要鉴别是因为疼痛而无法走路，还是共济失调(平衡丧失)所致。此外，检查下肢动脉搏动和发现足部溃疡都非常重要。还要进行内科体检以发现是否存在甲状腺肿大、视网膜病和颈动脉杂音。建议通过 Semmes-Weinstein 单纤维丝检测作为今后发生足部溃疡的预警，该方法简便易行，在姆趾处通过给予 10 g 压力弯曲该单纤维丝即可。虽然评分的方法有多种，但一般公认的是，在患者闭眼情况下给予 5 次压迫，然后让患者汇报其感受到的姆趾背部受压的次数。

对于评估 DPN 严重程度的评分标准，其大部分用于临床试验。

局灶性周围神经病

包括单神经病和邻近数根神经同时病变在内的局灶性周围神经病在 DPN 中不少见，很多是出现在轻度糖尿病或新近发现的糖尿病患者身上。

腕管综合征

腕管综合征是糖尿病患者中最为常见的嵌

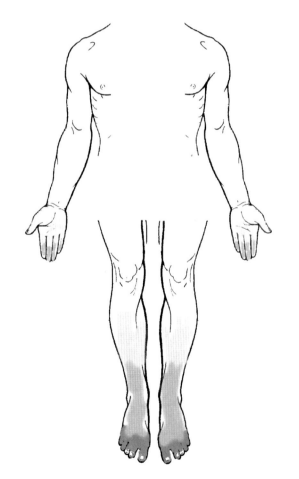

图22.1 手套-袜子型感觉异常是 DPN 的特征性表现，包括感觉缺失、感觉异常或疼痛。(Modified from Zochodne et al. *Diabetic Neurology* New York: Informa, 2010).

压综合征,也是造成疼痛和功能障碍的原因之一。女性、手腕部作业者、腕部骨折史以及其他如甲状腺功能减退、结缔组织病等都是发生CTS 的危险因素。其主要表现为指尖麻木和疼痛,以及感觉缺失,可伴有手指的无力和精细活动障碍。早期可仅有感觉症状,患者在清晨或半夜醒来发现手部疼痛和针刺感。随着病情进展出现大鱼际肌萎缩和无力。无论伴或不伴糖尿病,正中神经腕部减压术均有效。

尺神经肘部嵌压

近 2% 的糖尿病患者出现肘部尺神经病,表现为小指和环指内侧份的麻木和针刺感,伴有手内肌无力。可能有手部和肘部疼痛,并且部分患者出现明显功能障碍。尺神经肘部减压术在临床上有广泛应用,但对其疗效存在争议,其在 DPN 中的治疗价值更值得商榷。"Heelbo"垫是一种跨肘的护肘垫,对早期的、尚未出现显著轴索变性的尺神经病可能有一定改善作用。

嵌压性股外侧皮神经病(感觉性异常股痛)

本病由腹股沟压迫股外侧皮神经所致。肥胖、怀孕、体重激增、腹股沟结节或瘢痕以及紧身衣或皮带都可导致本病发生,主要症状为大腿外侧、股外侧皮神经支配区的针刺感、麻木感或疼痛感,而股四头肌肌力和膝反射正常。后两者可作为本病和股神经病、腰骶神经丛病或神经根病的鉴别点。轻症不进行减压手术,但是对于难治的患者,减压术有一定疗效。

目前尚不清楚糖尿病患者是否更易患其他部位的嵌压性神经病,但是在糖尿病患者中发现其他局灶性周围神经病,还包括腰骶神经丛病、动眼神经麻痹和 Bell 面瘫。

腰骶丛神经病

糖尿病腰骶丛病(diabetic lumbosacral plexopathy, DLSP, 也称为腰骶神经丛神经根病、Bruns-Garland 综合征、糖尿病近端神经病、糖尿病肌萎缩)是一种好发于老年 Ⅱ 型糖尿病患者的、亚急性起病的运动神经病,表现为大腿深部疼痛,继而大腿前群肌肉无力、萎缩,偶尔累及邻近的、膝盖以下小腿前群肌。膝反射消失,但大腿感觉功能正常。本病可合并显著的体重下降。变异型表现为双侧大腿对称性发病,但大多从一侧起病,然后发展到对侧。

本病病程呈慢性进行性发展,数周至数月后可自行缓解。DLSP 产生的疼痛可以非常严重,被患者形容为深度的、锥样疼痛,有时候需要用阿片类药物止痛和住院治疗。目前还没有能缩短病程的方法,免疫抑制治疗的疗效尚有质疑。有前期研究表明,糖皮质激素对于改善本病的疼痛有一定效果。DLSP 可以发生在非常轻度的糖尿病和刚开始胰岛素治疗的糖尿病患者身上,但需要排除其他原因导致的腰骶丛损害,因此需要常规进行盆腔和腰骶部脊柱成像(CT 或 MRI)。DLSP 的病因至今不明,可能和腰骶丛微血管炎和神经缺血有关。

胸肋间神经和腹部神经根(躯干)神经病

临床表现类似带状疱疹感染后的胸痛或腹壁痛,但范围可以超过一个胸神经节段,有时可以双侧对称发病,体检可发现病变部位轻触觉和针刺觉缺失,并可同时存在局部肌无力,检测方法为患者从仰卧位坐起时检查病变节段上是否存在因腹肌无力而产生的腹壁凸起。本病的疼痛同样可以非常严重,性质可以如麻刺感、针刺感、撕裂样痛、夜间发作痛、沿着胸部或腹壁放射而产生的束带感等多种形式,糖尿病性躯干神经根病的病因不明,可以有缓慢的自行缓解。

孤立的颅神经麻痹,如未累及瞳孔的动眼神经麻痹、滑车神经和外展神经麻痹,必须通过影像学,包括非创伤性血管成像来排除颅内占位的病因。

诊断路径

电生理研究

不是所有糖尿病及其神经病性损害的患者

都需要进行电生理检查。但是如果患者存在非典型表现，如亚急性、进展性运动障碍，或以运动障碍为显著特征而糖尿病又较轻微时，进行电生理检测是有帮助的。神经传导检测首先发现腓肠神经感觉动作电位波幅下降，随即可发现腓肠神经感觉传导速度减慢，最后随着病情不断进展或发展到严重时，可出现腓总神经运动传导速度下降、运动诱发电位波幅缺如，针极肌电图可提示远端失神经表现。因此，即便有时在 DPN 中有一些原发的脱髓鞘表现，但是广泛的传导阻滞、离散或传导速度显著降低（如正中神经运动传导速度<35 m/s）非常少见，如果存在，则往往提示合并了慢性炎性脱髓鞘性多发性神经病。

感觉神经功能定量测试

目前对糖尿病患者肢体远端感觉功能的计算机化测定有数种方法，经典例子是计算机测定温度阈值（包括热觉和冷觉）、热痛觉、触压觉和振动觉阈值。DPN 患者足部的上述感觉阈值增高。

自主神经功能检测

目前已经有大量成熟的检查心血管功能、勃起功能、发汗功能、胃肠道动力、膀胱功能和瞳孔反应的方法。其中有些检测，如发汗试验，对于评估糖尿病小纤维功能尤其有效。糖尿病患者小纤维损害时很难通过常规的神经传导检测发现和评估。读者可以在其他地方找到更为详尽的研究自主神经的方法。

病理研究

不建议腓肠神经活检作为 DPN 诊断的临床常规操作，但是对于出现了少见型周围神经病或迅速进展型周围神经病的糖尿病患者，为寻找病因（如发现血管炎性改变或淀粉样物质沉积）时是可以进行的。糖尿病腰骶神经丛病的患者，股外侧皮神经或腓肠神经活检可发现血管炎性病理改变，但是这种发现是否有利于进行免疫抑制治疗尚不得而知。皮肤活检，不论是用皮肤活检针还是起疱器，是新近发展的一项评估技术，糖尿病患者皮肤内可见到真皮神经轴突缺失、终末球状体回缩和真皮内纤维长度缩短。皮肤表皮内神经纤维密度测定有助于在神经传导检测正常的情况下发现小纤维感觉神经病的存在。一种非创伤性的研究糖尿病神经轴索病变的方法是角膜共聚焦显微镜，可以快速发现角膜 Bowman 层内感觉神经轴索的变化情况。

其他

DPN 患者的脑脊液中存在蛋白增高而无细胞增多（脑脊液白细胞数增加）。目前还没有可作为有效诊断工具的、特异性人糖尿病氧化应激生物标记物。

> **★ 要点和诀窍**
>
> ● 除神经病理性疼痛外，DPN 的早期可以有轻微的临床体征。
>
> ● 许多糖尿病患者即使无症状，但可以发现神经病变的体征。
>
> ● 包括 Semmes-Weinstein 单纤维丝检测机械触压觉在内的完整神经系统体检是必需的。
>
> ● 一侧膝反射缺如是诊断糖尿病腰骶神经丛病的重要体征。
>
> ● 糖尿病动眼神经麻痹时瞳孔通常不受累及。
>
> ● 痛性感觉神经病可出现在糖耐量异常的患者身上。

机制

虽然研究众多，但是所报道的各种机制对于解释 DPN 的病理过程是互相冲突的。那些认为 DPN 是微血管病或认为其是糖尿病晚期并发症的理论饱受争议，因为 DPN 可以发生在早期的、轻型的，或者儿童期的糖尿病中，而且实验研究发现的微血管病变与 DPN 发病的关系仍有争议。DPN 对感觉神经轴突（和自主神经轴突)的优势性损害提示本病的选择性特征,与单纯缺血机制无关。动物模型表明 DPN 是一种缓慢的、进行性发展的疾病,以感觉神经轴突为重点攻击目标,导致轴突远端末梢缺失或回缩,称为"长度依赖性"或"逆行性死亡",其分子水平的改变发生在脊髓背根神经节。DPN 机制中也包括轴突与外周起支持作用的施万细胞之间信号传导异常。目前还发现了其他的一些重要发病途径。

通过醛糖还原酶途径产生的过量多元醇可导致 DPN。这些变化与 Na^+/K^+ ATP 酶减少、轴突内钠离子浓度增高和运动及感觉神经传导速度下降有关。在动物试验和人体研究中都证实,醛糖还原酶抑制剂通过干扰上述通路而改善神经传导速度。但是多元醇通路学说并不能很满意地解释神经变性的发生和发展。

氧化和氮化应激可能发生在糖尿病的神经干和背根神经节上,机制有多个,包括多元醇过量、高血糖、线粒体功能障碍及其他机制。数项研究表明,DPN 大鼠氧化亚氮合成酶的酶活性轻度增高,氮化酪氨酸沉积。氧化亚氮可与超氧化物合成更有毒性的自由基——过氧亚硝酸盐。此外,在 DPN 中生长因子的支持作用发生异常,从而损害了神经元对来自自由基或多元醇的神经毒的抵抗作用,动物研究发现神经营养因子水平发生变化,但是临床研究的结果基本阴性。

神经元 AGE-RAGE 信号通路异常可诱导神经变性发生。AGE 是蛋白质在高血糖环境下形成的晚期糖基化终产物,聚积在组织中,与多种受体如 RAGE 结合后,激活一系列细胞内信号,包括核因子 κB。糖尿病动物模型中感觉神经元 RAGE 表达增多,敲除 RAGE 的小鼠不再受到糖尿病所致的损害。

除上述研究得较为充分的机制外,胰岛素信号通路异常也可能与神经变性有一定关系。胰岛素受体存在于大多数感觉神经元上,在外伤后或在体外都能促进神经元向外再

生;实验性糖尿病的神经元胰岛素受体上调,当给予低剂量的、不足以纠正外周血糖水平的胰岛素后,很多 DPN 的表现得到纠正;给药方法包括鞘内或经鼻注入低剂量胰岛素到达近神经(经鼻时,胰岛素通过鞘内的空间透入神经元)。目前,作者正在研究神经元胰岛素抵抗这一新概念。

⚠ 注意事项

- 糖尿病患者可表现其他类型的周围神经病。
- 电生理检测仅适用于周围神经病的临床特征并不典型时,没有必要作为常规检测。
- DPN 并非一定是糖尿病微血管所导致,在轻症患者和儿童患者中都可发现 DPN。
- 对所有糖尿病患者一定要检查是否存在足部溃疡。

治疗

目前所能采用的治疗都无法阻断或逆转 DPN。通过强化胰岛素治疗达到严格的血糖控制可以减少糖尿病患者周围神经病的发生率。醛糖还原酶抑制剂可抑制山梨醇的聚集,在临床研究中体现了其一定的疗效,但是微弱的疗效、无法到达周围神经以及副作用限制了其在临床实际中的应用。

建议对 DPN 的神经病理性疼痛进行治疗。有循证依据的药物包括抗癫痫药物(如加巴喷丁和普瑞巴林)、选择性 5-羟色胺和去甲肾上腺素再吸收抑制剂(文拉法辛、度洛西汀)、三环类抗抑郁剂(阿米替林),建议严重疼痛者使用阿片类药物。详细内容不在此赘述,美国神经病学学会基于循证医学的治疗糖尿病周围神经病性疼痛的指南已发表。

（董继宏 译　卢家红 校）

参考文献

Barohn RJ, Sahenk Z, Warmolts JR, Mendell JR. The Bruns–Garland syndrome (diabetic amyotrophy). Revisited 100 years later. *Arch Neurol* 1991;**48**:1130–5.

Chalk C, Benstead TJ, Moore F. Aldose reductase inhibitors for the treatment of diabetic polyneuropathy. *Cochrane Database System Rev* 2007;(**4**):CD004572.

Diabetes Control and Complications Trial Research Group The effect of intensive treatment of diabetes on the development and progression of long-term complications in insulin-dependent diabetes mellitus. *N Engl J Med* 1993;**329**:977–86.

Dyck PJ, Thomas PK, eds. *Diabetic Neuropathy*. Toronto: WB Saunders, 1999.

Gries FA, Cameron NE, Low PA, Ziegler D. *Textbook of Diabetic Neuropathy*. New York: Thième, 2003.

Lauria G, Cornblath DR, Johansson O, et al. EFNS guidelines on the use of skin biopsy in the diagnosis of peripheral neuropathy. *Eur J Neurol* 2005;**12**:747–58.

Low PA. *Clinical Autonomic Disorders*. Philadelphia: PA Lippincott-Raven, 1997.

Malik RA, Kallinikos P, Abbott CA, et al. Corneal confocal microscopy: a non-invasive surrogate of nerve fibre damage and repair in diabetic patients. *Diabetologia* 2003;**46**:683–8.

Raff MC, Sangalang V, Asbury AK. Ischemic mononeuropathy multiplex in association with diabetes mellitus. *Neurology* 1968;**18**:284.

Said G, Elgrably F, Lacroix C, et al. Painful proximal diabetic neuropathy: inflammatory nerve lesions and spontaneous favorable outcome. *Ann Neurol* 1997;**41**:762–70.

Stewart J. Diabetic truncal neuropathy: topography of the sensory deficit. *Ann Neurol* 1989;**25**: 233–8.

Toth C, Schmidt AM, Tuor UI, et al. Diabetes, leukoencephalopathy and RAGE. *Neurobiol Dis* 2006;**23**:445–61.

Veves A, Malik RA, eds. *Diabetic neuropathy. Clinical management*. Totowa: Humana, 2007.

Zochodne DW. Nerve and ganglion blood flow in diabetes: an appraisal. In: Tomlinson D (ed.), *Neurobiology of Diabetic Neuropathy*. San Diego, CA: Academic Press, 2002 161–202.

Zochodne DW, Kline GA, Smith E, Hill MD. *Diabetic Neurology*. New York: Informa, 2010.

第 23 章

中毒性和代谢性神经病

Kurt Kimpinski

中毒性神经病

基本原则

大量化学物质均能导致周围神经病。在发达国家,由于环境、工业或者职业接触所导致的周围神经病并不多见。因此,试图记住众多导致周围神经病的化学物质或者药物的名字并无益处,但了解其基本原则却大有裨益,有助于临床医生判断潜在的中毒性因素。

除少数例外,大多数中毒性神经病发生在接触有毒物质之后。在接触铂剂(顺铂)和甲基化汞两个月后,可出现周围神经病的体征。

接触有毒物质的时间和程度与周围神经病的严重程度有关。影响因素包括性别、体重、年龄和肝肾功能。在大多数病例中,这些因素仅仅影响疾病的严重程度,而不影响周围神经病的类型(比如长度依赖性周围神经病、感觉神经元病等)。

★ **要点和诀窍**

- 大多数中毒性神经病与毒物接触有关。
- 毒物接触的时间和程度与周围神经病的严重程度有关。
- 常见的周围神经病类型为长度依赖性轴索周围神经病。
- 脱离毒物是主要的治疗措施。

对于明确中毒物质的病例,脱离有毒物质并不能即刻改善神经病性体征。原因与众多因素有关,比如由于轴索变性所导致的有毒物质对代谢的影响,以及周围神经的持续损害。因而,脱离有毒物质未即刻改善症状并不能排除中毒性神经病。

中毒性神经病的类型

大多数周围神经病的类型为长度依赖性轴索性周围神经病。其他少见类型为感觉神经元病和中毒性离子通道病。由于背根神经节和轴突末梢处血管-神经屏障通透性增加,中毒性神经病可表现为截然不同的类型,如感觉神经元病或者末梢(长度依赖性)轴索病变。化学物质和药物能直接影响这些区域的神经元胞体和相应轴突。常见的有毒物质包括顺铂、吡多醇、利奈唑胺、甲硝唑、鬼臼毒素、紫杉烷和反应停。金盐、氧化铂和其他海底毒物可影响电压门控钠离子和钾离子通道(比如中毒性离子通道病),临床表现为感觉异常、痛性痉挛、僵硬和肌束颤动。

其他类型在中毒性神经病中并不多见。孤立的单神经病需要考虑麻醉药物或者抗生素直接注射入神经所致。根据病史,这类疾病易于诊断。多灶性周围神经病一般不是由于中毒性因素导致,需要寻找潜在的炎症性或血管炎性因素。中毒性脱髓鞘性周围神经病同样少见。例外的情况也有存在,砷和白喉易导致运动周围神经病,出现反射消失和颅神经病变。

中毒性神经病的评估

评估方法与其他周围神经病相似(见第 20 章)。需要强调的是有毒物质的接触史。此外,需了解疾病史,包括既往用药、化疗药物、抗生素和其他违禁药物的使用。这些药物的开始服用时间及持续用药时间需要尽可能了解详尽。

神经传导研究(nerve conduction study,NCS)和肌电图(electro myo graphy,EMG)有助于进一步判断周围神经病的类型。NCS 可以提供以下疾病的诊断证据, 包括以 Charcot-Marie-Tooth(CMT)1A 型为代表的遗传性周围神经病(对化疗物质的损伤敏感) 和以格林-巴利综合征为代表的获得性炎性周围神经病(由于高灵敏性而有利于寻找潜在中毒性因素)。

标准的血液学检查可排除周围神经病的一系列病因,包括血管炎/胶原血管病、感染、糖尿病、维生素缺乏、甲状腺功能异常和单克隆丙种蛋白病。

神经活检可用于排除一些周围神经病,比如血管炎性周围神经病、感染性周围神经病(麻风病和淀粉样周围神经病)。腓肠神经活检可提供中毒性神经病的类型特点(比如大多数为轴索损害而非髓鞘损害),但很少能提供特异的病理诊断。

中毒性神经病的一般处理原则

治疗中毒性神经病的主要原则是立即脱离有毒物质。特异的治疗将针对不同的有毒物质进一步阐明。预后与有毒物质的种类和病变的严重程度有关,将在下文讨论。

与环境、职业和工业毒物相关的周围神经病

环氧乙烷、溴化甲烷、烃和铊均能导致周围神经病。这类周围神经病通常是长度依赖性的,主要累及轴索。根据化学暴露的严重程度,临床上主要表现为感觉障碍,而较少出现感觉运动障碍。

铅中毒周围神经病:大多数铅中毒周围神经病是由于工业暴露造成的,典型表现为腕部和手指伸肌无力,随着病情进展,还会累及其他肌群。感觉受累较少见, 但随着暴露时间的延长,会出现长度依赖性感觉和运动障碍。在成人中,高浓度铅的急性暴露常导致运动周围神经病。在急性病例中,可检测到血液中铅含量和红细胞原卟啉水平增高。尽快脱离有毒物质往往恢复良好。螯合治疗是具有争议的。

药物相关的周围神经病

很多药物均可导致周围神经病,包括胺碘酮、硼替佐米、秋水仙碱、戒酒硫、乙胺丁醇、甲硝唑、苯妥英和核苷类似物。这类周围神经病通常是累及感觉或者感觉运动同时受累,且为长度依赖性。氨苯砜则不同,主要引起孤立的运动轴索性周围神经病。化疗药物,如铂类化合物、紫杉烷和长春新碱,主要导致感觉运动性周围神经病,累及轴索,为长度依赖性。

> **⚠ 注意事项**
>
> 毒物接触可加重原有周围神经病。一个重要的例子是长春新碱可导致 CMT1a(遗传性感觉运动神经病 1 型)患者出现严重的神经并发症。

对于酒精是否能直接导致周围神经病尚有争议。酒精摄入过度的周围神经病患者往往伴有营养缺乏。普遍认为, 周围神经病与硫胺素缺乏有关,也有证据提示酒精对周围神经有直接毒性作用。无论如何,对于怀疑为酒精相关性周围神经病的患者,需排除营养缺乏。

长期口服吡多醇维生素 B_6(0.2~10 g/d),可导致感觉神经元病。大量摄入,包括静脉给药,可导致快速进展的感觉神经元病。体征包括感觉弥散、肢体共济失调、反射消失和自主神经障碍。对于病情较轻的患者, 停止应用吡多醇后神经功能往往能恢复良好。

代谢性神经病

基本原则

代谢性神经病与电解质或维生素缺乏有关,相对范围有限。大多数病例的病情轻,为长度依赖性轴索损伤,常累及感觉。发病与吸收不良、胃肠道功能不良或者手术切除,以及营养缺乏有关。在周围神经病和中枢神经系统受累的基础上合并出现共济失调也是提示这类周围神经病的线索,而且共济失调往往比周围神经病更为严重。对于以脱髓鞘性周围神经病为特征的患者,需怀疑并非代谢性因素所致。

管理和治疗原则相对直接。根据特定电解质和维生素的检测,可以比较容易做出诊断,并且这些检测简单易行,费用低廉。通过纠正病因和纠正营养缺乏进行治疗。

> ★ 要点和诀窍
>
> **代谢性神经病(营养缺乏)**
>
> ● 大多数周围神经病为轴索损害,主要累及感觉和长度依赖性。
>
> ● 这一类周围神经病通常与吸收不良、胃肠道功能紊乱、肠道手术和营养缺乏有关。
>
> ● 这类周围神经病可表现出共济失调和中枢神经系统症状,而且上述表现重于周围神经。
>
> ● 有额外脊髓病变特点需考虑营养缺乏。
>
> ● 治疗主要是纠正营养缺乏。

由于器官异常表现突出,与器官或者系统病变有关的代谢性神经病容易发现。治疗原则为处理器官功能紊乱。周围神经病的治疗大多为对症治疗。

与中毒性神经病一样,NCS 和 EMG 有助于评估周围神经病的类型和严重程度,同时可以排除其他的病因。同样,血管炎性胶原病的血管评估、感染标志物、糖尿病检测,以及血清/尿蛋白免疫固定电泳等实验室检查可用于排除其他病因导致的周围神经病。

维生素缺乏相关的周围神经病

硫胺素(维生素 B_1)缺乏

此类周围神经病也称为糙皮病,相关的周围神经病与长期的硫胺素缺乏有关。起始症状表现为远端肢体轻度感觉缺失和灼性感觉异常。疾病最终可导致远端感觉缺失和无力。舌肌和面肌无力与颅神经受累有关。不同的是,眼肌麻痹与 Wernicke 脑病有关。声音嘶哑与反复喉神经受累有关。NCS 提示轴索性感觉和运动神经病。主要的治疗是补充硫胺素(肌肉注射或静脉用药 100 mg),直到营养状况改善。然而,周围神经病对替代治疗的反应较慢,往往需要 6~12 个月才能逐步改善。对重症患者,常不能完全恢复。

维生素 B_{12} 缺乏

维生素 B_{12} 作为导致孤立性周围神经病的原因尚值得商榷。然而,需要指出,在发达国家,维生素缺乏相关的神经功能障碍中最常见的是维生素 B_{12} 缺乏。最经典的表现是脊髓后索和侧索的受累(如亚急性联合变性),并伴有感觉运动性周围神经病。临床体征包括震动觉/位置觉减弱,并伴有不同程度瘫痪、反射活跃和病理性跖反射。在该病中,上下肢远端感觉缺失是非常普遍的。维生素 B_{12} 的缺乏存在多种原因,包括回肠疾病、胃切除、胃肠吻合术、胰腺功能障碍、细菌感染、一氧化氮滥用、H_2 受体阻滞剂和质子泵抑制剂的应用等。对血清维生素 B_{12} 水平的测定有助于明确诊断。对血清甲基丙二酸和同型半胱氨酸的测定也有助于识别维生素 B_{12} 缺乏。治疗方法为肌肉或口服应用维生素 B_{12}。神经系统障碍常常在治疗后迅速缓解。

维生素 E 缺乏

这种维生素缺乏常常与脂质吸收不良有关。少数情况下, 该病由遗传因素引起,比如 Aβ 脂蛋白血症。在长期缺乏维生素 E 之后,常常出现临床症状,包括共济失调、震动觉和位置觉缺失。相关多神经病很少单纯表现为反射降低。脊髓病变则可出现病理征。其他神经系统表现有震颤、肌张力障碍、构音障碍、眼肌麻痹、色素性视网膜病和夜盲,通过血清维生素 E(α-生育酚)测定可明确诊断。治疗为大剂量补充维生素 E,根据病因不同,补充剂量也不同,同时需要补充维生素 A。治疗后疾病可停止进展,部分患者可有所恢复。

铜缺乏

铜缺乏可导致脊髓周围神经病,临床表现与维生素 B_{12} 缺乏类似。当然,后者导致的感觉运动轴索性神经病往往更加严重。吸收不良是常见原因之一,但是胃肠吻合术往往是更加常见的原因。对于经维生素 B_{12} 替代治疗而疗效欠佳的患者,或者小细胞型贫血,并伴有粒细胞减少或全血细胞减少的患者,需要怀疑铜缺乏。血清铜和锌的水平可以测定。在铜缺乏中,锌水平增加,并影响吸收。铜替代治疗可导致神经功能的迅速恢复,但是存在个体化差异。

减肥手术和周围神经病

减肥手术导致的周围神经病日益增多。认为与自身免疫和感染因素有关,但是维生素(硫胺素、维生素 B_6、B_{12})和微量营养素(铜、硒、钙、镁等)缺乏是重要原因。周围神经病往往是慢性的,表现为广泛感觉受累,也有少见的格林-巴利综合征表现。危险因素包括长期胃肠道症状、缺乏术后营养支持、低白蛋白血症、长期住院和空回肠吻合术。监测营养缺乏(如上述)和必要的替代治疗(硫胺素、维生素 B_6、B_{12} 和多种维生素)是主要治疗策略。

器官/系统性疾病相关的周围神经病

甲状腺功能减退相关的周围神经病

嵌压性周围神经病,特别是腕管综合征,是甲状腺功能减退患者最常发生的周围神经病。多发性周围神经病多为亚急性,超过 65% 的患者表现为感觉神经元病。常见的临床表现包括肢体远端感觉异常。周围神经病为长度依赖性,以感觉受累为主。如果无力是主要表现,则要考虑肌病。反射减弱很常见,典型的临床表现为肌肉牵张反射的延迟放松。甲状腺功能亢进患者较少发生多发性周围神经病,治疗策略为纠正甲状腺功能。

肾衰竭相关的周围神经病

终末期肾病(endstage kidney disease,ESKD)相关的周围神经病为肢体远端的对称性运动感觉周围神经病,下肢重于上肢,表现为大纤维性周围神经病,出现感觉过度、肌肉牵张反射减弱、肌肉萎缩。其起病缓慢,并与肾小管滤过率>12 mL/min 相关。ESKD 患者发生周围神经病的比例极高, 根据临床标准估计可达 50%~100%。

超过 30% 的尿毒症/ESKD 患者可发生第二常见的周围神经病, 即孤立小纤维性周围神经病。此外,也可出现急性进展的以严重肌肉无力为表现的周围神经病。通过 NCS,可发现这种周围神经病具有轴索和髓鞘同时损害的特点。腰穿检查并不是必要的,因为蛋白升高是该病表现之一, 而且并非表明发生了炎性周围神经病, 比如慢性炎性脱髓鞘性多发性神经病或者格林-巴利综合征。近期的证据表明,在透析间期保持血钾水平正常,将减少尿毒症周围神经病的发生和严重程度。对糖尿病性 ESKD 患者,严格血糖控制也能减少周围神经病的发生。

肝功能衰竭相关的周围神经病

慢性肝功能衰竭并非作为单一因素导致周围神经病,因为常见病因(比如乙型肝炎、丙型肝炎等)也可对肝脏和周围神经产生影响。总体而言,肝功能衰竭与轻度感觉和运动性周围神经病有关,且轴索损害明显。45%~50%患者可出现上述表现。终末期肝病患者常发生自主神经功能紊乱。总的来说,周围神经病较轻微,临床不易觉察。肝功能衰竭患者发生严重周围神经病时需要寻找潜在病因,比如乙肝和丙肝病毒感染、冷球蛋白血症、淀粉样变、维生素 E 缺乏、巨细胞病毒和 EB 病毒感染。

其他重要的代谢性神经病

淀粉样周围神经病

该周围神经病以小直径纤维(痛觉和温度觉)病变为主,其临床特点为神经痛。此外,患者还可出现大纤维周围神经病和(或)相关单神经病,包括 CTS 或痛性周围神经病。起初症状包括感觉受累,以及累及下肢为主。淀粉样周围神经病可导致显著的自主神经功能紊乱,包括神经性直立性低血压、汗液分泌异常和性功能障碍。多系统受累影响多器官,如肾脏、肝脏、心脏和胃肠道。可通过直肠黏膜、腹部脂肪或小唾液腺活检来明确诊断。其他的组织活检可取自受累的心脏、神经或肾脏。家族性淀粉样周围神经病往往与基因突变有关,多为甲状腺/视黄醛转运蛋白基因突变,而较少出现脂蛋白 A1 和凝溶胶蛋白的突变。治疗多为对症治疗,肝移植则可阻止疾病进展。

卟啉周围神经病

卟啉代谢障碍本身很少引起周围神经病,只有在肝卟啉病时才出现周围神经病。急性间歇性卟啉症患者可出现格林-巴利综合征样表现,以伴轻度感觉异常的急性运动性周围神经病为主要表现。苯妥英和苯巴比妥可导致其发作,可伴有腹痛、意识模糊和癫痫发作。

结论

中毒性神经病的诊断和治疗都是相对直接的,基本原则来自神经毒理学,包括毒性物质接触和脱离与周围神经病的相关性。代谢性神经病的潜在病因多样。详细了解发病、进展和分布[比如感觉和(或)运动受累;长度依赖性或多灶性;轴索损害或髓鞘损害]有助于临床医生针对性问诊和尽快明确诊断。读者可以通过阅读更加全面的资料,以深入了解有关代谢性和中毒性神经病的内容。

(王蓓 译 赵重波 校)

参考文献

Benson MD, Kincaid JC. The molecular biology and clinical features of amyloid neuropathy. *Muscle Nerve* 2007;**36**:411–23.

Dyck PJ, Thomas PK. *Peripheral Neuropathy*, 4th edn. Philadelphia: Elsevier Saunders, 2005.

Herskovitz S, Scelsa SN, Schaumburg HH. The toxic neuropathies: Principles of general and peripheral neurotoxicology: Pharmaceutical agents. *Peripheral Neuropathies in Clinical Practice*. New York: Oxford University Press, 2010: 287–300.

Herskovitz S, Scelsa SN, Schaumburg HH. The toxic neuropathies: Industrial, occupational and environmental agents. In: *Peripheral Neuropathies in Clinical Practice*. New York: Oxford University Press, 2010: 301–10.

Koffman BM, Greenfield LJ, Ali II, Pirzada NA. Neurologic complications after surgery for obesity. *Muscle Nerve* 2006;**33**:166–76.

Krishnan AV, Kiernan MC. Uremic neuropathy: clinical features and new pathophysiological insights. *Muscle Nerve* 2007;**35**:273–90.

Monforte R, Estruch R, Valls-Solé J, Nicolás J, Villalta J, Urbano-Marquez A. Autonomic and peripheral neuropathies in patients with chronic alcoholism. A dose-related toxic effect of alcohol. *Arch Neurol* 1995;**52**:45–51.

Schaumburg H, Kaplan J, Windebank A, et al. Sensory neuropathy from pyridoxine abuse. A new megavitamin syndrome. *N Engl J Med* 1983;**309**:445–8.

Thaisetthawatkul P, Collazo-Clavell ML, Sarr MG, Norell JE, Dyck PJ. A controlled study of peripheral neuropathy after bariatric surgery. *Neurology* 2004;**63**:1462–70.

Thomson RM, Parry GJ. Neuropathies associated with excessive exposure to lead. *Muscle Nerve* 2006;**33**:732–41.

第 24 章

急性炎性脱髓鞘性神经病和变异型

Mazen M. Dimachkie, Richard J. Barohn

临床特点

格林-巴利综合征（Guillain-Barré syndrome, GBS）是一种急性单相性免疫介导的多发性神经根周围神经病，发病率为 0.6/100 000~2.4/100 000。尽管任何年龄都可发病，但平均发病年龄为 40 岁，并且男性多于女性。

GBS 常见的首发症状为感觉异常，表现为远端肢体麻木和刺痛。在晚期，大多数患者可出现客观感觉减退。在某些特定时刻，一些患者可出现严重的根性背痛或神经病理性疼痛。在感觉异常出现的数天内，可出现对称性"上升型"无力，首先累及腿部近端和远端的肌肉，之后累及臂部肌肉。大多数患者首先出现腿部无力，伴或不伴臂部无力，而有些患者首先累及臂部。首先累及面部或臂部肌肉的"下行型"无力则较少出现。除显著无力外，患者常出现反射减弱或者消失。当然，反射异常多在起病 1 周后出现。50%~70% 患者出现面神经受累，5% 出现眼肌麻痹、眼睑下垂或两者皆有。1/3 的 GBS 患者仅选择性累及运动神经轴索。轴索型 GBS 多与空肠弯曲菌前驱感染有关。

超过 50% 的患者在 2 周内达到病情高峰，80% 在 3 周内，90% 在 4 周内。超过 1 个月而仍在进展的患者，常常需要考虑其他诊断。一些患者出现轻度无力症状，而另一些则在数天内进展为弛缓性四肢瘫和呼吸衰竭。总体而言，30% 患者出现呼吸衰竭。自主神经紊乱可影响 65% 的患者。其常见表现为窦性心动过速，但也可出现心动过缓、血压波动（高血压和低血压）、直立性低血压、心律失常、神经源性肺水肿，出汗异常，在少于 5% 的患者中可出现膀胱和胃肠道功能紊乱。

GBS 变异型

在临床上，除经典 GBS 类型外，根据纤维损害的主要模式（脱髓鞘或者轴索）、神经纤维受累的类型（运动、感觉、感觉和运动、颅神经或者自主神经）以及意识水平改变可区分不同的变异型。首个 GBS 变异型由 C. Miller Fisher（Miller-Fisher 综合征或者 MFS）报道。临床表现为眼肌麻痹、共济失调和腱反射消失，而不伴有无力。大多数 MFS 患者可出现其中两点表现，并伴有脑脊液（cerebrospinal fluid, CSF）蛋白升高。很多患者的临床表现与典型 GBS 重叠，一部分 MFS 患者可转变为典型 GBS。在典型 GBS 患者中，5% 可出现眼肌麻痹。以下肢受累为主、上肢未受累、腱反射消失的下肢轻瘫变异型与急性脊髓病变类似。另一 GBS 变异型表现为咽-颈-臂肌肉无力，伴有眼睑下垂，与肉毒中毒类似。单纯感觉和自主神经变异型均有报道。Bickerstaff 脑干脑炎是另一种变异型，表现为意识水平改变、反射活跃、共济失调和眼肌麻痹。

1986 年，轴索型 GBS 首次报道，随后在 1993 年，报道了中国瘫痪病为一种轴索运动型 GBS,命名为"急性运动轴索型神经病"(acute motor axonal neuropathy,AMAN)。之后不久，报道了 1 例急性运动–感觉轴索型神经病(acute motor-sensory axonal neuropathy,AMSAN)。AMAN 和 AMSAN 与空肠弯曲菌感染有关,预后不良。与急性炎性脱髓鞘性多发性神经根病(acute inflammatory demyelinating polyradiculopathy,AIDP)相比,AMAN 患者无力进展快,可快速达到疾病高峰,出现瘫痪和呼吸衰竭的时间也相应延长。虽然大部分 AMAN 患者来自中国北部,在其他国家也有报道。

免疫病理学

GBS 是一类累及周围神经和神经根的复杂性自身免疫性疾病。在神经根和近端神经干段出现大量淋巴细胞和单核细胞浸润,并伴有节段性脱髓鞘。与 AIDP 不同,AMAN 的病理特点为缺乏淋巴细胞浸润,背侧神经根、神经节和周围感觉神经豁免。

前驱事件

3/4 的 GBS 患者在病前 2~4 周可发生前驱感染。大多数为上呼吸道感染,而无特异器官受累。在 6% 的患者中,多见的病毒为 EB 病毒(单核或肝炎)和巨细胞病毒(cytomegalovirus,CMV)。CMV 多感染年轻人,导致重症并出现呼吸衰竭。在 HIV 患者中,GBS 发生在血清转换期或疾病早期。当怀疑 HIV 患者患病时,需要通过聚合酶链式反应来了解 HIV 的病毒负荷。这一检测方法比抗体检测敏感。细菌感染很少伴有 GBS,主要包括支原体肺炎和莱姆病。

空肠弯曲菌肠炎是最常见的前驱感染,大约 33% 的 GBS 患者在病前可出现。由于胃肠炎后 9 天可出现 GBS,粪便的空肠弯曲菌培养往往是阴性的,而血清学检查则提示近期感染。在美国,虽然每年有 200 万空肠弯曲菌感染患者,

基础知识回顾

病理生理

GBS 病理生理的证据来源于动物试验,称为实验性变态反应性神经炎。由 T 细胞介导的作用于髓鞘蛋白的免疫反应和髓鞘糖脂抗体联合造模。在 AIDP 患者血清中可检测到周围神经髓鞘抗体,随着临床改善,抗体滴度也相应下降。髓鞘糖脂抗体提示,GBS 变异型存在体液自身免疫。一项支持体液自身免疫的活检研究提示,施万细胞轴突旁质膜上存在抗体介导的补体沉积,之后出现囊泡髓鞘变性和收缩,而这一现象并不发生在髓鞘上。随后巨噬细胞募集到局部以清除髓鞘膜。严重的感染导致继发性轴索缺失。在 AMAN 中的两个早期变化是朗飞结延长,随之出现巨噬细胞聚集至朗飞结。郎飞结延长是可逆的,其导致钠通道缺失,引起电流冲动传递的损害。之后,补体活化导致巨噬细胞激活。巨噬细胞使朗飞结旁的轴索和髓鞘膜扭曲变形,导致髓鞘和质膜分离,并造成轴浆可逆性凝结。仅在严重患者中,少量运动轴索发生华勒变性,这可以用于解释部分 AMAN 患者改善迅速。另一原因则是轴突变性发生在远端神经末梢。在 7 个致死性 AMAN 患者中,运动纤维的朗飞结轴膜上可出现免疫球蛋白 G 和补体活化。由于在 60% 的 AMAN 患者中发现 GD1a 的 IgG 抗体,而仅在 4% 的 AIDP 患者中发现该抗体,故可疑的靶抗原为 GD1a。基于空肠弯曲菌与 AMAN 发病密切相关,推测主要的发病机制为分子模拟。空肠弯曲菌的脂多糖与 GM1 和 GD1a 具有共同的抗原表位,从而导致出现交叉抗体。AMSAN 的病理改变与 AMAN 类似。当然,AMSAN 更加严重和持久,从而导致在感觉和运动神经轴索上发生更加严重和弥散的华勒变性。与 AMAN 和 AMSAN 相似,由于 MFS 患者大多存在 GQ1b 抗体,因而分子模拟也是 MFS 的主要发病机制。

但仅有 1/1000 患者具有特异 HLA 单体型而容易发生 GBS。其他与 GBS 有关的前驱事件包括疫苗接种、手术、硬膜外麻醉和霍奇金病等。

> **注意事项**
>
> 由于神经根脱髓鞘,AIDP 的早期发现为 F 波潜伏期延长或者 F 波可重复差,之后会出现远端潜伏期延长(由于远端脱髓鞘)和时间离散或传导阻滞。在发病 2~3 周后可出现神经传导速度减慢,因而对早期诊断价值有限。根据诊断标准,早期神经传导研究(NCS)的敏感性低至 22%,而在发病 5 周后可提高到 87%。

> **注意事项**
>
> 与以四肢轻瘫为表现的 GBS 临床类似的其他疾病[a]:
>
> - 前角细胞:脊髓灰质炎或者西尼罗河病毒感染(非对称性无力)
> - 周围神经
>   危重病性神经病
>   淋巴瘤/软脑膜癌性脑膜炎
>   中毒性神经病:可溶性或重金属
>   卟啉病
>   莱姆病
>   白喉
>   血管炎性神经病
> - 神经-肌肉接头
>   重症肌无力
>   肉毒中毒
>   蜱瘫痪
> - 肌肉
>   特发性炎性肌病
>   周期性麻痹
>   重症疾病性肌病
>   横纹肌溶解
>   严重低钾血症或低磷血症
> - 急性脊髓病变
>   [a] 心因性瘫痪已排除。

电生理特点

当考虑 GBS 诊断时,有必要进行电生理检查以明确诊断和排除其他疾病。鉴别诊断包括其他可导致四肢瘫/瘫痪的疾病,如重症肌无力危象、急性特发性肌炎和较少见的运动神经元疾病所导致的急性呼吸衰竭。临床特点有助于将这些疾病与 GBS 区别,如眼外肌无力、皮疹或上运动神经元体征。

在 AMAN 中,复合肌肉动作电位(compound muscle action potential,CMAP)波幅在早期即有显著下降,之后则会消失。很难确定 CMAP 的消失由轴索损害所致和传导阻滞由末梢钠通道异常所致,也很难确定郎飞结上发生了免疫攻击。基于这种原因,纤颤电位可在 AMAN 早期出现,针刺肌电图的检查将有所帮助。感觉反射是正常的,脱髓鞘性传导变化并不出现。然而,在 AMSAN 中,感觉和运动潜伏期的波幅缩短甚至消失。在 Miller-Fisher 综合征(Miller-Fisher syndrome,MFS)中,NCS 往往是正常的。

实验室特点

常规实验室检查对 GBS 的诊断价值不大。肌酸激酶和(或)转氨酶可中度和非特异升高。出现低钠血症,需考虑卟啉病。若不出现中毒相关临床表现(呕吐、脱发或者 Mee 线),并不建议进行重金属的常规测定。所有 GBS 患者都应行 CSF 检查,从而可以发现蛋白细胞分离,蛋白升高,而白细胞数低于 $0.01 \times 10^9/L$。在发病 1 周内 1/2 GBS 患者的 CSF 蛋白正常,但是在 1 周后复查 CSF,可见蛋白正常的比例下降到 10%。如果白细胞数超过 $0.05 \times 10^9/L$,需要考虑早期 HIV 感染、软脑膜癌变、CMV 多神经根炎以及结节病。在 HIV 患者中,GBS 发生在血清转换期或疾病早期。空肠弯曲菌的大便培养或抗体检测对 GBS 患者的治疗没有帮助,但可提示预后不良。

GM1 神经节苷脂抗体在 AMAN 中出现频率高,并与 6 个月后功能障碍有关。GD1a IgG 抗体在 60% 的 AMAN 患者中出现,而仅在 4% 的 AIDP 患者中出现。GT1a 抗体与延髓的症状和体征有关,可在 Bickerstaff 脑干脑炎中出现。尽管作者不推荐对 GBS 患者进行抗体测定,但 MFS 是例外。GQ1b 抗体对 MFS 的诊断有较高

神经传导速度在 AIDP 应用中的局限

第一，脱髓鞘主要发生在神经根、大多数远端神经末梢及髓鞘包埋部位。常规 NCS 并不能检测到神经根，而且在诊断 AIDP 时并不检测髓鞘包埋部位。如果在青年人中出现多个部位传导速度减慢，支持 GBS 诊断。第二，检测的运动神经数目或诱导反射不够，而瞬目反射潜伏期延长是有助于诊断的。最后，与运动神经异常相比，感觉神经的 NCS 改变较为滞后。可能的提示是腓肠神经反应正常，而正中神经和(或)尺子神经感觉潜伏期缩短或消失。为同时优化敏感性和特异性，制定大量 GBS 运动 NCV 的诊断标准。对 10 项发表的诊断标准进行比较后发现，敏感性为 72%，特异性为 100%。临床医生必须认识到，并非每一个 AIDP 患者都能严格地符合脱髓鞘的电生理标准。

的敏感度和特异度，然而在伴有显著眼肌麻痹的 GBS 患者中，该抗体出现的比例也增高。

治疗

对症支持治疗

由于 30% 的 GBS 患者可进展成呼吸困难，所以支持治疗是管理患者的重要措施。需要严密监测患者以识别呼吸衰竭。按理想体重(经年龄调整)计算，用力呼气肺活量<15 mL/kg，或者负性吸力<60 cm H_2O，提示需要紧急插管和机械通气，以防低氧血症。在临床上，表现为颈部肌肉的显著无力，不能大声数到 20，有严重吞咽障碍的患者需要留置胃管。在管理自主神经功能紊乱时，需要避免血压波动，使用长效降压药是存在禁忌的。长期卧床患者需要穿弹力袜，和(或)皮下注射肝素或伊诺肝素等抗凝药物，以预防深静脉血栓。床旁进行瘫痪肢体被动功能锻炼可防止肌肉萎缩。这部分患者意识清醒，并有良好的认知。由于重症患者可出现尿路感染或者肺部感染，增强预防感染的意识是非常重要的。

若 GBS 患者出现影响功能的无力或者呼吸受累，则是使用血浆置换或静脉免疫球蛋白(intravenous immunoglobulin,IVIG)的适应证。需要告知患者和家属，无论采用何种治疗，患者一般在 2~3 个月后才能独立行走。对于中度 GBS 患者，需要在起病 2 周内严密观察患者，同时对于不能独立行走者给予治疗。

血浆置换

血浆置换(plasma exchange,PE)是首个在 GBS 治疗中的有效措施，通过清除抗体、补体、免疫复合物和可能的炎症前细胞因子来发挥作用。

PE 容量为每天或隔天进行 5 次 50 mL/kg 的血浆交换，周期为 5~10 天，总交换量为 250 mL/kg，而超过标准容量的 PE 并不能增加疗效。交换液首选白蛋白。PE 的并发症包括低血压、肺栓塞、贫血、血小板减少、凝血延长、低钙血症、柠檬酸盐中毒，以及与大型双腔静脉导管置入相关的风险。

静脉应用免疫球蛋白

IVIG 用于神经肌肉疾病的具体机制尚不明确。IVIG 可干扰辅助刺激因子参与抗原递呈。IVIG 调节抗体、细胞因子、黏附分子巨噬细

PE 和 IVIG 的使用证据

多项研究显示，患者可缩短脱机时间 13~14 天，缩短恢复至自行行走的时间为 32~41 天，这种疗效具有统计学意义。此外，法国合作组提示，治疗后需要通气支持的患者比例降低，运动功能恢复时间缩短，早期辅助行走的时间缩短。格林-巴利综合征研究组提示，PE 治疗后 4 周症状改善，并在 3 周时即可出现一个级别的改善。1992 年，荷兰格林-巴利研究组提示 IVIG 疗效尚可，而且疗效优于 PE。血浆置换和免疫球蛋白格林-巴利综合征实验组进行的后续研究则提示两种治疗疗效相似。

胞 Fc 受体，而且其还干扰补体活化和膜攻击复合物形成。

IVIG 总用量为 2 g/kg，周期为 3~5 天。一般反应为静脉输注相关不良反应，如恶心、呕吐、发热、肌痛、肺部紧缩感和头痛。在 IVIG 治疗前，给予扑热息痛和抗组胺药物，或者减慢用药速度，可减少这类不良反应。少见的反应包括皮疹、无菌性脑膜炎和粒细胞减少。肾功能不全、卒中或者心肌缺血则较少发生。总 IgA 缺乏症是非常少见的，但给予这类患者 IVIG 会出现过敏反应。然而，在紧急情况下，并不能进行 IgA 定量测定。

PE 和 IVIG 同样有效，但是对血流动力学不稳定的患者，PE 是禁忌使用的。IVIG 可在大多数医院方便使用。没有必要在进行 PE 后再给予 IVIG，这样联合治疗的疗效并未增加。近期随机对照实验提示激素在 GBS 治疗中无效。

预后

大多数 GBS 患者在发病 28 天后自发恢复。在 80% 的患者中，平均完全恢复的时间为 200 天。然而，很多（65%）患者有轻度后遗症，不能完全恢复到病前状态。严重神经系统后遗症影响 10%~15% 的患者。死亡率为 5%，主要由于严重并发症（感染、成人呼吸窘迫综合征，肺栓塞）和少见的自主神经功能紊乱所导致。复发率为 5%，常发生在 8 周内。当在起病 8 周后持续进展，则需考虑复发-缓解型慢性炎性脱髓鞘性多发性神经病。

与 AIDP 相比，AMAN 患者恢复时间推迟。然而，由于郎飞结处钠通道的可逆性变化或者肌肉间运动神经末梢的变性和再生，部分 AMAN 患者可快速恢复。大多数 MFS 患者在 6 个月内恢复。

（王蓓 译　赵重波 校）

★ 要点和诀窍

GBS 不良预后因素

- 快速达到疾病高峰（<7 天）。
- 机械通气。
- 远端 CAMP 波幅显著降低（<正常值的 20% 低限）。
- 前驱 CMV 感染。
- 前驱痢疾样疾病/空肠弯曲菌感染。
- 老龄。
- 呼吸机依赖 2 周。

参考文献

Albers JW, Donofrio PD, McGonagle TK. Sequential electrodiagnostic abnormalities in acute inflammatory demyelinating polyradiculoneuropathy. *Muscle Nerve* 1985;**8**:528–39.

Albers JW, Kelly JJ Jr. Acquired inflammatory demyelinating polyneuropathies: clinical and electrodiagnostic features. *Muscle Nerve* 1989;**12**:435–51.

Asbury AK, Cornblath DR. Assessment of current diagnostic criteria for Guillain–Barré syndrome. *Ann Neurol* 1990;**27**(suppl):S21–4.

French Cooperative Group on Plasma Exchange in Guillain–Barré syndrome. Efficiency of plasma exchange in Guillain–Barré syndrome: role of replacement fluids. *Ann Neurol* 1987;**22**:753–61.

Griffin JW, Li CY, Macko C, et al. Early nodal changes in the acute motor axonal neuropathy pattern of the Guillain–Barré syndrome. *J Neurocytol* 1996;**25**:33–51.

Guillain–Barré syndrome Study Group. Plasmapheresis and acute Guillain–Barré syndrome. *Neurology* 1985;**35**:1096–104.

Hadden RD, Cornblath DR, Hughes RA, et al. Electrophysiological classification of Guillain–Barré syndrome: clinical associations and outcome. Plasma Exchange/Sandoglobulin Guillain–Barré Syndrome Trial Group. *Ann Neurol* 1998;**44**:780–8.

Hafer-Macko C, Sheikh KA, Li CY, et al. Immune attack on the Schwann cell surface in acute inflammatory demyelinating polyneuropathy. *Ann Neurol* 1996;**39**:625–35.

Ho TW, Mishu B, Li Cy, et al. Guillain–Barré syndrome in northern China: Relationship to Campylobacter jejuni infection and anti-glycolipid antibodies. *Brain* 1995;**118**:597–605.

Plasma Exchange and Sandoglobulin Guillain–Barré Syndrome Trial Group. Randomized trial of plasma exchange, intravenous immunoglobulin and combined treatments in Guillain–Barré syndrome. *Lancet* 1997;**349**: 225–30.

Ropper AH. The Guillain–Barré syndrome. *N Engl J Med* 1992;**326**:1130–6.

Van den Bergh PY, Piéret F. Electrodiagnostic criteria for acute and chronic inflammatory demyelinating polyradiculoneuropathy. *Muscle Nerve* 2004;**29**:565–74.

van der Meché FG, Schmitz PI, and the Dutch Guillain–Barré Study Group. A randomized trial comparing intravenous immune globulin and plasma exchange in Guillain–Barré syndrome. *N Engl J Med* 1992;**326**:1123–9.

van Koningsveld R, Schmitz PI, Meché FG, et al. Effect of methylprednisolone when added to standard treatment with intravenous immunoglobulin for Guillain–Barré syndrome: randomised trial. *Lancet* 2004;**363**:192–6.

van Koningsveld R, Steyerberg EW, Hughes RA, et al. A clinical prognostic scoring system for Guillain–Barré syndrome. *Lancet Neurol* 2007; **6**:589–94.

第25章

慢性免疫介导的脱髓鞘性多发性神经病

Agnes Jani-Acsadi，Richard A. Lewis

慢性免疫介导的多发性神经病(chronic immune-mediated polyneuropathy，CIMP)包含了一组根据病理生理特点、慢性临床表现以及对免疫调节治疗反应而定义的周围神经病。根据临床及病理生理特点，慢性免疫介导的神经病可进一步分为以下 3 类：

● 慢性免疫介导的脱髓鞘性多发性神经病(chronic immune-mediated demyelinating polyneuropathy，CIMDP)；

● 慢性免疫介导的轴索性神经元病/神经病；

● 与血管炎、结缔组织疾病、肉芽肿相关的神经病。

本章回顾了以脱髓鞘形式为主的慢性获得性免疫介导的多发性神经病在诊断及治疗上的新进展。

近年来，随着实验室诊断和神经生理学检查的更广泛应用、治疗方式的进步，对 CIMDP 有了更深的认识。广泛的国际合作多次试图通过定义临床表现的诊断标准和治疗策略来简化诊断流程。对于神经专科医师和全科医师而言，熟悉这类疾病同样重要，这类神经病变常常导致患者进行性功能缺失，并不断增加经济及医疗负担，后者与患者功能的残疾、需要长期和昂贵的治疗、伴发其他疾病及潜在的药物严重不良反应相关。确定诊断标准有助于早期诊断和监测治疗结果。然而，仍然缺乏对新型免疫调节药物的前瞻性随机对照试验，以及良好的生物标志物、预测治疗效果和预后。

慢性免疫介导的脱髓鞘性多发性神经病

历史

从 20 世纪 50 年代以来，慢性进展性和复发性多发性神经病(多神经炎)已被越来越多的认识。但是直到 1975 年，Dyck 及其同事第一次报道了一组 53 例慢性炎性多发性神经根神经病，他们随后报道这些患者对激素治疗敏感，指出该病的发病机制为免疫介导。随后其脱髓鞘的特性被加入诊断描述中，目前称为慢性炎性脱髓鞘性多发性神经根神经病(chronic inflammatory demyelinating polyradiculoneuropathy，CIDP)。这些报道强调了疾病的渐进性或复发性，以及对称性近端及远端肌肉受累的非长度依赖的肌无力模式。这是典型 CIDP 的临床特点。

从某些方面来讲，CIDP 被认为是急性炎性脱髓鞘性多发性神经根神经病(acute inflammatory demyelinating polyradiculoneuropathy，AIDP) 的慢性形式，AIDP 是格林-巴利综合征最常见的形式。AIDP 与 CIDP 的相似处包括临床症状对称、腱反射减弱或消失、脑脊液蛋白细胞分离、神经传导速度减慢和传导阻滞的电生理证据，符合一些神经活检所见的节段性脱髓鞘病理特性。此外,急性起病及复发性的 CIDP 与格林-巴利综合征患者一样,可能继于炎症、感染或其他前驱事件。在鉴别诊断及治疗方面区分急性起病或复发性的 CIDP 与 AIDP 仍然是一个挑战。对于在亚急性起病、单相、持续进展超过 3 周,随后病情达峰并逐步改善的 GBS,和持续进展或复发超过 8 周的 CIDP 之间进行早期的鉴别有点过于武断。然而,已证明 8 周的界限在确定治疗计划时非常有用。有些人针对达峰时间在 4~8 周之间的患者提出了亚急性脱髓鞘性神经病的诊断,根据作者的经验,这类患者往往演变成典型的 CIDP。

多年来,CIDP 被认为是一种特异的疾病。然而,目前清楚地认为有许多免疫介导的脱髓鞘性神经病与 CIDP 有不同程度的相似性。作者更倾向于用慢性获得性脱髓鞘性多发性神经病或慢性免疫性脱髓鞘性多发性神经病来描述这组疾病,而仅用 CIDP 描述具有上述典型临床表现的亚群。与之一致的是欧洲神经病学会联盟和周围神经病学会(EFNS/PNS)的指南也将 CIDP 分为典型 CIDP、不典型 CIDP 和不同于 CIDP 的 CIMDP。

CIMDP 的临床异质性(框 25.1)需要电生理和支持性的实验室检查,包括脑脊液分析或者神经活检等少见手段(框 25.2)。

流行病学

因为诊断标准的不统一和缺乏不同亚型的比较数据,CIDP 及不同变异型在过去所获得的流行病学数据有限。

在实践中,诊断常因缺乏支持的检查结果(如电生理或血清学)而受到阻碍,并且也常低估本病的患病率。在英国、澳大利亚、挪威及日本,估计 CIDP 的患病率为 0.8/100 000~7.7/100 000。根据 2006 年 EFNS/PNS 的诊断标准,患病率为 4.77/100 000,而根据 1991 年美国神经病学学会的诊断标准,患病率为 1.97/100 000。尽管 EFNS/PNS 的标准可能会进一步划分不同类型 CIDP 的流行病学数据,但两套标准似乎同样确定患者需要治疗。不过,根据不同诊断标准的定义,患病率和发病率有显著的差异,这强调了在寻找提高诊断敏感性及特异性方法上的重要性。

CIDP 没有性别及种族差异。其起病年龄不定,但患病率随年龄增大而增高(50~70 岁)。童年起病的特发性 CIDP 似乎起病更急,与 GBS 相似。前驱的病毒,或细菌感染,或其他事件的发生率比 AIDP 低(30%比 60%~70%),但复发可能被感染、免疫接种(尚有争议)、手术或创伤所触发。

典型 CIDP 和不典型 CIDP

CIDP 是一种表现为缓慢进展或复发的获得性疾病。典型的临床特点是对称性的以运动为主的症状,四肢近端和远端均受累。不典型的 CIDP 包括多灶性的、Lewis-Sumner 综合征、远端对称型 CIDP、伴 IgA 和 IgG 的 MGUS 相关 CIDP、CIDP 伴中枢神经系统脱髓鞘和其他全身疾病。相反,其他与之相似但因为重要的临床差别、实验室结果、电生理诊断和治疗特点而被认为与 CIDP 不同的疾病包括:IgM 球蛋白血症相关脱髓鞘性神经病,特别是伴抗髓鞘相关糖蛋白抗体的神经病;POEMS 综合征(多发性周围神经病、脏器肿大、内分泌紊乱、M 蛋白增高和皮肤改变)和多灶性运动神经病(见框 25.1)。

1991 年美国神经病学学会的诊断标准是为实验目的而设立的,但被批判在临床应用中限制太多。至今提出了无数的标准,其都联合使用了临床、脑脊液和肌电图结果。最近由欧洲神经病学会联盟和周围神经病学会(EFNS/PNS)牵头的国际指南注重于联合临床、神经生理学特点和支持性证据(如脑脊液蛋白、MRI 异常、治疗疗效)来提高诊断精确度(见框25.2)。EFNS/PNS 临床标准注重于典型和非典型的临床特点,并提高了排除诊断的重要性。EFNS/PNS 电生理诊断标准设立了确定、很可能、可能三种不同程度的级别。

由 Koski 领导的共识小组采取了一种不同的方法。基于对超过 50 例 CIDP 患者和 100 例其他周围神经病患者的回顾,共识小组提出两个相对简单而独立的规则来诊断 CIDP。验证结

框 25.1　慢性免疫介导的脱髓鞘性多发性神经病 (CIMDP)

1. 经典的/典型的 CIDP

2. CIDP 变异型/不典型 CIDP

　感觉为主型

　获得性远端对称型/DADS

　与副蛋白 IgA 和 IgG 相关

　与多发性骨髓瘤相关

　与其他全身疾病相关

　与中枢神经系统脱髓鞘相关

　Lewis-Sumner 综合征；多灶性感觉运动性脱髓
　鞘性多发性神经病伴持续传导阻滞（MAD-
　SAM）

3. 不同于 CIDP 的 CIMDP

　POEMS（多发性神经病、脏器肿大、内分泌紊
　乱、M 蛋白增高和皮肤改变）

　与 IgM 单克隆丙种球蛋白病相关的脱髓鞘性
　神经病

　　● 伴抗髓鞘相关糖蛋白抗体

　　● 不伴抗髓鞘相关糖蛋白抗体

　慢性共济失调性神经病变伴眼肌麻痹、单克隆
　蛋白、凝集反应和 disialosyl 抗体（CANOMAD）

　多灶性运动神经病（MMN）伴持续传导阻滞

果提示这种方法具有高度敏感性和特异性，特别是不包括 Lewis-Sumner 综合征时。该方法最

☼ 基础知识回顾

　　CIDP 被认为具有自身免疫-炎症机制，基于以下几点：①临床观察发现，感染或免疫接种触发起病或加剧多种形式疾病的病情；②伴发系统性自身免疫病；③啮齿动物模型实验性自身免疫性神经炎具有相似性；④检测 T 细胞和 B 细胞对某些髓鞘抗原、血管周围神经内浸润的淋巴细胞和巨噬细胞的反应；⑤某些疾病中脑脊液细胞蛋白分离；⑥对免疫调节治疗的反应。迄今没有发现普适的特异性抗原。某些人类白细胞抗原在 CIDP 患者中更为常见（HLA-Dw3、HLA-DRw3、HLA-A1 和 HLA-B8）。

惊人的发现在于，如果一个患者具有对称、近端远端无力的典型表现，则诊断为 CIDP 的概率极高，而且电生理诊断的结果影响不大。

CIDP 的临床特点

　　CIDP 的临床表现呈异质性，多数典型患者表现为近端和远端肌无力及感觉异常，还具有从纯感觉性到纯运动性到多灶性（Lewis-Sumner 综合征）的多种临床表现。患者主诉跳跃等步态困难、难以解释的摔倒、上下楼梯困难和（或）手的灵活性受损。感觉受损相当常见，其中感觉缺失较疼痛更为常见。在罕见情况下，极高的脑脊液蛋白水平与假瘤综合征相关，伴头痛、视乳头水肿、视力丧失和视野缺损。临床检查必须包括彻底的全身体查，以此来发现 CIDP 相关疾病的证据（皮肤改变、淋巴结、恶性肿瘤等）。神经科专科查体需要进行周围神经和中枢神经系统中的各级神经检查。复视（发生率至少 10%）和下半部面肌无力提示第 Ⅲ～Ⅶ 对颅神经麻痹，延髓肌功能障碍也被认为是一个常见的表现。

　　步态异常取决于运动和感觉障碍的程度和结合，其表现多种多样，可能为跨阈步态，可能因足下垂及本体感觉缺失而表现为碎步步态，也可能因明显的近端肌无力而卧床不起。肌力对抗检查常发现上下肢近端和远端均无力。萎缩提示继发性的轴索变性，从而造成持续的功能缺失和长久的残疾。有时能观察到肌束颤动，有时包括舌肌纤颤，从而可能会误诊为肌

⚠ 注意事项

　　由于潜在的治疗影响，区分急性和慢性免疫性神经病非常重要。CIDP 患者通常对激素治疗有效，因此 CIDP 曾被称为激素敏感性多发性周围神经病，而 AIDP/GBS 却可能会加重。详细的临床、电生理诊断、支持性的实验室结果包括脑脊液分析对诊断的确立都非常必要。仅有约 16% 的 CIDP 患者表现为急性或亚急性起病，60% 的典型患者缓慢进展，30% 的患者表现为复发-缓解型。

大纤维减少,如本体觉和振动觉减退按手套-袜子样分布。临床上常不能检查到病理反射。自主神经和呼吸功能障碍罕见(<10%)。

非典型的 CIDP

根据症状及体征分布的差别,尽管不同类型的 CIDP 临床表现呈异质性,但具有相似的免疫异常介导的脱髓鞘机制。由于其治疗方式和经典型一致,因而明确诊断非常重要。

纯感觉性 CIDP/CISP

由于单独影响或主要影响神经根或感觉神经纤维(CISP),很大比例的患者(15%)表现为纯粹的感觉形式的 CIDP。部分患者表现为显著的感觉性共济失调,神经传导检查正常而体感诱发电位可能提示感觉根受累。部分患者尽管肌力正常,但运动神经传导明显减慢。区别该类型的 CIDP 与感觉神经元病很难。本型 CIDP 的治疗获益尚不明确。

纯运动性 CIDP

本型较纯感觉性 CIDP 明显少见, 某些观点认为其是多灶性运动神经病疾病谱的一部分。但是,本病是对称的近端和远端受累,这方面与典型的 CIDP 相似。本型通常对静脉注射丙种球蛋白治疗有效。

远端获得性脱髓鞘性对称性多发性神经病

这些患者的临床表现与特发性长度依赖性多发性神经病相似,具有极为显著的感觉主诉,但在神经传导速度检查中表现出明显的脱髓鞘特点。许多 DADS 患者伴有 IgM 副蛋白,其中约1/2 具有抗髓鞘相关糖蛋白抗体,后者在 EFNS/PNS 指南中被认为与 CIDP 不同, 而其他伴有 IgM 的 DADS 被分类为非典型 CIDP。作者的经验与此不同, 认为伴有 IgM 的 DADS 不管伴或不伴抗髓鞘相关糖蛋白抗体,其临床表现相同。

CIDP 相关的并发疾病

CIDP 相关并发疾病的临床表现与经典

框 25.2　CIDP 的诊断方法

1. 临床病程/检查结果

　纳入标准

　典型 CIDP:伴有感觉受累的对称性近端和远端无力,反射减弱。

　不典型 CIDP:DADS、Lewis-Sumner 综合征、局灶的 CIDP、纯运动性或纯感觉性。

　排除标准

　不同于 CIDP 的 CIMDP(见框 25.1)。

　有莱姆病、白喉、药物或其他中毒性或遗传性神经病的证据。

2. 电生理诊断

　a. 运动神经传导研究(至少 4 条运动神经的近端运动传导)提示远端潜伏期延长、波形离散、不同的神经传导减慢低于正常的 70%,可有继发的轴索变性。

　b. 感觉神经传导研究及体感诱发电位评估近端感觉传导。

3. 支持的实验室检查

　a. 脑脊液蛋白和细胞计数分析:80%患者蛋白增高(50~200 mg/dL);10%患者脑脊液细胞增多(<0.05×10⁹/L);可能伴有 γ 球蛋白升高(HIV 感染)。

　b. 通过 ESR(血沉)、CBC(全血细胞计数)、ANA(抗核抗体)、ENA(可提取性核抗原)、血/尿免疫电泳等除外其他全身疾病。

　c. 必要时通过基因检测除外遗传性脱髓鞘性神经病。

　　● 影像学研究:神经丛和(或)神经根/马尾的增强 MRI。

　　● 病理表现:临床受累神经的神经活检(常为腓肠神经、腓浅神经、桡神经的感觉支或者股薄肌的运动神经)提示节段性脱髓鞘和髓鞘再生、洋葱头样改变、间质和神经内膜/血管周围浸润。

　　● 客观终点对临床疗效的评估。

[Modified from EFNS/PNS guidelines(2010).]

萎缩侧索硬化症。协调与无力的程度相符,患者有时会因大纤维受累而叠加感觉性共济失调。肌肉牵张反射消失或减弱。感觉检查提示

CIDP 相似，但其确切的发病机制尚不清楚。不同于血管炎性多发性单神经病的沃勒变性，在神经纤维的制备及活检中，多灶性变异性疾病相关的 CIDP 的特征为节段性脱髓鞘和髓鞘再生。神经传导检查可能提示传导阻滞–节段性脱髓鞘的电生理特点和郎飞结功能障碍。

CIDP 可能继发于 HIV 感染（多见于转换期，常伴典型脑脊液细胞增多）、慢性活动性乙型和丙型肝炎不伴冷球蛋白血症、中枢神经系统脱髓鞘/多发性硬化症、系统性红斑狼疮、炎症性肠病和使用肿瘤坏死因子 α–阻滞剂（依那西普和英夫利西单抗）治疗类风湿关节炎的患者。

已经有 CIDP 发生于糖尿病和腓骨肌萎缩症（charcot-marie-tooth disease，CMT）患者的报告，但是否有发病率增加，目前还不清楚。在孕晚期或产后，妊娠也可与 CIDP 伴发。

意义未明的单克隆丙种球蛋白病相关 CIDP

一部分比例虽小但显著的 CIDP 患者（根据某些估计，高达 20%）伴有 MGUS。通过血清免疫球蛋白固定电泳检测，M 蛋白主要是 IgA 或 IgG。对治疗的反应类似于经典 CIDP 患者，并且优于 IgM 的 MGUS 的 CIDP 患者。后者常有以远端受累为主的临床表现（DADS），尽管可能对利妥昔单抗有反应，但对免疫调节治疗的总体疗效较差。MGUS 患者还可能伴有轴索型多发性神经病，从而需要不同的治疗方法。

> ★ 要点和诀窍
> ● 如果发现 M 蛋白，则需要通过骨骼检查和骨髓评估来排除淋巴组织增生性疾病。
> ● 恶性疾病的副蛋白血症，如原发性巨球蛋白血症和多发性骨髓瘤等，通常以 λ 轻链为主。
> ● IgG 和 IgA 副蛋白血症相关的 CIDP 较为罕见，表型及治疗反应与典型的 CIDP 类似。

Lewis–Sumner 综合征/MADSAM（非典型 CIDP）和多灶性运动神经病（与 CIDP 不同）

1982 年，Lewis、Sumner、Brown 及 Asbury 描述了 5 例以感觉运动性多发性单神经病为表现的患者，这些患者所具有的是持久性传导阻滞和节段性脱髓鞘的证据，而不是血管炎的电生理和病理结果，这被认为是多灶性 CIDP 的变种。随后的报告认为，其对治疗的反应始终与典型 CIDP 一致，被命名为 Lewis-Sumner 综合征（Lewis-Sumner syndrome，LSS）或多灶性获得性脱髓鞘性感觉和运动多发性神经病。

1988 年，在一篇单独的文献里，Clark、Parry 和 Pestronk 等描述了一部分纯下运动神经元疾病患者，其最初被诊断为运动神经元疾病患者，这些患者也有持久性传导阻滞。这种疾病现在被称为多灶性运动神经病，其与 35%~83% 患者的血清中抗 GM1 抗体升高有关，且对静脉免疫球蛋白（IVIG）治疗有效但对血浆置换无效。皮质类固醇往往会引起疾病的症状恶化。

CIDP、LSS 和多灶性运动神经病（multifocal motor neuropathy，MMN）的关系仍是一个相当复杂的话题。有些作者认为，LSS 和 MMN 是一个疾病的先后关系，因为一些原本典型的 MMN 患者出现一些感觉的症状和体征，特别是随着病情的发展。其他人则认为，基于临床和电生理检查结果中感觉的变化、缺乏相关的抗神经节苷脂抗体，虽然对 CIDP 的治疗方式有相似的反应，但 LSS 和 MMN 是不同的。一份神经活检的病理报道也表明 LSS 和 MMN 是有差别的（J Peter Dyck，个人通讯）。LSS 患者在传导阻滞部位的活检显示炎症浸润以及节段性脱髓鞘和髓鞘再生的证据，包括洋葱头样结构形成；而 MMN 患者行相似的活检，并没有炎症和髓鞘改变的证据。其他证据表明，MMN 可能的免疫攻击靶点是郎飞结和（或）结旁区。

LSS 和 MMN 的诊断都依赖于传导阻滞，但有些作者发现一些具有典型的临床表现而没有传导阻滞的患者，在这种情况下，需要考虑血管炎性多数单神经病的可能。不应在典型受压部位的节段发现传导阻滞，如果在尺神经的肘部、腓总神经的膝部或桡神经的肱骨颈处发现，一定要注意与遗传性压力敏感性神经病（HNPP）相鉴别。典型的遗传性压力敏感性神经病还有其他一些独特的电生理表现，而PMP-22 的缺失具有特异性诊断价值。需要注意的是，在少数情况下，PMP-22 的点突变也可影响蛋白结构，从而引起遗传性压力敏感性神经病的表型。

LSS 的脑脊液蛋白往往略高于 MMN，但在这两种疾病中，蛋白含量都很少超过 100 mg，说明两者都很少累及神经根。除传导阻滞外，在 MMN 和某些 LSS 患者中几乎没有其他节段性脱髓鞘的证据，意味着疾病的累及范围非常有限。

LSS 的预后与 CIDP 类似，33% 的患者在静脉注射免疫球蛋白、糖皮质激素或免疫抑制剂治疗后得到缓解。MMN 患者显示对静脉注射免疫球蛋白有效，但很多患者即使最初有效，但病情仍然持续进展，也有证据表明尽管症状和生理学改善，轴索仍然会进一步损失。

诊断和治疗方法

CIDP 的诊断是基于临床和电生理检查，并加上脑脊液证据的支持。根据临床需要，还可行神经根或神经丛的 MRI 及神经活检。尽管 Koski 诊断标准认为，典型的 CIDP 可以没有电生理证据，但作者还是认为肌电图在所有患者的评估中非常重要。框 25.2 总结了实用的诊断方法。

必须根据疾病的严重程度、进展速度和患者的全身状态采取个体化的治疗方案。医生和患者应该对治疗疗效建立切合实际的期望值。随机的临床试验已经将免疫球蛋白、血浆交换和糖皮质激素确立为主要治疗方式。作者认为，读者可以根据最新的综述，如 EFNS/PNS 指南等，了解初始治疗、维持治疗和新兴疗法上的详细信息。

结论

对神经科医师而言，认识和治疗 CIDP 及其变异型往往是一个挑战。临床医师需要一个诊断方法来帮助其准确而及时的诊断。随机对照试验证实，使用免疫球蛋白、血浆交换和糖皮质激素的标准治疗对许多患者有效。然而，仍然难以实现减少长期残疾和达到临床缓解的最终目标。有必要开展进一步的治疗试验以确定新型治疗方法的疗效。

（陆珺 译 赵重波 校）

参考文献

American Academy of Neurology AIDS Task Force. Research criteria for diagnosis of chronic inflammatory demyelinating polyneuropathy (CIDP). *Neurology* 1991;**41**;617–18.

Austin JH. Recurrent polyneuropathies and their corticosteroid treatment *Brain* 1958;**81**:192.

Bril V, Banach M, Dalakas MC, et al., on behalf of the ICE Study Group. Electrophysiologic correlations with clinical outcomes in CIDP. *Muscle Nerve* 2010;**42**:492–7.

Dyck PJ, O'Brien PC, Oviatt KF, et al. Prednisone improves chronic inflammatory demyelinating polyradiculopathy more than no treatment. *Ann Neurol* 1982;**11**:136-41.

Jacob S, Rajabally YA. Current proposed mechanisms of action of intravenous immunoglobulins in inflammatory neuropathies. *Curr Neuropharmacol* 2009;**7**;337–42.

Joint task force of the European Federation of Neurological Societies and the Peripheral Nerve Society European Federation of Neurological Societies/Peripheral Nerve Society. Guideline on management of chronic inflammatory demyelinating polyradiculoneuropathy – First Revision *Eur J Peripheral Nerv Syst* 2010;**15**:1–9.

Koski CL, Baumgarten M, Magden LS, et al. Derivation and validation of diagnostic criteria for chronic inflammatory demyelinating polyneuropathy. *J Neurol Sci* 2009;**277**:1–8.

Latov N, Gorson KC, Brannagan TH, et al. Diagnosis and treatment of chronic immune-mediated neuropathies. *J Clin Neuromusc Dis*

2006;**7**:141–57.

Lewis RA, Sumner AJ, Brown MJ, Asbury AK. Multifocal demyelinating neuropathy with persistent conduction block. *Neurology* 1982; **32**:95–164.

Parry GJ, Clarke S. Pure motor neuropathy with multifocal conduction block masquerading as motor neuron disease. *Muscle Nerve* 1988;**11**: 103–7.

Pestronk A, Cornblath DR, Ilyas AA, et al. A treatable multifocal motor neuropathy with antibodies to GM1 ganglioside. *Ann Neurol* 1988; **24**:73–8.

Rajabally YA, Nicolas G, Pieret F, Bouche P, Van den Berg PYK. Validity of diagnostic criteria for chronic inflammatory demyelinating polyradiculonueropathy: a multicentre European study. *J Neurol Neurosurg Psychiatry* 2009;**80**: 1364–8.

Rajabally YA, Simpson BS, Beri S, Bankart J, Gosalakkal JA. Epidemiological variability of chronic inflammatory demyelinating polyneuropathy with different diagnostic criteria: study of UK population. *Muscle Nerve* 2009;**39**: 432–8.

Ruts L, Drenthen J, Jacobs BC, van Doorn PA, the Dutch GBS Study Group Distinguishing acute-onset CIDP from fluctuating Guillian–Barré Syndrome: a prospective study. *Neurology* 2010;**74**:1680–6.

Saperstein D, Katz JS, Amato AA, Barohn RJ. Clinical spectrum of chronic acquired demyelinating polyneuropathies. *Muscle Nerve* 2001; **24**:311–24.

Taylor BV, Wright RA, Harper CM, Dyck PJ. Natural history of 46 patients with multifocal motor neuropathies with conduction blocks. *Muscle Nerve* 2000;**23**:900–8.

第 26 章

血管炎性神经病

W.David Arnold, John T.Kissel

血管炎性疾病是一组复杂和异质性的疾病，根据分布和受累血管的不同而有着多种表现。根据病原学、受累血管大小、组织病理学、受累脏器或其他临床特点提出了许多分类的办法，但至今还没有一个被普遍认可。一个周围神经学会专家组对血管炎合并神经病变提出了一个有效的分类方法，将伴神经病变的血管炎分为三类：原发系统性、继发系统性和非系统性血管炎（框 26.1）。

框 26.1 周围神经学会对伴神经病变血管炎的分类

原发性系统性血管炎

小血管炎为主

　显微镜下多血管炎 [a]

　变应性肉芽肿性血管炎 [a]

　Wegener 肉芽肿 [a]

　特发性混合性冷球蛋白血症(non-HCV)

　Henoch-Schönlein 紫癜

中血管炎为主

　结节性多动脉炎(PAN)

大血管炎为主

　巨细胞动脉炎

继发性系统性血管炎伴下列之一

结缔组织疾病

　类风湿关节炎

　系统性红斑狼疮

　干燥综合征

　系统性硬化症

　皮肌炎

　混合性结缔组织病

结节病

白塞病

感染（如 HBV、HCV、HIV、CMV、麻风病、莱姆病、HTLV-I 型）

药物

恶性肿瘤

炎症性肠病

补体低下的荨麻疹性血管炎综合征

非系统性/局限性血管炎

非系统性血管炎性神经病变

　包括非糖尿病神经根丛神经病

　包括 Wartenberg 移民感觉神经炎（暂定）

糖尿病性神经根丛神经病

局部皮肤/神经血管炎

　皮肤结节性多动脉炎

　其他

[a] 抗中性粒细胞胞浆抗体(ANCA)相关性血管炎；CMV，巨细胞病毒；HBV，乙型肝炎病毒；HCV，丙型肝炎病毒；HIV，人类免疫缺陷病毒；HTLV，人类 T 淋巴细胞病毒。

原发性系统性血管炎包括了影响小、中、大血管的一组疾病，目前尚不清楚其潜在的原因。常见的合并神经病变的原发性系统性血管炎包括显微镜下多血管炎、Churg-Strauss 综合征、Wegener 肉芽肿和结节性多动脉炎。继发性系统性血管炎包括了在前驱炎症状态下免疫介导的血管损伤，如结缔组织疾病、感染和药物造成的

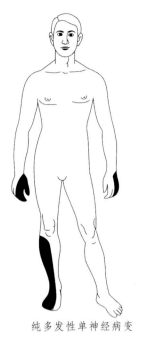

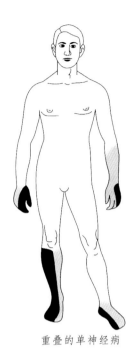

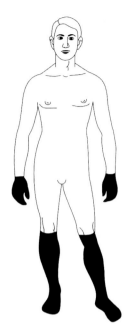

纯多发性单神经病变　　　　　　　　　　　重叠的单神经病　　　　　　　　远端对称性多发性神经病

图 26.1　描述了血管炎性神经病的经典模式。最典型的表现是真正的多发性单神经病变,但受累神经可能累积合并为非对称性周围神经病变,或偶尔表现为远端几乎对称的多发性周围神经病。

炎症反应。在原发系统性和继发系统性血管炎中,神经病变的发生伴随其他系统性疾病的特点,当小动脉和微动脉受累时,神经病变较为常见。与此相反,非系统性血管炎性神经病(non-systemic vasculitic neuropathy,NSVN)主要累及局限于血管供应区域的周围神经系统,有时肌肉也有受累。NSVN 包括多种局限的血管炎性神经病,如糖尿病性或非糖尿病性神经根丛神经变,该病通常不危及生命,呈自限、单相病程,偶尔会复发,与其他类型的血管炎显著不同。

临床表现

血管炎的临床表现取决于血管受累的分布和严重程度。在原发系统性和继发系统性血管炎中,全身症状和体征如肾、胃肠道或其他器官受累的症状可能是突出的,但是偶尔神经病变可能会先于全身症状而出现。根据定义,NSVN 不伴明显的全身表现,但轻度的全身症状如疲劳、倦怠、体重减轻可能发生。血管炎性神经病的典型表现包括感觉和运动受累,如多发性单神经病、重叠的单神经病、偶尔表现为远端对称性多发性神经病(图 26.1)。单纯多发的单神经模式是最特征的模式,但是临床少见。

血管炎性神经病病变常根据不同的受累神经而表现为不对称的无力及感觉丧失。虽然血管炎性神经病通常不遵循长度依赖的模式,但远端及下肢神经更容易受累。

现在将糖尿病和非糖尿病神经根病变分类为非系统性/局限性血管炎的谱系病。典型的神经根病变包括急性至亚急性的臀部、髋部或大腿疼痛,并伴随无力和萎缩,通常累及大腿肌群,但也可以影响到其他区域,包括臂丛和胸神经根的分布。神经病理性疼痛是所有血管炎的突出特点,超过 90% 患者的疼痛比其他类型神

> ### ✿ 基础知识回顾
>
> 在 NSVN 的大样本统计中,最常见的表现是非对称性多发性神经病,发生率为 77%,其次是多灶性神经病,发生率为 13%,非对称性神经根神经病为 8%,而远端对称性多发性神经病的发病率为 2%。

经病变患者的疼痛常见和严重。

诊断

对疑似血管炎病变者进行测试的程度在很大程度上取决于其所表现的症状和体征。建立血管炎的诊断需要进行详细的病史询问和体格检查、肌电图和神经传导测试的神经电生理测试、特异的实验室检查来确定或排除共存或相关疾病，常常还需要神经活检。肌电图和神经传导测试被认为是所有疑似血管炎性神经病患者的基本检查，其能确定受累的分布情况（局灶性、多灶性或长度依赖性）、纤维类型（感觉和运动）、神经病变的生理（轴索损伤或脱髓鞘）和最合适活检的神经。血管炎性神经病的神经传导测试常常表现为感觉和运动波幅降低，提示轴索损伤伴传导速度正常或轻度减慢。当患者症状为慢性时，针极肌电图检查能表明活动性和（或）慢性失神经改变。肌电图若发现轴索损伤以非对称性长度依赖性或呈多数单神经模式分布，高度提示潜在的血管炎性病变。相反，EMG/NCS 发现对称性神经损伤、血管炎性神经病的可能要小得多。神经传导速度显著降低或其他脱髓鞘的证据，如泼形离散或持续的传导阻滞也提示临床医师应寻找其他诊断，虽然偶尔在进行性神经缺血造成神经损伤的急性期也可见到假的神经传导阻滞征象。

肌电图和 NCS 还有助于排除其他可能会表现为非对称性或多灶性的周围神经病。遗传性压力敏感性神经病（hereditary neuropathy with predisposition to pressure palsies, HNPP）是一种相对罕见的常染色体显性遗传病，与 17 号染色体上 PMP-22 的缺失相关，其表现与血管炎性神经病变相似。HNPP 患者主诉多条神经不对称受累，但通常不具备血管炎性神经病的疼痛特点。在神经电生理测试中，HNPP 的典型脱髓鞘改变很容易与血管炎神经病相鉴别。同样，糖尿病神经病变对压迫或卡压的易感性增高，从而容易造成不对称的临床表现和检查结果。仅在常见易嵌压部位出现脱髓鞘改变的单

> **★ 要点和诀窍**
>
> 感觉缺失或无力症状以多条单神经的模式或不对称性形式表现，则提示血管炎神经病的可能。当伴有显著的疼痛或不适感时尤其如此。

神经病有助于本病与血管炎鉴别。

血管炎性神经病的实验室评估应包括病史和体检建议的任何全身检查。典型的检查包括全血细胞计数、肝肾功能、尿液分析、血沉、C 反应蛋白、抗核抗体、抗中性粒细胞胞浆抗体、类风湿因子、血清免疫固定电泳、糖耐量试验、冷球蛋白和血清补体。乙肝表面抗原和丙肝抗体也常需要检查，因为血管炎常在这两类肝炎患者中发生。在某些继发性系统性血管炎患者中，其他感染因素也常需检测，包括人类免疫缺陷病毒（HIV）、立克次体、结核杆菌、莱姆病和梅毒。

> **★ 要点和诀窍**
>
> 约 70% 血管炎患者的血沉升高。在系统性或非系统性血管炎中，轻度到中度的升高都可存在，但重度升高基本都出现于系统性病变中。在实际应用中，血沉>100 mm/h 被视为 NSVN 的排除标准。

基于慢性免疫调节治疗的毒性，临床要求诊断明确，因此神经活检对于疑似血管炎性神经病仍是一个决定性的评价手段。常用的神经活检部位包括腓肠神经、腓浅神经和桡浅神经，而临床查体和电生理的评估可以帮助指导活检部位。如果选取查体及以神经传导反应正常的神经做活检，则会显著降低发现异常的机会和神经活检的诊断价值。应选择临床受累的神经，而病理的发现与临床症状如疼痛、感觉迟钝和持久性麻木相关。在可行的情况下，神经及肌肉共同活检能提高诊断的敏感性。在系统性血管炎中，除周围神经系统，还可能累及多个器官。如果患者的症状、体查和诊断试验提示其他器官受累，则可考虑以侵袭性最小的方式获取组织。

明确的病理诊断需要发现神经内膜或神经

外膜血管壁的梗塞及血管周围或透壁的炎性细胞浸润(图 26.2)。如果缺乏血管壁梗塞和坏死的证据,但有透壁或血管周围的炎性细胞浸润并合并至少以下一项, 则仍可拟诊血管炎:慢性血栓形成、含铁血黄素沉积、不对称的神经纤维缺失或显著的沃勒变性。

治疗

尽管血管炎性神经病被假定为一种免疫介导的疾病,但大多数患者的始动因子仍然不能完全找到,其很可能与免疫复合物沉积和细胞介导机制相关。在合并恶性肿瘤、药物或感染的高敏感性血管炎患者中,通过治疗原发病因以移除抗原是一个重要的治疗策略。此外,非特异性的免疫调节治疗是治疗任何诱因引起的血管炎性神经病的基本疗法。

大多数血管炎性神经病患者需要治疗,而需要考虑的主要问题包括:激素单一疗法还是激素联合细胞毒性药物;转换成低细胞毒性药物维持治疗前激素或联合治疗方案诱导治疗的时间; 以及临床明显缓解后维持治疗的时间。糖皮质激素是诱导治疗阶段的基本治疗,在轻度原发性系统性血管炎和 NSVN 患者中,是最常采用单药方式。在轻症患者中,类固醇的通常起始剂量为每天上午单次口服泼尼松 1.5 mg/kg,对于特别严重或暴发性患者,需要静脉注射甲

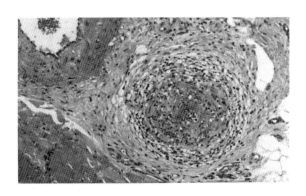

图 26.2　非系统性血管炎患者的神经活检 HE 染色:神经外膜血管可见大量透壁的炎性浸润及纤维蛋白样坏死。(见彩图)

泼尼龙。在某些情况下,若大剂量激素治疗中的患者仍然持续进展,则需要联合治疗。

肌无力快速进展或多脏器累及时,特别是累及肾脏或中枢神经系统时,也需考虑使用联合疗法。联合疗法会增加风险,因此只能在熟悉处方的临床医师的指导下谨慎使用。环磷酰胺是联合疗法中研究最多的药物。环磷酰胺的传统使用方法是每天 1.5~2.5 mg/kg 的剂量口服,但静脉冲击治疗已被证实具有毒性减少、耐受性增加、同等疗效下减少累积剂量的益处。环磷酰胺静脉冲击治疗的经典方案是按每平方米体表面积 0.6 g,每 2 周使用 1 次,共 3 次;随后以每平方米体表面积 0.7 g,每 3 周使用 1 次,共 3~6 次。对于老年患者或肾功能损害的患者,剂量应减少($0.5\ g/m^2$)。还可通过美司钠或大剂量水化来减少膀胱毒性。

经过一个阶段的激素伴或不伴联合治疗的诱导治疗后,通常为 6 个月,患者应转为毒性较低的维持免疫调节治疗。硫唑嘌呤和甲氨蝶呤都被认为是维持免疫调节治疗的一线药物。硫唑嘌呤的标准剂量是 2.0~2.5 mg/(kg·d)。甲氨蝶呤通常的起始剂量为每周 15 mg,经过 1~2 个月逐步滴定至每周 25 mg。临床缓解后维持免疫调节治疗的目标时间还不完全清楚,但治疗应该继续维持,直到出现最大程度的改善。如果临床稳定 6 个月且没有复发的证据,可以考虑停止免疫调节治疗。低剂量泼尼松(5~7.5 mg/d)和(或)类固醇免用剂如甲氨蝶呤或硫唑嘌呤持续治疗 18~24 个月,则有望减少未来疾病复发的风险。

对治疗血管炎性神经病的临床医师而言,主要的困难是没有精确的方法来监测疾病的活动和缓解,而对患者进行密切的随访,如运动和感觉检查评估、复查 EMG 和 NCS、复查炎症标志物

注意事项

血管炎性神经病伴随的轴索损伤可能较为严重。尽管进行了积极的免疫调节治疗,神经支配的恢复以及临床感觉和运动功能的恢复通常是缓慢的,并且在严重受累的神经中可能是不完全的。如果持续的疾病活动不明显,则应注意避免过度治疗。

如 ESR 或 CRP 可能会对识别疾病复发有帮助。

神经病理性疼痛是血管炎性神经病的一个典型表现,而且疼痛可能非常严重。治疗通常包括一些常规抗惊厥药物(钙通道 α2δ 配体,如加巴喷丁和普瑞巴林)和抗抑郁药物(三环抗抑郁药和 5-羟色胺/去甲肾上腺素再摄取抑制剂)的联合用药,偶尔可使用阿片类制剂。疾病活动期的疼痛最为严重,并且对免疫调节治疗有着戏剧化的反应。一般而言,一旦疾病过程得到治疗,疼痛的对症治疗可以减少或停止。当患者没有疾病进行性进展的其他证据时,疼痛的恶化可能是疾病重新活动的线索。

预防免疫调节治疗的毒副作用是治疗中另一个常常被忽视的方面。糖皮质激素应该合用骨质疏松的药物和低热量低盐饮食。经常监测血压和血糖,同时定期进行眼睛白内障的检查。对于有感染风险的患者和使用多重免疫调节治疗的患者,应注意预防肺囊虫肺炎。通常而言,对于泼尼松≥20 mg/d 并联合使用免疫调节药物的患者,可每周 3 次使用双倍浓度的复方新诺明。对于单用泼尼松剂量>20 mg/d 且合并肺部疾病的患者,也应考虑预防性用药。对于磺胺过敏或不能耐受的患者,可用氨苯砜替代。考虑到预防性使用抗生素的风险和合理的低成本,多数临床医生应谨慎对待。

目前关于推荐特异性康复治疗的研究仍然有限,但是应尽早开始在理疗师和(或)职业治疗师的帮助下予以康复训练,通常在严重的疼痛减退时就可开始。矫正措施常常是必要的,如踝足矫形器。功能的恢复应包括康复锻炼、日常活动、轴突芽生和再支配基础上神经功能恢复的联合改善。

(陆珺 译　赵重波 校)

参考文献

Collins M, Dyck P, Gronseth G, et al. Peripheral Nerve Society Guideline on the classification, diagnosis, and investigation of nonsystemic vasculitic neuropathy. *J Peripher Nerv Syst* 2010;**1**:20–9.

Collins MP, Mendell JR, Periquet MI, et al. Superficial peroneal nerve/peroneus brevis muscle biopsy in vasculitic neuropathy. *Neurology* 2000;**55**:636–43.

Collins MP, Periquet MI, Mendell JR, Sahenk Z, Nagaraja HN, Kissel JT. Nonsystemic vasculitic neuropathy: insights from a clinical cohort. *Neurology* 2003;**61**:623–30.

Dyck PJ, Benstead TJ, Conn DL, Stevens JC, Windebank AJ, Low PA. Nonsystemic vasculitic neuropathy. *Brain* 1987;**110**(Part 4):843–53.

Dyck PJ, Engelstad J, Norell J. Microvasculitis in non-diabetic lumbosacral radiculoplexus neuropathy (LSRPN): similarity to the diabetic variety (DLSRPN). *J Neuropathol Exp Neurol* 2000;**59**:525–38.

Dyck PJ, Norell JE. Non-diabetic lumbosacral radiculoplexus neuropathy: natural history, outcome and comparison with the diabetic variety. *Brain* 2001;**124**(Part 6):1197–207.

Jennette JC, Falk RJ, Andrassy K, et al. Nomenclature of systemic vasculitides. Proposal of an international consensus conference. *Arthritis Rheum* 1994;**37**:187–92.

Kernohan JWWH. Periarteritis nodosa: a clinico-pathologic study with special reference to the nervous system. *Arch Neurol Psychiatry* 1938;**39**:655–86.

Kissel JT, Slivka AP, Warmolts JR, Mendell JR. The clinical spectrum of necrotizing angiopathy of the peripheral nervous system. *Ann Neurol* 1985;**18**:251–7.

Kissel JT, Riethman JL, Omerza J, Rammohan KW, Mendell JR. Peripheral nerve vasculitis: immune characterization of the vascular lesions. *Ann Neurol* 1989;**25**:291–7.

Lovshin LaK. Peripheral neuritis in periarteritis nodosa. *Arch Intern Med* 1948;**82**:321–38.

McCluskey L, Feinberg D, Cantor C, Bird S. "Pseudo-conduction block" in vasculitic neuropathy. *Muscle Nerve* 1999;**22**:1361–6.

Said G, Lacroix C, Lozeron P, et al. Inflammatory vasculopathy in multifocal diabetic neuropathy. *Brain* 2003;**126**(Part 2):376–85.

Satoi HM, Oka NM, Kawasaki TM, et al. Mechanisms of tissue injury in vasculitic neuropathies. *Neurology* 1998;**50**:492–6.

Vital C, Vital A, Canron MH, et al. Combined nerve and muscle biopsy in the diagnosis of vasculitic neuropathy. A 16-year retrospective study of 202 cases. *J Peripher Nerv Syst* 2006;**11**:20–9.

第 27 章

副肿瘤性神经病

Pariwat Thaisetthawatkul

恶性肿瘤引发神经肌肉疾病可能存在如下机制：

- 肿瘤对神经肌肉组织的直接侵袭；
- 肿瘤治疗药物引起的医源性损害；
- 与潜在肿瘤或其治疗密切相关的因素；
- 副肿瘤性神经肌肉疾病。

与中枢神经系统肿瘤的直接侵袭相比较，肿瘤对神经肌肉组织的浸润少之又少，但很可能存在漏诊。原发性恶性肿瘤可直接浸润或压迫神经根、神经丛、单个周围神经及肌肉。临床表现可为局灶性或多灶性病变，多不对称，包括肌无力、肌肉萎缩、感觉障碍或疼痛等症状，可由电生理检查、神经影像，甚至神经或肌肉活检确诊。某些肿瘤常直接侵犯特定的周围神经，乳腺癌及肺癌常引起臂丛神经病，肠癌及宫颈癌易累及腰骶神经，淋巴瘤则引起广泛周围神经受累。实体肿瘤或转移癌对椎体或椎旁的侵犯可压迫局部的神经根或神经丛。

肿瘤患者的神经肌肉疾病应当除外化疗或放疗的副作用。抗肿瘤治疗的医源性损害，尤其是化疗，是肿瘤患者周围神经病最常见的病因，临床表现为急性或亚急性起病的对称而弥漫的感觉运动或纯感觉神经元病。诊断可依据临床症状、体征、化疗史、使用化疗剂量和时间及使用化疗药物后出现症状的时限而确立。

紫杉醇等化疗药物产生延续作用，症状可在化疗结束后出现和恶化。长春新碱则引起长度依赖性感觉运动轴索型或自主神经病。顺铂可直接影响感觉神经元，引起纯感觉神经节病或神经元病。紫杉醇侵犯感觉神经元胞体及轴索，引起以感觉受累为主的周围神经病。曾报道阿糖胞苷引起的周围神经病与格林-巴利综合征表现类似。局部的放疗可在放疗结束后多年导致臂丛或腰骶神经丛病及马尾综合征，多为非对称、单侧的慢性进行性肢体乏力，并伴肌肉萎缩及感觉障碍。放疗相关的周围神经病或神经根病，其疼痛通常比转移癌少见。电生理可发现肌颤搐放电（高频重复放电）。其他非肿瘤或治疗直接作用所致的神经肌肉疾病包括营养缺乏或硫胺素、钴胺素等代谢障碍。类癌瘤可引起烟酸缺乏。恶病质或恶病质的肿瘤患者在疾病晚期可出现神经肌肉疾病。

大部分内科医生常常将副肿瘤综合征定义为肿瘤对神经系统的"远隔效应"，而不是肿瘤

★ 要点和诀窍

恶性肿瘤直接引起的神经病：

- 肿瘤患者的周围神经病最常见由化疗引发。
- 浸润性臂丛神经病更多由乳腺癌及肺癌引起；而腰骶神经病更多由肠癌及宫颈癌引起。
- 肌电图上的肌颤搐放电更多提示为放疗相关的神经丛病而非转移癌。

的直接浸润或其他非转移的并发症。副肿瘤性神经病往往在肿瘤确诊之前出现，甚至最终发现的肿瘤通常体积小、缓慢生长且无转移，即副肿瘤的症状出现时，原发肿瘤仍没有任何临床迹象。副肿瘤综合征可同时累及中枢神经系统，从而导致多灶性神经疾病而混淆诊断。副肿瘤性神经疾病很少见，但具体的发病率尚有待明确。然而，既然副肿瘤综合征可在肿瘤确诊前出现，则早期的诊断有助于尽早发现肿瘤，由此可能存在治疗的机会。目前认为，副肿瘤综合征系因免疫介导，交叉抗体反应在肿瘤抗原及神经组织抗原之间产生，包括副肿瘤性神经病、肌病、运动神经元病及神经–肌肉接头病。本章仅对副肿瘤性神经病作介绍。

> **⚙ 基础知识回顾**
>
> 绝大部分副肿瘤神经病均为免疫介导，由针对肿瘤组织的抗体与周围神经所起的交叉反应所致。

副肿瘤性神经病

副肿瘤性神经病有以下 5 种临床表现：

- 感觉神经元病或神经节病；
- 自主神经病；
- 感觉运动神经病；
- 纯运动性神经病；
- 获得性神经性肌强直。

尽管混合型感觉运动神经病是肿瘤所致的最常见的副肿瘤综合征，但纯感觉性神经病（神经元或神经节损害）更为特异，一旦出现，则对于潜在的肿瘤更有提示意义。

感觉神经元病或神经节病

本病为急性或亚急性起病，主要表现为进行性加重的麻木、刺痛、感觉异常及丧失，疼痛可为主要症状。与长度依赖性神经病有所不同，并非以脚趾或下肢为重，而常常从上肢开始

再进展至下肢。此外，感觉症状往往不对称，可有面部、胸部、躯干受累。随着感觉神经元病的进展，可出现感觉性共济失调及肢体的假性手足徐动症。本体感觉严重缺失时可被错认为运动障碍，特别当患者丧失行走能力时，但运动症状很少真正出现。深部腱反射常常缺失。感觉障碍在此类疾病的所有形式中均存在。神经传导速度测定提示严重的纯感觉神经受累，往往所有的感觉反应均消失，而运动功能保留或受累极轻。脑脊液检查提示蛋白轻度升高或炎性反应。神经活检虽不常规进行，但可提示非炎症性的髓鞘严重脱失。这些症状最常与小细胞肺癌或其他神经内分泌肿瘤相关，此外还包括诸如乳腺癌、卵巢癌及淋巴瘤等一些肿瘤。感觉神经元病可在肿瘤确诊前数月或数年出现。

副肿瘤性感觉神经元病累及的是后根神经节神经元。病理研究发现，在后根神经节神经元附近有显著的炎性反应，并逐渐由卫星细胞所取代，提示其病理机制可能是免疫介导的。血清的抗 Hu 抗体可作为一个有用的诊断工具，在 80% 的患者中可检测到该抗体。该抗体的主要靶点为 Hu-D 抗原，其在感觉神经元及肿瘤表面表达。

> **★ 要点和诀窍**
>
> **副肿瘤性神经病**
>
> ● 单纯感觉神经病、神经元病或神经节病是最特异的副肿瘤性病变。
>
> ● 小细胞肺癌是副肿瘤性神经病最常见的病因。

副肿瘤性感觉神经元病的鉴别诊断包括：

● 中毒，顺铂引起的感觉神经元病。尽管副肿瘤性感觉神经病往往不对称且伴有疼痛，同时累及大、小纤维，而顺铂引起的神经元病通常是对称的，以累及大纤维为主，少伴有疼痛，并无痛觉和温觉障碍。顺铂引起的神经元病在停药数月后可缓解，但延迟效应在停药最初还

是会出现。副肿瘤性神经元病则呈持续进展；

- 与干燥综合征相关的免疫性神经元病；
- 维生素 B_6 中毒（吡哆醇中毒）；
- Friedreich 共济失调，系一种遗传性脊髓小脑疾病；
- 特发性感觉神经元病。

副肿瘤性感觉神经元病预后不良。尽管其病理机制有免疫因素参与，但此类神经元病对免疫治疗无效且会持续恶化，即便早期诊断并治疗潜在肿瘤也无法逆转神经的损伤。一旦临床仅以神经系统为表现，且抗 Hu 抗体呈阳性时，仍应全力寻找原发肿瘤，当 CT 或 MRI 无法提供帮助时，可行正电子体层扫描术（positron emission tomography，PET）检查。

自主神经病

副肿瘤性自主神经病可表现为急性或亚急性的体位性低血压、眼部症状、胃肠蠕动障碍、膀胱功能障碍、无汗症。体位性低血压在多于70%的患者身上出现，其可引起站立时的头昏、头晕及晕厥。眼部症状包括瞳孔对光反射减退及干眼症。胃肠道蠕动障碍很常见，可引起早期的饱胀感、体重减轻、胃胀气、假性肠梗阻、慢性便秘、反复呕吐甚至肠梗阻。自主神经病往往伴随副肿瘤综合征的其他症状：感觉神经元病、边缘性脑炎、肌无力综合征及小脑变性等。少于10%的患者会单独出现自主神经功能障碍。

评估神经节后泌汗、心脏迷走、心脏肾上腺能的自主反射测试往往提示存在异常，大至广泛自主神经功能障碍，小至局灶性自主神经病。胃肠道动力测定显示动力不足，或不协调蠕动和过度收缩，大部分此类患者均可发现抗 Hu 抗体阳性（但抗 Hu 抗体阳性并伴随自主神经症状者少于 10%），而其他副肿瘤性抗体如 CRMP-5 也可为阳性。绝大部分抗 Hu 抗体阳性患者与小细胞肺癌密切相关。

近来在自主神经功能不调的患者中发现了一个针对乙酰胆碱能受体（AChR）α_3 亚单位的特异性抗体，约 50% 神经节抗 AChR 抗体阳性的患者有潜在的肿瘤，大部分也为小细胞肺癌。与此抗体相关的肿瘤还有胸腺瘤、膀胱癌及直肠癌等。神经节 AChR 抗体会减少自主神经节突触的 AChR 受体总量，可能机制为对受体可逆的交叉反应及内化作用。与其他副肿瘤综合征相似，副肿瘤性自主神经病变的预后也与潜在的肿瘤相关。在神经节 AChR 抗体介导的患者中，对潜在肿瘤的干预能改善自主神经症状并降低抗体滴度，但也有不干预而发生自愈现象的报道。虽然在病理机制方面提示可行，但给予免疫调节治疗是否能改善自主神经症状目前尚无定论。在肌无力综合征患者中，给予 3,4-二氨基吡啶治疗并对肿瘤进行干预能改善自主神经症状。

感觉运动神经病

副肿瘤性感觉运动神经病可表现为急性、亚急性或慢性的进行性四肢乏力及感觉障碍。

急性感觉运动神经病

急性脱髓鞘性神经病的临床表现类似格林-巴利综合征，常由霍奇金病引发。其他均有同类发病表现的还有小细胞肺癌、肾癌、食管癌、舌癌及黑色素瘤。临床典型表现为急性或亚急性起病的两侧对称性病变，4~6 周内逐渐进展，运动受累重于感觉，常常伴有腱反射消失，单侧或双侧面瘫，脑脊液蛋白升高，肌电图提示"脱髓鞘"改变。对此类格林-巴利综合征的处理与不伴肿瘤者的处理一致。

亚急性感觉运动神经病

慢性炎性脱髓鞘性多发性神经根神经病（CIDP）很少在胰腺癌、结肠癌、肝癌及乳腺癌患者身上出现。CIDP 常表现为亚急性起病的肢体无力及感觉障碍，病程长于 8 周，常伴有脑脊液蛋白升高及肌电图的"脱髓鞘"表现。同样，CIDP 治疗与不合并肿瘤者相仿。

慢性感觉运动神经病

与感觉运动神经病相关的血液系统肿瘤常

伴有未明意义的单克隆丙种蛋白病以及相对少见的抗髓鞘相关糖蛋白抗体病。淋巴瘤、多发性骨髓瘤、骨硬化性骨髓瘤及 Castleman 病均与副蛋白血症性神经病相关。大部分患者表现为亚急性或慢性进行性肌无力及感觉症状，脑脊液蛋白升高，肌电图呈"脱髓鞘或轴索损害"改变。在抗髓鞘相关糖蛋白抗体病中，感觉障碍（特别是大纤维受累）较明显。患者常表现为肢体轻度乏力、步态不稳、上肢震颤。因此，在年龄大于 50 岁的伴获得性脱髓鞘性多发神经病的患者中，进行单克隆蛋白筛查和全身骨骼扫描很有必要，以除外血液系统肿瘤。

在多发性骨髓瘤中，小纤维淀粉样变神经病较常见且肌电图无异常或仅有轻度异常。淀粉样变神经病在多发性骨髓瘤中常见，其原因是淀粉轻链蛋白沉积，以疼痛性亚急性进行性轴索性感觉运动神经病为主要表现，伴有体重减轻、自主神经功能障碍、多脏器受累（如心脏、肾脏及肝脏）。明确诊断需依赖组织活检，可选择周围神经、直肠、肾脏、骨髓、网膜脂肪垫等进行活检。

对骨硬化性骨髓瘤进行诊断很困难。可能在症状更为显著时，如 POEMS（周围神经病、脏器肿大、内分泌异常、单克隆丙种球蛋白及皮肤改变）出现时才能发现血液系统疾病。POEMS 患者往往于 50~70 岁发病，表现为肌无力及感觉异常，电生理检查也提示远端为主、感觉运动脱髓鞘性多发性神经病，还可伴有视乳头水肿及色素沉着。脏器肿大常以肝脏累及为主，但脾脏肿大及淋巴结肿大也多见。性功能减退及甲状腺功能异常、糖尿病均为内分泌系统受累中的常见表现。与多发性骨髓瘤不同，高钙血症、肾衰竭在 POEMS 中很少见。骨髓活检提示异常的浆细胞浸润，淋巴结活检可发现血管滤泡增生（Castleman 病），骨穿可见骨硬化性骨髓瘤，血液化验也可发现血浆内皮细胞生长因子（VEGF）升高，均可协助诊断。

对于血液系统肿瘤引起的感觉运动神经病，其治疗往往依赖于对原发肿瘤的治疗。即便原发灶好转，感觉运动神经病也可无改善。局灶的肿瘤如骨硬化性骨髓瘤，可予局部放疗，而弥漫性的血液疾病则需要系统性治疗。直接针对神经病变的治疗方法，如静脉丙种球蛋白或血浆置换等往往无效。在治疗肿瘤的同时，也应避免其损伤周围神经的并发症。多发性骨髓瘤引起的淀粉样变神经病往往预后不佳、存活期短。

★ 要点和诀窍

在评估脱髓鞘性多发性神经病时，应行骨扫描以除外溶骨性或成骨性病变，并行血免疫固定电泳以观察单克隆蛋白峰。

副肿瘤性纯运动性神经病

此综合征很罕见，仅在小部分乳腺癌、肺癌及淋巴瘤患者中出现。临床可表现为单纯下运动神经元综合征或四肢运动神经元病（类似肌萎缩侧索硬化症）。典型表现是亚急性起病，由不对称开始，逐渐进展至四肢乏力，通常无感觉障碍，而肌萎缩较显著。腱反射可减退或消失，但在有上运动神经元受累的患者中可活跃。对于副肿瘤性感觉及自主神经同时受累的患者，鉴别较困难。

主要的鉴别诊断为弥漫性脑膜癌病，其临床及电生理表现可与此病相仿。绝大部分患者的副肿瘤抗体为阴性，但少数情况下（如肺癌及乳腺癌）抗 Hu 及抗 Yo 抗体可为阳性。电生理检查常常提示有活动性、弥漫性神经源性损害，与运动神经元病的电生理表现相仿。这类患者的免疫调节治疗效果不佳。以下运动神经元受累为主的患者预后稍好，而其他患者则进展为呼吸衰竭，存活期较短。

副肿瘤性获得性神经性肌强直

此类罕见的综合征以肌肉持续抽搐、痉

挛、颤搐、肌肉僵硬及疼痛为主要表现(Isaac 综合征)。还可伴有中枢神经系统受累,出现癫痫、行为异常及脑病(Morvan 综合征)。电生理检查提示复合动作电位后重复出现的后放电及反复的 F 波。重复电刺激提示高频颤搐放电。针极肌电图可见如束颤、肌纤维颤搐、神经性肌强直及双发或三发的运动单位等自发活动。约 1/2 的患者存在电压门控性钾离子通道抗体阳性。此综合征与小细胞肺癌及胸腺瘤相关。在较轻的患者中,膜稳定剂如苯妥因或卡马西平可能有效。症状较重者可能需要免疫治疗,如静脉丙种球蛋白或血浆置换。

(罗苏珊 译　赵重波 校)

参考文献

Briemberg HR, Amato AA. Neuromuscular complications of cancer. *Neurol Clin North Am* 2003;**21**:141–65.

Chalk CH, Windebank AJ, Kimmel DW et al. The distinctive clinical features of paraneoplastic sensory neuronopathy. *Can J Neurol Sci* 1992; **19**:346–51.

Dispenzeri A. POEMS syndrome. *Blood Rev* 2007;**21**:285–99.

Freeman R. Autonomic peripheral neuropathy. *Lancet* 2005;**365**:1259–70.

Kelly JJ, Kyle RR, Miles JM, et al. The spectrum of peripheral neuropathy in myeloma. *Neurology* 1981;**31**:24–31.

Kuntzer T, Antoine J, Steck A. Clinical features and pathophysiological basis of sensory neuronopathies. *Muscle Nerve* 2004;**30**:255–68.

Low PA, Vernino S, Suarez G. Autonomic dysfunction in peripheral nerve disease. *Muscle Nerve* 2003;**27**:646–61.

Rudnicki SA, Dalmau J. Paraneoplastic syndromes of the peripheral nerves. *Curr Opin Neurol* 2005;**18**:598–603.

Vernino S. Autoimmune and paraneoplastic channelopathies. *Neurotherapeutics* 2007;**4**: 305–14.

Vernino S. Antibody testing in peripheral neuropathies. *Neurol Clin* 2007;**25**:29–46.

Vernino S, Adamski J, Kryzer T, et al. Neuronal nicotinic ACh receptor antibody in subacute autonomic neuropathy and cancer-related syndromes. *Neurology* 1998;**50**:1806–13.

Vernino S, Low PA, Fealey RD, et al. Autoantibodies to ganglionic acetylcholine receptors in autoimmune autonomic neuropathies. *N Engl J Med* 2000;**343**:847–55.

第 28 章

臂丛神经病及腰丛神经病

Kristine M. Chapman, Amanda Sherwin

臂丛神经病

臂丛解剖学

臂丛是支配上肢的一个复杂神经网络(图28.1)。其腹侧神经根融合成臂丛上干(C5、C6)、中干(C7)和下干(C8、T1),神经干又再次分为前支和后支,前后支又再组成外侧束、内侧束及后束。神经束再形成上肢的5个主要神经分支:肌皮神经、正中神经、尺神经、桡神经及腋神经。

> ★ 要点和诀窍
>
> "Run to drink cold beer"这句短语可帮助记忆臂丛神经的基本解剖结构:roots(神经根),trunk(神经干),divisions(神经股),cords(神经束),branches(分支)。

外伤

外伤损害是臂丛神经病最常见的病因。摩托车或汽车事故、刀伤或枪伤、医源性损伤、产伤及其他伸展性损伤均可引起臂丛神经病变。

在极少数情况下,严重的外伤可导致臂丛神经横贯性损伤,表现为全手臂瘫痪,肌肉很快出现萎缩。整条手臂往往失去知觉,但内侧上臂可回避(为T1支配区),腱反射消失。

当头部由于外力向对侧肩膀推移时,臂丛上干(C5、C6)容易受累。上臂常呈内旋内收位,前臂伸展并旋前,手掌则向外向后如"搬运工要小费"样手势(Erb瘫痪)。三角肌区的感觉可保留,而肱二头肌及肱桡肌的反射会减弱。

单纯的中干病变很少见,但有时可由外伤所致,累及桡神经,导致C7支配的前臂、手和指部肌肉无力。肱三头肌反射减弱,前臂及手的背面感觉减退。

当手臂及肩部上抬时,臂丛下干(即C8、T1神经)伸展。患者出现手内肌及腕部、手指肌无力(Déjerine-Klumpke瘫痪),并出现"爪形手"。若第一胸神经根也受累,将累及交感神经纤维,导致单侧的Horner征(眼睑下垂、瞳孔缩小及面部无汗)。

> ★ 要点和诀窍
>
> ● 肌电图检查的时间:由于沃勒变性需要时间,故急性神经损伤后10~14天是进行神经电生理评估的最佳时机。轴索脱失在肌电图上表现为运动单位波幅降低以及去神经支配电位。
>
> ● 原发的神经失用型损伤与伴轴索脱失的神经病变不同,其预后较好。
>
> ● 电生理可帮助鉴别神经丛病变和神经根病变:神经丛病变可有感觉反射减退(后根神经节损害),而神经根病变没有;神经根病变可在EMG上发现椎旁肌病异常,而在神经丛病变中不会出现。

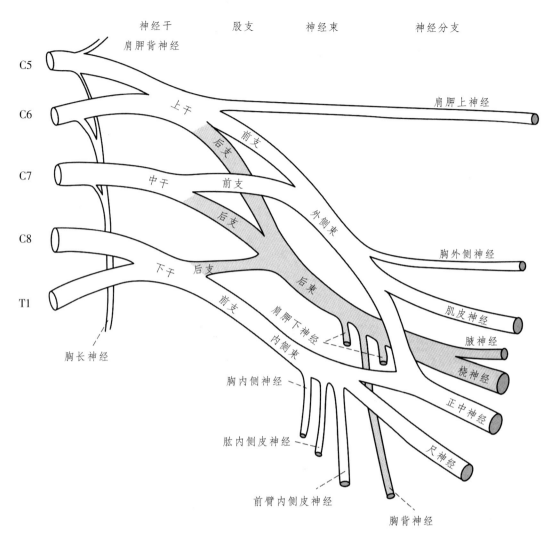

图 28.1　臂丛神经解剖结构。(Reproduced from Hollinshead WH. *Anatomy for Surgeons*, Vol 3. *The Back and Limbs*, 2nd edn, New York: Harper&Row, 1969, with permission from Harper&Row.)

★ 要点和诀窍

外科干预的时间

　　神经节前病变及神经根撕脱无法自愈,故外科干预越早越好,以期达到最好的康复效果。神经移植(神经再生)可促进神经节前损伤的修复。

　　对于神经节后损伤,损伤后 3~5 个月的保守治疗可促进损伤点的神经再生,特别是轴索再生。若无肌肉的神经再支配征象,可进一步行外科手术。神经节后神经瘤或撕裂伤可行神经移植术。

急性臂丛神经病

特发性

　　特发性急性臂丛神经病(acute brachial plexus neuropathy, ABN)是由自身免疫介导的针对臂丛神经的疾病,也称为臂丛神经炎,据保守报道年发病率为 2/100 000~3/100 000。超过 1/2 的臂丛神经炎患者有前驱事件,往往为感染或免疫相关疾病。

患者诉颈部、肩胛区或肩部存在急性的、严重的疼痛，可持续数天至数周，数周内便可有受累肌肉迅速进行性乏力及萎缩。肌肉受累往往呈"斑片状"。膈神经及颅神经(第 9、10、11、12 对)可受累，感觉障碍往往不明显。臂丛神经病通常为单侧起病，但在 10%~30% 患者中为双侧。

在大部分患者中，神经传导速度及肌电图检查发现轴索损伤。颈髓的断层扫描(CT)或磁共振 (MRI) 发现可由外科手术缓解的神经根病变，但臂丛影像则正常。若有阳性家族史或嵌压性神经病，应进行针对遗传性压力敏感性神经病(HNPP)的基因筛查。发病初期的剧烈疼痛应当积极处理，可予抗炎、神经修复及阿片类麻醉剂等联合治疗。早期的物理治疗可有效防止关节冻锁的出现。目前推荐治疗方案见框 28.1。

> **框 28.1　急性臂丛神经病的推荐治疗方案**
>
> ● 对疼痛的处理往往需要针对神经性疼痛的药物、抗炎药物及阿片类麻醉药的联合应用。神经疼痛药物包括：去甲替林 10 mg，加量至 40 mg；或普瑞巴林 75 mg，每天两次口服，加量至 150 mg，每天两次口服。
> ● 早期的物理治疗可保持关节活动度。
> ● 可考虑泼尼松 60 mg 每天一次口服，连续 7 天；然后每天减量 10 mg，连续减 5 天。此治疗应从症状出现的第一个月内开始，若无禁忌证，可促进肌力恢复并缩短疼痛期。

> **★ 要点和诀窍**
>
> 急性臂丛神经病的无力常为斑片状，最常受累的神经包括：
> ● 肩胛上神经→冈上肌及冈下肌→肩外展/外旋不能。
> ● 骨间前神经→无法用手指表示"OK"的姿势。
> ● 胸长神经→前锯肌→形成"翼状肩"。
> ● 腋神经→三角肌→手臂外展不能。
> ● 膈神经→膈肌→呼吸困难，影像上可见膈肌抬高。

> **▲ 循证医学证据**
>
> 一个系统性的 Cochrane 文献研究表明，神经痛性肌萎缩使用静脉丙种球蛋白、静脉激素或血浆置换仅有缺乏对照的数据。目前尚无临床试验表明何种治疗对痛性肌萎缩有明确效果。一个前瞻的随机临床试验正在进行中。
>
> 绝大部分患有急性臂丛神经病的患者可有明显改善，但在一个包括 246 例急性臂丛神经病患者的大型试验中发现：近 1/3 患者有慢性疼痛，大部分患者在发病后 6 年的随访中有持续的功能丧失。据报道，该病的复发率为 5%~26%，复发的中位时间约为 2 年。

遗传性臂丛神经病

遗传性臂丛神经病是一种罕见的、常染色体显性遗传的复发性、痛性臂丛神经病。位于 17q25 的 SEPT9 基因是本病的责任基因。部分患者可有轻微的外表畸形，并且臂丛神经病的复发率较高。

遗传性压力敏感性神经病

遗传性压力敏感性神经病(HNPP)是一个常染色体显性遗传的神经病，由位于 17p11.2 的编码周围髓鞘蛋白 22 的基因(PMP22)突变所致。约 10% 患者可合并臂丛神经病，而此症状可成为 HNPP 首发或唯一的临床表现。神经丛病变可反复发作，但往往为无痛性。患者常有既往嵌压性单神经病的病史，或曾罹患过轻度的弥漫性多神经病。

胸廓出口综合征

从颈根部走向腋下的神经血管结构(包括臂丛神经、锁骨下动静脉等)需经过胸廓出口，该结构由斜方肌前部及中部、第一肋及锁骨组成。胸廓出口综合征(TOS)常有以下 3 种临床症状：

● 真性神经源性 TOS 不常见。以臂丛下干受累较为常见。无力和萎缩往往累及 C8~T1 支配的手内肌(大鱼际肌肌力大于小鱼际肌),感觉障碍累及前臂和手部的内侧。局部解剖的异常,如颈肋和纤维带均易引起 TOS;

● 血管性的 TOS(动脉性或静脉性)。在动脉性的 TOS 中,对锁骨下动脉的压迫或损伤可引起手臂及手皮温降低、苍白;

● 非特异性 TOS,也称为功能性 TOS 或有争议的 TOS。这一分类尚无定论,缺乏特异的诊断标准。非特异性的 TOS 可由创伤及鞭击伤引起,主要症状为肩部及手臂的疼痛感,并且手臂置于某特定位置或活动后加重,患者还可有部位不定的主观感觉异常。神经科查体无特殊发现,诱发试验(如 Adson 及 EAST 征)常有较高的假阳性率。

肿瘤

累及臂丛神经的肿瘤

臂丛神经肿瘤较罕见且绝大部分是良性的。施万细胞瘤、神经纤维瘤是生长在臂丛神经上的最常见的肿瘤,可出现在 1/3 的神经纤维瘤Ⅰ型患者中。肿瘤可仅表现为早期放射性疼痛的一个后遗症, 通常肿瘤从邻近结构直接侵袭或转移至臂丛神经。Pancoast 瘤是肺上沟瘤,可直接侵袭臂丛下干。绝大部分患者表现为局灶占位,局部疼痛或感觉异常(表 28.1)。

胸部 X 线片或 CT 扫描可发现原发病变。在 80% 的臂丛神经转移癌患者中,臂丛的 CT 增强或 MRI 提示一个局限的软组织肿块或弥漫软组织浸润。骨扫描或 X 线片可发现肿瘤骨转移。对于恶性肿瘤患者,需评估是否有肿瘤转移。

★ 要点和诀窍

由于累及了胸长神经,因此在臂丛神经病变中"翼状肩"很常见。然而此体征也可在斜方肌或菱形肌瘫痪及部分肌营养不良患者中出现。

	内侧翼状肩	外侧翼状肩	
受累神经	胸长神经	副神经	肩胛背神经
肌无力	前锯肌	斜方肌	菱形肌
查体	曲臂;面对墙面作推墙的动作	展臂	屈曲时展臂
肩部	整个肩部移位;靠内靠上	肩胛上角向外移位	肩胛下角向外移位

(Martin RM and Fish DE. Scapular winging: anatomical review, diagnosis, and treatment *Curr Rev Musculoskel Med* 2008;1:1–11 with permission from Humana Press.)

✋ 注意事项

部分患者磁共振未发现肿瘤,而仅有"纤维化"或放疗性损伤的表现,但最终发现存在臂丛神经的肿瘤转移。

放射性臂丛神经病与肿瘤性臂丛神经损害的临床表现相似。

放射性神经丛病

目前随着肿瘤的生存率逐年提高,抗癌治疗的并发症(如放射性臂丛神经病)逐渐引起广泛的关注。放射性神经丛病的 3 种类型如下:

● 急性放射性臂丛神经病,可在霍奇金病放疗时或放疗后出现;

● 早期迟发型放射性神经丛病常在放疗后 6 个月内出现,主要表现为肩部及腋下的疼痛,前臂及手部的感觉异常,部分患者可有轻度无力。症状通常为可逆的,数月后可缓解;

✋ 注意事项

尽管推荐对真性神经源性 TOS 行外科手术,但对于非特异性 TOS 患者而言,外科干预目前研究甚少,且存在臂丛神经损伤的风险。此外,尚无将 TOS 的自然病程及积极干预后结果进行比较的研究。一项 Cochrane 研究发现,仅少量证据表明对 TOS 进行特异性治疗有效。

表 28.1　放疗引发的神经丛病(RIP)与神经丛肿瘤转移的鉴别要点

	放疗	肿瘤转移
分布	主要累及 C5~6 支配的臂丛上干	主要累及 C8~T1 支配的臂丛下干
疼痛	不常见,在迟发型 RIP 晚期出现	更早出现,更为严重
潜伏期	更长	较短
Horner 征(眼睑下垂、瞳孔缩小、无汗)	不常见	常见(C8~T1 下干)
皮肤改变、淋巴水肿	较常见;放疗对皮肤表层的损害	不常见
影像学:CT 或 MRI	T2 加权可有臂丛低或高信号,伴或不伴强化	90%的患者有边界清楚的软组织块或软组织肿瘤弥散浸润,硬膜外肿块
EMG 见肌纤维颤搐	+	–

● 迟发型放射性神经丛病在放疗后的 12 个月后出现。通常在放疗后 1.5~4 年后出现,也可在 10 年后发生。据报道,迟发型放射性损伤除对周围轴索的直接损害外,也可损伤髓鞘,此外也与血管损害相关。感觉异常及麻木是最常见的临床症状,继而出现肌无力。绝大部分患者在初发时无疼痛感,但随着病情发展可出现疼痛感。数年后症状可逐渐加重,约 1/3 患者出现了症状的平台期。

放射性臂丛神经病可能与对臂丛放疗的总剂量相关。尽管临床表现、电生理及影像学资料均可协助鉴别放射性臂丛神经病及转移癌,但这两类疾病仍有容易混淆之处(见表 28.1)。对于放射性损伤,没有特效的治疗,仅对症处理。康复锻炼可有效防止"冻结肩"的出现。

腰骶神经丛病

腰丛及骶神经丛解剖

腰丛从 L1~4 的腹侧支分出, 而骶丛则来自 L4 一部分、L5 及 S1~3。

腰丛位于腰大肌后的腹膜后。

股神经从 L2、L3 及 L4 的后支发出, 而闭孔神经从前支发出。髂腹下神经(L1)、髂腹股沟神经(L1、L2)及股外侧皮神经(L2,L3)均由腰丛发出。L5、S1~3 发出腰骶丛下干,但有部分 L4 与 L5 一起组成腰骶神经干。骶丛下干发出支配下肢的周围神经:坐骨神经(L4、L5 及 S1~3),臀上神经(L4、L5 及 S1),臀下神经(L5、S1 及 S2)及大腿后侧皮神经(S1、S2)(图 28.2)。

在出现下背部、臀部和盆部疼痛及坐骨神经痛的患者中,应注意鉴别骶丛神经病。骶丛神经病患者(L4~S1)可主诉疼痛、麻木及大腿后外侧、脚部刺痛感等。随着病情发展,逐渐出现屈膝、伸髋、展髋、踝背屈及足跖屈无力,可表现为脚尖行走或"足下垂"。踝反射往往消失。

腰丛上段病变(L1~4)的患者则出现下背部、臀部及大腿的疼痛及感觉异常,同时有屈髋、伸膝、大腿内收无力,无法爬楼梯或从坐位站起。膝反射可减弱但踝反射往往不受影响。

外伤

骶丛神经解剖结构较为隐蔽, 不易受损。但腰丛则易被高能量创伤引起的骨盆、髋臼及骶髂关节骨折损伤。轻度的神经损伤通常经保守治疗便可缓解,对于严重的神经受损,可选择外科干预。当外伤后没有立即外科干预时,进行神经重建手术往往获益更多。

分娩期或产后腰骶丛神经病

分娩期腰骶丛神经病不常见,但通常是由于母体的盆骨边缘与胎头之间挤压了腰骶神经干。临床症状通常由胎儿进入盆腔的产程开始,表现为单侧足下垂,膝关节外翻不能且无法伸趾。大腿前外侧及足背部还可出现麻木及刺

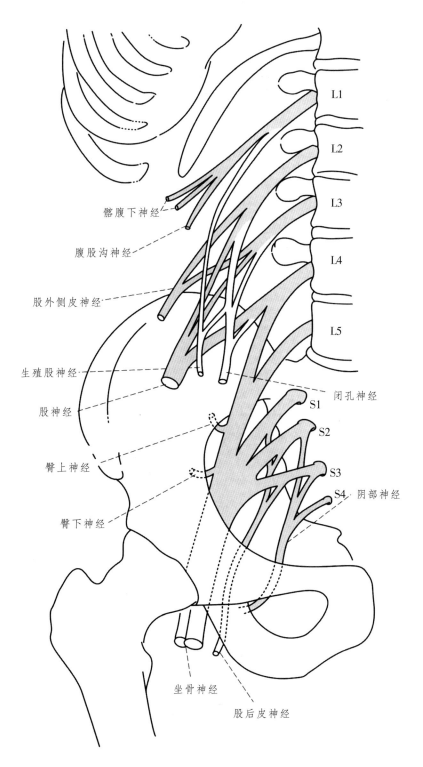

图 28.2 腰骶丛神经解剖。(Adapted from Hollinshead WH. *Anatomy for Surgeons*, Vol 3. *The Back and Limbs*, 2nd edn, New York: Harper & Row, 1969, with permission from Harper & Row.)

痛(L5 支配区)。

胎儿体型较短及体重超标均为产妇腰骶丛神经病的易患因素。影像学检查常为阴性,但可协助除外腰椎间盘突出。其预后取决于发病的 3~5 个月内症状是否得到缓解,因为将出现压迫性脱髓鞘性神经病。然而,如果神经长期受压,也可引起病程延长或恢复不完全以及轴索脱失。

医源性

医源性损伤所致腰骶丛神经病非常少见,相对较常见的是单一神经病如股神经病或坐骨神经病。神经丛病可由仪器直接损伤或手术后瘢痕组织形成引起。腹主动脉瘤的修复手术可导致腰骶丛的缺血性损伤。

腹膜后血肿

腹膜后血肿的形成通常与抗凝治疗相关,但也与出血性疾病、主动脉瘤及某些特发性因素相关。

大血肿可直接压迫整个腰丛神经。更多见的是中等体积血肿压迫盆腔部的股神经,从而引起屈髋、伸膝乏力,并有大腿前外侧部的麻木及刺痛感。盆腔的 CT 扫描提示出血,肌电图可发现病变在股神经或腰丛,通常以保守治疗为主。

肿瘤

肿瘤是臂丛神经病较为常见的病因。神经丛的原发性肿瘤如神经纤维瘤较为少见。腰骶丛神经最常被乳腺癌转移累及,或为胃肠道或生殖泌尿道末端肿瘤浸润。淋巴瘤或肉瘤也可侵犯腰骶神经丛。

此类疾病患者的主诉常为"疼痛",随着时间推移,逐渐出现感觉异常及无力。下肢水肿在双侧神经丛受累时较常见。尽管有 1/3 的肿瘤相关性骶丛下干神经病患者为直肠癌,但大小便失禁并不常见。

CT 或 MRI 可发现压迫或环绕神经丛的肿块,若电生理检查见不同神经支配的肌肉出现"失神经电位",则预测该病预后不良。对于肿瘤性腰骶神经丛病变的治疗包括:放疗、外科手术或化疗。

放疗引发的腰骶神经丛病可出现在放疗后数月或数年,可由针对结肠癌、淋巴瘤、或睾丸癌、或妇科肿瘤的腹腔或盆腔放疗引起。血管损伤可导致轴索脱失,纤维结缔组织增生可引起压迫性或包绕性神经病。从临床症状来鉴别肿瘤复发和放疗性神经丛病较为困难。

糖尿病性及非糖尿病性腰骶神经根神经丛神经病

糖尿病性腰骶神经根神经丛神经病(diabetic lumbosacral radiculoplexus neuropathy,DLRPN),也称为糖尿病性肌萎缩,常出现在新近发病、控制良好的 2 型糖尿病患者中。相似的症状可出现在非糖尿病患者中,称为非糖尿病性神经根神经丛神经病(nondiabetic radiculoplexus neuropathy,NDLRPN)。NDLRPN 及 DLRPN 好发于中年患者,常伴随非意愿性体重下降>4 kg。患者开始以髋部或大腿部严重的烧灼性疼痛或深部酸痛为主诉,随后疼痛稍有减轻而逐渐出现股神经、闭孔神经支配的近端肌肉无力和萎缩(常为单侧,但偶可为双侧)。尽管患者诉说有大腿麻木和刺痛感,但疼痛及运动障碍仍为主要表现。膝反射常消失。肌电图提示股神经及闭孔神经轴索脱失。影像学手段对于确定 DLRPN 及 NDLRPN 的病灶帮助不大。

大部分患者无需治疗而可有好转。但往往需经历数年时间,且可有后遗症。

> ▲ 循证医学证据
>
> 一项使用静脉甲泼尼龙治疗 DLRPN 的临床对照试验提示,其对神经系统缺损症状无明显改善作用,但可缓解疼痛症状。根据 2009 年 Cochrane 干预研究的提示,随机临床试验不支持免疫抑制治疗对 DLRPN 有效。目前的治疗指南包括止痛治疗及物理锻炼。

感觉异常性股痛症

患者可出现麻木及大腿前外侧即股外侧皮

神经支配区域离散的感觉异常或神经病理性疼痛,但不会出现无力症状。膝反射及踝反射存在。因该神经位于髋部的腹股沟韧带下方,故常受累。

感觉异常性股痛症是一个临床诊断。电生理主要用于除外股神经损伤或腰部神经根病,往往以保守治疗为主。

▲ 循证医学证据

根据 2008 年 Cochrane 研究回顾,对于感觉异常性股痛症的保守治疗方法有 4 种,且至少对 69% 患者有效:自发缓解(69%),激素或局麻药物注射(83%),外科减压手术(88%)及神经切除术(94%)。

（罗苏珊　译　赵重波　校）

参考文献

Dubuisson A, Kline DG. Brachial plexus injury: a survey of 100 consecutive cases from a single service. *Neurosurgery* 2002;**51**:673–82.

Harper CM, Thomas JE, Cascino TL, Litchy WJ. Distinction between neoplastic and radiation-induced brachial plexopathy, with emphasis on the role of EMG. *Neurology* 1989;**39**:502–6.

Johannsson S, Svensson H, Denekamp J. Timescale of evolution of late radiation injury after postoperative radiotherapy of breast cancer patient. *Int J Rad Oncol Biol Phys* 2000;**48**:745–50.

Katirji B, Wilbourn AJ, Scarberry SL, Preston DC. Intrapartum maternal lumbosacral plexopathy. *Muscle Nerve* 2002;**26**:340–7.

Khalil N, Nicotra A, Rakowicz W. Treatment of meralgia paresthetica. *Cochrane Database System Rev* 2008;(3):CD004159.

Lang EA, Borges J, Carlstedt T. Surgical treatment of lumbosacral plexus injuries. *J Neurosurg Spine* 2004;**1**:64–71.

Martin RM, Fish DE. Scapular winging: anatomical review, diagnosis, and treatments. *Curr Rev Musculoskelet Med* 2008;**1**:1–11.

Planner AC, Donaghy M, Moore NR. Causes of lumbosacral plexopathy. *Clin Radiol* 2006;**61**:987–95.

Povlsen B, Belzberg A, Hansson T, Dorsi M. Treatment for thoracic outlet syndrome. *Cochrane Database System Rev* 2010; (1): CD007218.

Preston DC, Shapiro BE. *Electromyography and Neuromuscular Disorders*: *Clinical-electrophysiologic correlations*, 2nd edn. Philadelphia, PA: Elsevier, 2005.

Stewart JD. *Focal Peripheral Neuropathies*, 4th edn. West Vancouver, British Columbia: JBJ Publishing, 2009.

Thaisetthawatkul P, Dyck PB. Treatment of diabetic and nondiabetic lumbosacral radiculoplexus neuropathy. *Curr Treatment Opt Neurol* 2010;**12**:95–9.

van Alfen N, van Engelen BG. The clinical spectrum of neuralgic amyotrophy in 246 cases. *Brain* 2006;**129**:438–50.

van Alfen N, van Engelen BM, Hughes RC. Treatment for idiopathic and hereditary neuralgic amyotrophy (brachial neuritis). *Cochrane Database System Rev* 2009;(3):CD006976.

Wilbourn AJ. Plexopathies. *Neurol Clinics* 2007;**25**:139–71.

第四部分

运动神经元病

第 29 章

运动神经元病概论

Christen Shoesmith

运动神经元病是一组主要影响脊髓和大脑运动神经元的获得性和遗传性疾病,脊髓的运动神经元变性导致下运动神经元(lower motor neuron,LMN)损害的体征和症状,大脑的运动神经元变性则导致上运动神经元(upper motor neuron,UMN)损害的体征和症状。当怀疑患者有运动神经元病(motor neuron disease,MND)时,最重要的是首先评估损害症状仅存在于运动系统,还是同时累及其他神经系统。其次要确定这是一个单纯的上运动神经元综合征还是下运动神经元综合征,或上下运动元综合征。最常见的运动神经元病是肌萎缩侧索硬化症(amyotrophic lateral sclerosis,ALS),其同时影响到脊髓和脑运动神经元,从而产生既有 UMN 又有 LMN 的混合表现。明确诊断 MND 的最后一步是排除其他类似 MND 但有潜在治疗手段的疾病(框 29.1)。

对患有 MND 的患者进行诊断时,最好能够提供特异、具体的诊断,以帮助确定治疗方案、预后以及遗传方式等。除遗传性 MND 的基因诊断,目前为止尚无具有高度特异性和敏感性的单一确诊方法。大多数 MND 的诊断是基于临床病史、体格检查、电生理、影像学和血清学的综合分析。本章重点阐述成人型 MND。第 30、31 章分别具体介绍脊肌萎缩症和肌萎缩侧索硬化症。

临床病史

各种线索可以帮助缩小疾病诊断的范围,

框 29.1 运动神经元病的鉴别诊断

遗传性 MND

家族性肌萎缩侧索硬化症(ALS)

脊髓延髓肌萎缩症(Kennedy 病)

脊肌萎缩症(SMA)

遗传性痉挛性截瘫(HSP)

遗传性远端运动神经病

ALS 合并额颞叶痴呆

己糖胺酶 A 缺乏症

肾上腺脊髓神经病(AMN)

获得性 MND

肌萎缩侧索硬化症(ALS)

原发性侧索硬化(PLS)

进行性肌萎缩(PMA)

进行性延髓麻痹

平山病

脊髓病(多平面脊神经根病、颈椎病、脊髓空洞症、硬脊膜动静脉瘘)

副肿瘤综合征

中毒(电击伤、铅中毒、苏铁中毒、山黧豆中毒、Knozo)

代谢性(甲状旁腺功能亢进、甲状腺功能亢进、铜缺乏)

感染性(脊髓灰质炎、西尼罗河病毒感染、HIV、HTLV-1)

炎性(多灶性运动神经病、结节病)

其他变性中枢神经系统疾病(皮质基底节变性、多系统萎缩、葡聚糖疾病)

包括发病年龄、发病地点、发作频率和发展模式以及其他非运动症状等。尽管有一些例外，症状应该以运动功能受累为主，最多合并轻微的认知、感觉、自主神经或括约肌功能障碍。毒物接触和感染均有可能诱发运动神经元病，感染包括莱姆病、人类免疫缺陷病毒(HIV)感染、人类嗜 T 淋巴细胞 Ⅰ 型病毒(HTLV-Ⅰ)感染、西尼罗河病毒和以往的小儿麻痹症。

体格检查

查体可发现 MND 患者是否有上运动和(或)下运动神经元受累体征。上运动神经元体征包括肌无力、反射亢进、痉挛状态、痉挛性构音障碍、原始反射重现(吸吮反射、溯源反射、掌颌反射)和假性球麻痹。下运动神经元体征包括肌无力、局灶性肌萎缩、肌束颤动和反射减弱。应该在延髓、上肢、胸腹部和下肢对应的支配区域寻找上、下运动神经元的体征(表 29.1)。

尽管一些 MND 表现为纯运动功能障碍，而其他则表现为中枢和外周神经系统共同受累。例如 ALS 常合并额颞叶认知功能和行为异常，而 Kennedy 病患者可以合并感觉神经元病。

表 29.1 上运动神经元和下运动神经元的体征

部位	LMN 体征	UMN 体征
球部	弛缓性构音障碍 舌肌束颤 舌肌萎缩	痉挛性构音障碍 呃逆反射或咽后壁反射活跃 掌颌反射 吸吮反射 溯源反射 下颌反射亢进 假性球麻痹 被迫打哈欠
颈部	手臂肌肉束颤 手臂肌肉萎缩	上肢痉挛 上肢反射亢进 霍夫曼征或者 Tromner 征阳性 无力或萎缩的肢体反射保留
胸部	椎旁肌束颤 腹肌束颤	腹部反射消失
腰部	腿部肌肉束颤 腿部肌肉萎缩	下肢痉挛 下肢腱反射亢进 Babinski 征阳性 臀部内收肌十字反射阳性 无力和萎缩肢体反射保留

调查

所有疑似 MND 的患者应行神经传导和肌电图检查，从而除外下运动神经元受累。肌电图应提示急性和慢性失神经改变。纤颤电位和正尖波均提示急性失神经改变，特别是当倾向 ALS 的诊断时(Awaji 准则)。慢性失神经改变的征象在肌电图上表现为出现巨大运动单位电位，反映了神经再支配的存在。肌电图确诊运动神经元变性，需要同时在至少 2 个不同的神经根支配的肌肉上发现病理改变。排除多灶性运动神经病(multifocal motor neuropathy，MMN)对于明确诊断以下运动神经元损害体征为主的患者是非常重要的，MMN 的诊断主要是在非嵌压部位的运动神经上发现传导阻滞而感觉传导正常。

大部分 MND 患者需要给予完善的检查，

⚙ 基础知识回顾

脊髓延髓肌萎缩症(Kennedy 病)是一个 X- 性联遗传性疾病，由雄激素受体基因三核苷酸重复扩增所致。异常蛋白体聚集对于运动神经元是有毒性作用的。受影响的男性患者出现弥漫肌束颤动、痉挛、近端肌无力、构音障碍和吞咽困难，也可能出现男性乳房发育、睾丸萎缩、生育能力降低。神经传导检查往往提示同时存在感觉神经病。本病仅会轻度缩短寿命，但目前仅能进行对症治疗。最近的临床试验使用睾酮抑制剂可防止突变的雄激素受体转移进入细胞核，但是尚未观察到明显的获益效果。

包括神经影像检查以排除类似 MND 的结构性病变。以下的影像学表现能够提示但不能确诊 ALS，例如 MRI 上提示有皮质脊髓束高密度影以及 T2 加权在中央前回的皮层区上有低密度环。

　　根据临床病史，可能有需要进行身体其他部位的影像检查。已有一些病例报道表明，在实施肾细胞癌切除术后，副肿瘤性 MND 患者的临床症状得到改善，因此应在大部分 MND 患者中行腹部超声来除外该诊断。其他的一些副肿瘤性疾病可以行其他检查进行明确，包括胸部 X 线片、睾丸超声检查、乳房 X 线照相术和盆腔超声检查（框 29.2）。

框 29.2　副肿瘤性 MND 相关的肿瘤疾病
非霍奇金淋巴瘤
霍奇金淋巴瘤
小细胞肺癌（anti-Hu）
睾丸生殖细胞瘤
肾细胞癌
乳腺癌
卵巢癌（anti-Yo）

　　必须进行血液学检查以除外潜在的可治性类 MND 疾病。所有患者应查肌酸激酶、维生素 B₁₂、促甲状腺激素和血钙。如果提示当前存在炎症情况（例如有风湿性疾病既往史、皮疹、大量盗汗或快速消瘦），炎症血清标志物也应进行检查（血沉、C-反应蛋白、ANCA、ANA、RF 复合物水平以及抗 ENA）。如果患者以下运动神经元损害和反射减弱为主要表现，应查抗神经节苷脂抗体以排除 MMN。尽管在变性的 MND 患者中，抗神经节苷脂抗体也可呈阳性，但是抗神经节苷脂抗体强阳性则高度提示 MMN 的可能，主张静脉注射丙种球蛋白进行诊断性治疗。如果病史提示有副肿瘤综合征，应该考虑检测 Hu 抗体和 Yo 抗体（女性）。

　　脑脊液检查可以用来鉴别类 MND 疾病。

> **★ 要点和诀窍**
>
> 　　MND 患者的肌酸激酶水平可以升高，尤其是当疾病快速进展而导致肌肉破坏时。但肌酸激酶水平一般应小于 1000 IU/L。当肌酸激酶有大幅提高时，天冬氨酸和丙氨酸转氨酶可中度升高。

属于变性病的 MND 患者显示正常的脑脊液细胞计数，因此细胞计数升高需怀疑是否可能合并艾滋病毒感染、脑膜癌病或炎性疾病（如血管炎或结节病）。在病情进展迅速的运动神经元病患者中，脑脊液蛋白质水平升高，但很少 > 800 mg/mL。肌肉和神经活检很少有阳性发现。只有当存在类似 MND 的家族史时，才有指征启用特异性基因检测。

　　一旦明确诊断 MND 并且除外其他疑似疾病，患者可以被归为某一类具体的 MND 诊断。（图 29.1）

上运动神经元受累为主的疾病

　　仅有上运动神经元损害体征的患者需要检查神经传导速度和肌电图（EMG）以排除下运动神经元受累，也要行影像学检查以排除可引起类似表现的器质性病变。单纯的延髓受累常见于进行性痉挛性延髓麻痹，这通常是 ALS 的一个预兆。单纯肢体痉挛通常见于遗传性痉挛性截瘫（hereditory spastic paraplegia，HSP）、感染性脊髓炎（HTLV-1、HTLV-2 和 HIV）、炎症脊髓病（横贯性脊髓炎、血管炎）和代谢性脊髓病（维生素 B₁₂ 缺乏症、肾上腺脊髓神经病及其女性携带者和铜缺乏症）。HSP 可以是常染色体显性或具有不同外显率的隐性遗传，因此阳性家族史并非必要的诊断依据，其表现为下肢重于上肢的痉挛，不伴有延髓症状。单纯 HSP 的表现只有痉挛和锥体束损害所致的肢体无力，而复杂的 HSP 还可出现其他症状，如局灶性肌萎缩、构音障碍和认知功能损害。

　　广义上的痉挛性或无痉挛性构音障碍可由

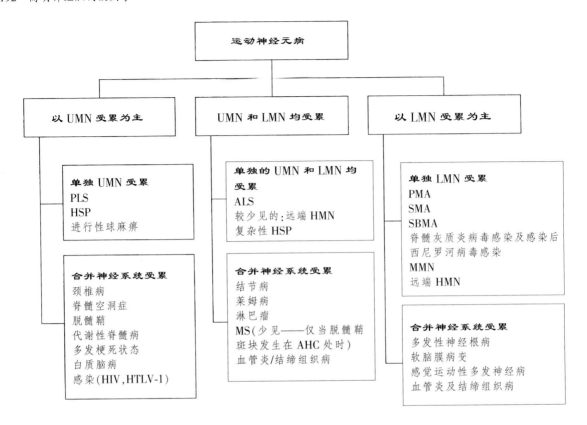

图 29.1　运动神经元病的诊断。AHC,前角细胞;ALS,肌萎缩侧索硬化症;HMN,遗传性运动神经病变;HSP,遗传性痉挛性截瘫;LMN,下运动神经元;MMN,多灶性运动神经病;MS,多发性硬化症;PLS,原发性侧索硬化;PMA,进行性肌营养不良;SBMA,脊髓延髓肌肉萎缩;SMA,脊髓性肌萎缩症;UMN,上运动神经元。

原发性侧索硬化(primary lateral sclerosis,PLS)、下运动神经元受累为主的 ALS、多发性脑梗死、副肿瘤综合征、脑白质营养不良或其他脱髓鞘疾病所致。一旦可排除继发性的痉挛症,应考虑 PLS 的诊断。PLS 的确诊需要症状逐步进展至少 3 年,最好是 5 年,并不伴有下运动神经元损害的症状。在 PLS 患者中,膀胱和肠道功能障碍罕见,且没有感觉受损。

下运动神经元受累为主的疾病

　　纯下运动神经元疾病应进行彻底检查,以排除可治疗原因所引起的 MND 疾病,如 MMN、多发性神经根病或副肿瘤综合征。其他由感染引起的下运动神经功能障碍也应考虑,包括脊髓灰质炎或西尼罗河病毒相关的前角细胞功能障碍。一旦排除继发性原因,原发性运动神经元病必须要考虑,例如脊髓延髓肌肉萎缩病(spinobulbar muscular atrophy,SBMA,也被称为 Kennedy 病)、进行性肌肉萎缩(progressive muscular atrophy,PMA)、脊肌萎缩症(spinal muscular atrophy,SMA)和遗传性运动神经病(hereditary motor neuropathy,HMN;也被称为远端型 SMA)。SBMA 主要表现为男性患者有突出的面部及上肢肌肉束颤和弛缓性构音障碍。SMA 以儿童型多见,但成人也可发病,通常表现为近端肌肉缓慢进行性无力。HMN 可表现为肢体远端的肌肉无力。

　　若排除其他原因所致的全身进行性下运动神经元肌无力,患者可诊断为 PMA。随着时间的推移,当患者可能出现上运动神经元损害的体征,而大部分下运动神经元损害体征继续保留时,这些患者将发展为 ALS。无论患者最后是否发展为 ALS,PMA 通常与 ALS 的预后相似。当下运动神经元损害的体征仅存在于单一的脊髓节段时,需要考虑是否为运动神经元病的变异型(连枷臂或连枷腿),这种类型的预后比典型 ALS 好。

> **⚙ 基础知识回顾**
>
> 值得一提的是,平山病也是一种特殊的变异型 MND。通常是年轻男性发病(年龄 15~25 岁),亚裔人群受累多见,以进行性远端手肌萎缩为主要表现。在 1~4 年内肌肉无力进展,然后到达平台期。肌肉无力通常仅存在于一个肢体,但也可能累及双侧。尸体解剖证实部分患者的脊髓前角细胞区域缺血,因此提出假设:当这些患者颈部前屈时,导致部分脊髓受压,并由于硬膜弹性改变而造成脊髓供血不足。

混合性上下运动神经元综合征

ALS 是这个类别中最常见的诊断。然而,仍应考虑继发性的原因,包括脊髓压迫症伴多发性神经根病和脊髓空洞症引起的痉挛和前角细胞丢失。原发性混合上下运动神经元损害可见于散发性及家族性 ALS、伴有肌肉萎缩的 HSP(Silver 和 Troyer 综合征)和远端型 HMN 的

> **★ 要点和诀窍**
>
> 弥漫性肌束震颤是神经肌肉疾病的常见临床表现。患者经常上网查询他们的症状,担心其患有 ALS。如果他们的神经系统检查和肌电图是正常的,那么这些患者最有可能是良性肌束震颤综合征。肌电图上偶见肌束震颤,但没有巨大电位或复合束颤电位。应在 6~12 个月后随访这些患者的肌电图以确保其检查仍正常。

罕见表现。

结论

不幸的是,我们仍然不甚了解原发性、散发型 MND 的发病原因,包括 PLS、PMA 和 ALS。可能是在特异性易感基因多态性的情况下,与环境因素相结合,从而触发了 MND。对于原发性散发性 MND 而言,到底是具有不同病理生理机制的不同疾病,还是同一类疾病而具有不同临床表现,目前仍不确定。在我们能够更好地了解原发性 MND 的病因之前,考虑到这些疾病的预后不同,继续将其单独归类。

(黄莹 译 赵重波 校)

参考文献

Andersen PM, Borasio GD, Dengler R, et al. EFNS task force on management of amyotrophic lateral sclerosis: guidelines for diagnosing and clinical care of patients and relatives. *Eur J Neurol* 2005;**12**:921–38.

Brooks BR, Miller RG, Swash M, Munsat TL. El Escorial revisited: revised criteria for the diagnosis of amyotrophic lateral sclerosis. *Amyotroph Lateral Scler Other Motor Neuron Disord* 2000;**1**:293–9.

de Carvalho M, Dengler R, Eisen A, et al. Electrodiagnostic criteria for diagnosis of ALS. *Clin Neurophysiol* 2008;**119**:497–503.

Filippi M, Agosta F, Abrahams S, et al. EFNS guidelines on the use of neuroimaging in the management of motor neuron diseases. *Eur J Neurol* 2010;**17**:526–e20.

Finsterer J. Bulbar and spinal muscular atrophy (Kennedy's disease): a review. *Eur J Neurol* 2009;**16**:556–61.

Gordon PH, Cheng B, Katz IB, Mitsumoto H, Rowland LP. Clinical features that distinguish PLS, upper motor neuron-dominant ALS, and typical ALS. *Neurology* 2009;**72**:1948–52.

Irobi J, Dierick I, Jordanova A, Claeys KG, De Jonghe P, Timmerman V. Unraveling the genetics of distal hereditary motor neuronopathies. *Neuromol Med* 2006;**8**:131–46.

Katsuno M, Banno H, Suzuki K, Adachi H, Tanaka F, Sobue G. Clinical features and molecular mechanisms of spinal and bulbar muscular atrophy (SBMA). *Adv Exp Med Biol* 2010; **685**:64–74.

McKee AC, Gavett BE, Stern RA, et al. TDP-43 proteinopathy and motor neuron disease in chronic traumatic encephalopathy. *J Neuropathol Exp Neurol* 2010;**9**:918–29.

Shook SJ, Pioro EP. Racing against the clock: recognizing, differentiating, diagnosing, and referring the amyotrophic lateral sclerosis patient. *Ann Neurol* 2009;**65**(suppl 1):S10–16.

Talman P, Forbes A, Mathers S. Clinical phenotypes and natural progression for motor neuron disease: analysis from an Australian database. *Amyotroph Lateral Scler* 2009;**10**: 79–84.

Turner MR, Scaber J, Goodfellow JA, Lord ME, Marsden R, Talbot K. The diagnostic pathway and prognosis in bulbar-onset amyotrophic lateral sclerosis. *J Neurol Sci* 2010;**294**:81–5.

Valdmanis PN, Daoud H, Dion PA, Rouleau GA. Recent advances in the genetics of amyotrophic lateral sclerosis. *Curr Neurol Neurosci Rep* 2009;**9**:198–205.

Van den Berg-Vos RM, Visser J, et al. A long-term prospective study of the natural course of sporadic adult-onset lower motor neuron syndromes. *Arch Neurol* 2009;**66**:751–7.

Verma A, Bradley WG. Atypical motor neuron disease and related motor syndromes. *Semin Neurol* 2001;**21**:177–87.

第 30 章

脊肌萎缩症

Jacqueline Montes, Petra Kaufmann

脊肌萎缩症(spinal muscular atrophy, SMA)是一种遗传性运动神经元疾病,常见于婴儿或儿童,其最严重的类型是导致遗传性婴儿死亡的首要原因。该疾病在每 100 000 名婴儿和儿童中就有 10~16 人患病,表现为由脑干和脊髓的下运动神经元变性所引起的进行性肌肉无力。其呈常染色体隐性遗传,因位于染色体 5q13 上的存活运动神经元(SMN1)基因突变而发病。尽管确定为单一突变,但 SMA 的表型各异,其严重程度既可以危及生命,也可以症状轻微。因此,由于基于运动功能保存程度的分类系统更符合临床需要而被应用。

至今没有治疗 SMA 患者的方法。临床治疗的重点是预防和治疗由于肌肉无力而引起的并发症。由于身体多个系统都可能受累,多学科合作的临床治疗是有必要的。最近出版的共识所提出的治疗指南强调了 5 个治疗方面:诊断及新的干预、肺、胃肠道营养、骨科康复以及姑息治疗。此外,实验对照分为三个临床群体:卧床者、坐轮椅者以及可行走者,根据疾病的严重程度和功能障碍来判断患者的特殊需求和并发症。

SMA 的发病机制与临床表现

在重复修饰基因 SMN2 缺失的情况下,同时缺乏 SMN1 基因则是胚胎致死性的。这种重复基因有一个单核苷酸发生了替换,从而可以改变 RNA 的剪接,因而仅大约 10% 的 SMN2 基因产物表达为全长的 SMN 蛋白,而其余90% 则表达为一个仅有少许残余功能的截断蛋白。因此,SMN2 拷贝数决定了 SMA 的临床严重程度,拷贝数越长临床症状越轻。

虽然 SMN 基因在所有组织中均有表达,但该基因缺乏仅选择性引起下运动神经元变性,变性影响运动神经元的近端和远端。神经-肌肉接头处突触前后膜的损害和轴突生长受限也可先于运动神经元细胞死亡,且与肌肉无力的症状有关。

SMA 的症状在出生时可很少出现,或仅在成年后出现。通常而言, 症状在 3 个月至 3 岁之间较明显。肌张力低下和肌无力在近端肌肉更为突出,而感觉保留、腱反射减弱或消失是 SMA 的标志,应及时进行评估。舌肌束颤和精细的手部震颤往往是 SMA 诊断的额外线索。为进一步确诊, 根据最大达到的功能状态,SMA 分为三个临床类型(表 30.1)。在大多数 SMA 的表型中,早期出现运动能力下降,随后是相对的稳定期, 或是随着时间推移由于生长发育和无力并发症的影响而进展变慢。

疾病的严重程度与发病年龄有关,疾病最严重的形式发生在婴儿期,由 Werdnig 和 Hoffman 在 19 世纪末期首先报道, 被称为"SMA1型" 患者。这些患者的四肢仅有最小的运动功能,也就是说从来不能独立端坐。虽然 SMA1 型在 SMA 各表型之间的发病率最高,但由于寿命

表 30.1 根据最大达到的功能状态而进行分类的脊肌萎缩症(SMA)临床类型

SMA 类型	发病年龄(月)	相对发病率(%)	寿命	最大实现的运动功能	主要并发症
I 型 Werdnig-Hoff-mann 型(严重型)	0~6	60	下降	不能坐	呼吸系统并发症
II 型(中度型)	7~18	27	接近正常	不能站立	脊柱侧弯和挛缩
III 型 Kugelberg-We-lander 型(轻型)	>18	12	正常	站立并能行走	近端肌无力为主
IV 型(成人型)					
	20~30 岁	1	正常	成年期能行走	轻度运动功能损害

有限,临床上仅有一小部分人有典型表现。最新进展表明,在积极的医疗护理下,更多 SMA1 型患者的存活可以在 2 岁以上。

本病的中间型被称为"SMA2 型",患者在 6~18 个月时出现肌张力低下和运动发育迟缓,临床上根据其可以独立端坐而进行分类。SMA2 型患者永远不能独立行走,但通常可以活到成年。物理及功能治疗在对 SMA2 型患者的护理过程中是非常重要的一部分,使患者能最大限度地实现功能独立和完善技能,并防止该病常见的骨科并发症。同样,肺部并发症在这类患者中也是常见的,因而给予积极的呼吸道管理至关重要。

轻型 SMA3 也被称为"Kugelberg-Welander 病",常在 18 岁以后起病,主要表现为下肢近端肌肉无力。SMA3 型患者有达到独立行走的能力。他们的主诉通常为从地上或低位起身困难,跑步和爬楼梯费力。该型最常见的临床表现是疲劳。肺部并发症并不常见,因此典型的 SMA3 型患者的预期寿命通常不受影响。

若儿童出现对称性的肌肉无力,近端重于远端,腱反射减弱或消失,而感觉症状相对保留时应高度怀疑 SMA。舌肌束颤和手震颤是常见的体征。诊断 SMA 的首选措施是针对 SMN 基因缺失的 DNA 分析,主要是 SMN1 基因第 7 外显子的纯合性缺失,其敏感性为 95%,特异性为 100%。如果基因检测阴性,需进行肌电图、神经传导速度、肌酸激酶测定、肌肉或神经活检来明确有无运动神经元疾病、肌病、神经

病变和肌营养不良症。

SMA 诊断一旦被证实,应建议患者及家庭进行常染色体隐性遗传疾病的遗传咨询。将父母携带者的检测和产前或植入前诊断作为生育计划的重要部分。当缺乏一个可行的干预手段时,不建议检测无症状的兄弟姐妹。但对于达到生育年龄的无症状的兄弟姐妹可进行遗传咨询和携带者检测。

SMA 的对症治疗

本病一旦诊断明确,家庭教育是必不可少的。应实施多学科的护理,最好是在一个肌肉专病诊所内,根据疾病的严重程度选择神经科医师、肺科医师、消化科医师、理疗师、物理及职业治疗师和沟通专家等。对于婴儿期发病的 SMA1 型患者,应与其家人讨论疾病预后,以帮助他们作出明智的选择:姑息性的多学科保健治疗抑或更积极的措施(包括呼吸支持和胃造瘘)。若选择姑息性治疗,理想的多学科合作护理应该包括姑息性护理专家、临终关怀和心理支持,从而使患者和家庭的痛苦减至最小,同时应鼓励建立有意义的人际关系和记忆。如果对重型 SMA1 型或其他所有类型的 SMA 患者选择积极治疗,多学科方法应考虑到患者和家庭的个性化需求。主要包括下面的几个方面。

肺部管理

肺功能受损是 SMA1 型和较严重 SMA2 型

致残和死亡的重要原因。SMA 相关的躯干肌无力影响了胸壁活动和发育,从而导致肺发育不良。肺功能受损并脊柱侧弯加重了呼吸系统的损害。呼吸道清除功能差、肺不张和潜在的吞咽功能障碍使 SMA 患者有反复发生感染的风险。积极的肺部护理是治疗 SMA 患者的一个重要部分。强烈建议小于 2 岁的 SMA 患者人群进行常规免疫接种,包括流感、肺炎和呼吸道合胞病毒疫苗。另外建议保持足够的营养和水分,以最大可能增进肺的健康。

呼吸功能不全最初表现为夜间通气不足,比如端坐呼吸、晨起头痛和日间嗜睡。典型的评估包括在婴儿及儿童中脉搏血氧饱和度检测、多导睡眠监测、呼气末 CO_2 和经皮 CO_2 监测。尽管有呼吸功能不全,而血清碳酸氢盐水平在睡眠过程中通常是正常的。对于年龄 > 5 岁的 SMA2 型和 SMA3 型患者,需要常规检测坐位和卧位时的用力肺活量,以此监测肺功能。若发现有不明原因的急性呼吸衰竭和反复肺部感染,应当进行吞咽功能的评估。

如果发现呼吸功能不全,应在家中进行慢性治疗。对于气道清除能力下降的患者,建议配置咳嗽辅助装置。高频胸壁振荡治疗的辅助手段也可以用来帮助松解分泌物并使其排出。低肺通气量可给予无创正压通气治疗。当患者的呼吸衰竭不能继续依靠无创呼吸辅助装置进行改善时,可进行气管切开和长时有创机械通气。

> ★ 要点和诀窍
>
> 　为预防感染,所有 SMA 的儿童均应该接受标准的免疫接种。>6 个月的婴儿应该在冬季注射流感和肺炎球菌疫苗,而年龄<2 岁的患者应接受呼吸道合胞病毒疫苗注射。
>
> 　在生病或手术期,重要的是要实施积极的呼吸道清理,必要时采用机械和胸部物理治疗进行吸痰。对于已知的低通气患者,推荐在睡眠时使用无创正压通气;在白天,根据疾病和术后需要也可给予无创正压通气。建议对有呼吸系统疾病的 SMA 患者降低使用抗生素的门槛。

总之,肺的问题是治疗 SMA 患者时必须考虑的一个重要问题。对于所有 SMA 患者,围术期护理应包括术前评估呼吸状态、感染、咳嗽能力、睡眠呼吸紊乱、哮喘、吸入和反流,因为他们在麻醉后发生并发症的风险较高。这些并发症包括低通气、肺不张、呼吸道清除功能受损和严重的咳嗽,从而导致长期插管、感染、气管切开和死亡。术后患者应该在仔细的术后疼痛护理下逐渐拔管,从而过渡至无创机械通气。

胃肠道和营养管理

严重的 SMA1 型和 SMA2 型常见延髓颅神经受累,SMA3 型罕见。由此产生的吞咽肌肉无力导致喂养和吞咽障碍,从而可能会导致营养不良和误吸。胃肠功能紊乱通常引起许多问题,包括便秘、胃排空延迟和胃食管反流。便秘可能由于腹部肌肉无力、运动减少和摄水不足而引起。

喂养困难和(或)肺炎频繁发作的儿童应进行吞咽评估。治疗目标是减少误吸风险和给予患者最大的营养支持。如果出现吞咽功能障碍和持续营养摄入不足,应该留置胃造瘘管。

相反,对于症状略轻的 SMA2 型和轻型 SMA3 的患者,虽然其延髓功能不受累,但运动功能减退,因此更容易出现营养过剩和肥胖。过度肥胖加重了已经无力的肌肉负担,从而导致功能减退更为显著。在日常的临床管理中,应包括每日饮食营养摄取咨询和评估。由于 SMA 患者的有效体重减轻,在生长曲线上,儿童应保持较低的体重和身体质量指数百分位数。同时,建议给予均衡的营养支持以及密切监测营养水平。

> 🔔 注意事项
>
> 　任何咽反射消失或异常的患儿都有误吸的高风险。因此,即使反流并不明显,仍建议给予 Nissen 胃底折叠术以及胃造瘘术。为避免反流,给留置胃管的患儿喂食时应保持其上身至少直立 30°,如果在床上,需转身至右侧体位。

骨科管理

肌肉无力和活动受限可以导致姿势不良、肌容积下降和关节挛缩。中轴肌肉无力和长时间坐位会使 SMA 患者的脊柱侧弯。保持关节的灵活性和正常的关节活动范围是非常必要的，其可以最大限度地发挥关节功能和保持姿势，并尽可能减少疼痛和不适。对于能够步行的患者，其关节挛缩的风险最低，但往往因其屈髋无力和步态不稳而引起腰椎代偿性前凸。屈髋伸膝无力和关节挛缩在仅能保持坐位的患者中常见。非卧床 SMA 患者的踝背屈肌无力可增加跟腱挛缩和马蹄内翻足畸形的风险。肩胛带肌的无力可能会导致肩关节、手腕和手关节活动受限，更严重的情况下可引起肘、腕和手指挛缩。

对于所有的 SMA 患者，伸展和扩大运动锻炼范围是一种非常必要的慢性预防性干预。支具可有预防和纠正作用，但仅限于肢体远端部分。SMA 患者的脊柱侧弯发生率超过 50%，最常见于非卧床患者。未经治疗的脊柱侧弯可能导致肺功能受损、行动不能和疼痛。脊柱畸形也使得摆体位和坐位更加困难，从而进一步限制了整体功能。保守治疗包括对肢体灵活性和中轴肌肉力量的物理治疗和器械支撑。通常在8 岁以上的儿童中采用骨盆与脊柱融合固定手术治疗，以避免对心肺和骨骼生长的限制。外科技术的近期进展(例如生长棒和垂直扩展的假体钛肋骨)可对年轻患儿的骨架提供更多的支持和矫正。

康复管理

康复治疗及相关辅助设备和技术是治疗 SMA 患者的重要措施。对运动范围、体位、支撑和运动治疗的早期干预是必不可少的，其可最大程度保持功能状态和防止关节挛缩。为更好地促进或保持独立性，根据疾病的类型和残疾程度，通讯设备、助行器和轮椅都是必要的。物理及职业治疗的总体目标是要最大限度地发挥功能、力量和耐力。早期干预是预防肌无力产生后遗症和促进完成运动发育里程碑的关键。强烈建议对所有 SMA 患者采用终身水疗法，因为水的浮力可以抵消重力的影响而改善肌肉无力，并且往往使患者可以运动。游泳以及非传统的疗法，如瑜伽和骑马疗法挑战了标准的治疗方法，因为这些疗法更强调锻炼弹性和强度，同时又能使患者感到愉快。

所有 SMA1 型和 SMA2 型患者，以及一些 SMA3 型患者均需要轮椅。由于手臂肌肉无力，则通常需要进行手臂力量的训练。对于有轻度乏力的患者，小型电池供电的后轮发电的轮椅可能就足够。对于大多数患者，电动轮椅是必需的。在款式上可有不同的选择，比如大小、座椅和控制方法等。因此，专家评价和试用是非常重要的，以确保座椅系统适应患者的需要和控制方法方便而舒适，必要时可适当安置附加设备，如呼吸机等。在患儿 2~3 岁时就应该考虑移动设备。早期发育部分依赖于个体与环境的相互作用。不同于一般发育中的健康儿童，婴儿和幼儿型 SMA 患者不能够探索其环境和发展其独立运动技能。动力性活动能促进功能独立，并对认知和心理的发展产生有利影响。独立探索、玩耍以及活动自如有助于抵消 SMA 儿童在学习上的无助。动力性活动在 2 岁左右的 SMA 儿童中是可行的，并可增加患儿的独立性并减少照顾者的负担。

锻炼

锻炼是增加 SMA 患者肌肉力量和功能的常用方法。已证明，其对脊髓神经有保护作用，并可延长 SMA 小鼠模型的寿命。然而，迄今为止没有任何证据支持锻炼可在 SMA 中作为干预或实践指南。经验表明，与其他神经肌肉疾病中的报告(大多为成年人资料)类似，患者维持日常锻炼能够提高生活质量，并且随着时间推移而能保持功能。

能量保护

疲劳是 SMA 患者常见的症状，常被描述为疗中受益,其中中度或重度的类型往往需要呼吸科、骨科、消化科等的共同合作。对于最严重的患者,需要多学科专家组成治疗团队来提供临终支持治疗。积极主动的多学科护理可以降低死亡率、防止肌肉无力的并发症和改善 SMA 患者的功能。

（黄莹 译　卢家红 校）

基础知识回顾

很少有证据指导临床医生给予 SMA 患者最佳的运动处方。有氧训练对于一些肌病患者的运动能力有积极作用。一个个体化的、渐进的、阻力逐渐加强的治疗方案可以改善成人型运动神经元疾病患者的功能和生活质量。然而,以家庭为基础的对异质性遗传性神经肌肉病患者的研究表明,虽然相似强度的耐力锻炼增加了腿部力量,但总体没有显示出功能的改善。在脊髓灰质炎后期综合征中,高强度的康复计划表明,尽管肌肉力量没有变化,但运动耐力提高和疲劳改善。在没有获得更特异性的证据之前,建议给予一个中等强度的锻炼方案,其中包括加强锻炼与有氧运动相结合。

心理或生理上的疲劳。心理上的疲劳感是主观上的感觉或者是客观上开展日常活动时不可承受的疲劳和精力耗竭。生理上的疲劳是肌肉力量逐渐减少或不能使用肌肉的最大力量。不管是什么类型的疲劳,这些症状的教育和管理主要依靠保留精力策略,比如减少 SMA 患者开展日常活动所需做出的努力。疲劳症状不应与抑郁症混淆。但如果怀疑是抑郁症,需要对患者进行进一步评估和治疗。虽然对 SMA 患者疲劳症状的药物管理并不常见,但在轻型或功能级别更高的 SMA 患者中,可考虑使用一些在其他类似疾病中应用的药物。

结论

SMA 是一种运动神经元病,通常在婴儿期和童年发病, 多数病例有已知突变基因。SMA 的临床表型可重至一名严重残疾的婴儿,危及生命,也可轻至拥有正常寿命的轻症个体。虽然目前存在几个有前途的疗法,但仍然没有可行的治疗措施。因此,需要依据疾病的严重程度而给予多学科的护理来管理身体的多个系统和功能。所有 SMA 患者均可从锻炼和康复治

参考文献

Cobben JM, Lemmink HH, Snoeck I, Barth PA, van der Lee JH, de Visser M. Survival in SMA type I: a prospective analysis of 34 consecutive cases. *Neuromusc Disord* 2008;**18**:541–4.

Crawford TO. Spinal muscular atrophies. In: Jones RH, De Vivo DC, Darras BT (eds), *Neuromuscular Disorders of Infancy, Childhood, and Adolescence: A clinician's approach*, Philadelphia, PA: Butterworth-Heinemann, 2003:145–66.

de Groot IJ, de Witte LP. Physical complaints in ageing persons with spinal muscular atrophy. *J Rehabil Med* 2005;**37**:258–62.

Dubowitz V. Chaos in the classification of SMA: a possible resolution. *Neuromusc Disord* 1995; **5**:3–5.

Evans GA, Drennan JC, Russman BS. Functional classification and orthopaedic management of spinal muscular atrophy. *J Bone Joint Surg* 1981;**63**[B]:516–22.

Fujak A, Kopschina C, Forst R, Gras F, Mueller LA, Forst J. Fractures in proximal spinal muscular atrophy. *Arch Orthop Trauma Surg* 2010;**130**: 775–80.

Grondard C, Biondi O, Armand AS, et al. Regular exercise prolongs survival in a type 2 spinal muscular atrophy model mouse. *J Neurosci* 2005;**25**:7615–22.

Jones MA, McEwen IR, Hansen L. Use of power mobility for a young child with spinal muscular atrophy. *Phys Ther* 2003;**83**:253–62.

Kariya S, Park GH, Maeno-Hikichi Y, et al. Reduced SMN protein impairs maturation of the neuromuscular junctions in mouse models of spinal muscular atrophy. *Hum Mol Genet* 2008; **17**:2552–69.

Oskoui M, Levy G, Garland CJ, et al. The changing natural history of spinal muscular atrophy type 1. *Neurology* 2007;**69**:1931–6.

Pearn J. Classification of spinal muscular atrophies. *Lancet* 1980;**i**:919–22.

Roper H, Quinlivan R. Implementation of "the consensus statement for the standard of care in spinal muscular atrophy" when applied to infants with severe type 1 SMA in the UK. *Arch Dis Child* 2010;**95**:845–9.

Schillings ML, Kalkman JS, Janssen HM, van Engelen BG, Bleijenberg G, Zwarts MJ. Experienced and physiological fatigue in neuromuscular disorders. *Clin Neurophysiol* 2007; **118**:292–300.

Sproule DM, Montes J, Dunaway S, et al. Adiposity is increased among high-functioning, non-ambulatory patients with spinal muscular atrophy. *Neuromusc Disord* 2010;**20**:448–52.

Wang CH, Finkel RS, Bertini ES, et al. Consensus statement for standard of care in spinal muscular atrophy. *J Child Neurol* 2007;**22**:1027–49.

第 31 章

肌萎缩侧索硬化症

Amy Chen, Hiroshi Mitsumoto

肌萎缩侧索硬化症(amyotrophic lateral sclerosis，ALS)是最常见的成人起病的运动神经元病。ALS 的定义为脊髓和(或)脑干的下运动神经元和运动皮层上运动神经元的变性疾病。此病表现为骨骼肌、延髓肌以及呼吸肌的肌肉容积和功能不断下降。多数患者在发病后 3~5 年内死于呼吸衰竭。医疗保健提供者对 ALS 症状和体征的认识是很重要的,其将有助于患者及时转诊至神经内科专家,从而进行多学科协调管理,提高患者的生活质量。

流行病学

ALS 的年发病率为 1/100 000~2/100 000，除关岛之外,此比例在全球各地均一致,过去认为关岛的地方性 ALS 与帕金森症和痴呆症相关。但由于 ALS 的平均存活时间很短,其患病率仅为 4/100 000~6/100 000。在美国,任何时候均有 15 000~30 000 的 ALS 患者。

ALS 多为散发性。最多有 5%的病例是家族性的, 这部分患者以常染色体显性遗传为主。对于此病,男性发病率略高于女性(1.5:1)。平均发病年龄为 55~65 岁,其发病年龄中位数为 64 岁。

临床表现

无力是 ALS 的主要症状,常呈灶性和不对称性起病,远端比近端常见。ALS 的典型表现为成年起病的亚急性上肢或下肢无力，主诉为系纽扣、旋转钥匙或行走困难,不伴有明显感觉障碍。在做精细动作时可能会出现肌肉痉挛、僵硬和笨拙。体格检查常发现肌肉萎缩,以手内肌最常见。早期可影响大鱼际肌和第一背侧骨间肌,随后出现"爪形手"。束颤(肌束颤动)较明显,但常被患者忽视。体检时可引出腱反射(其相应的肌肉无力或萎缩)亢进和保留。约 2/3 的患者以此种类型起病,被称为"肢体起病型"ALS。

另外,25%~30%患者的首发症状为构音障碍(言语困难)和吞咽障碍(吞咽困难),被称为"延髓起病型"ALS。对于此型,女性较男性更常见,但原因不明。流涎(唾液增多)常见于此型患者, 这是由于患者吞咽障碍而并非唾液的分泌增加。根据下运动神经元和上运动神经元变性的程度不同, 体检时可发现语音低弱萎靡或嵌塞痉挛。患者可见舌肌萎缩和纤颤。舌顶颊肌力下降和(或)舌体侧方移动减慢。在早期,"延髓起病型"ALS 常难以诊断。尽管呼吸衰竭是 ALS 的主要死因, 但其极少在 ALS 患者的发病初期单独出现,仅发生在不到百分之几的患者。

ALS 患者的其他常见症状为疲劳和体重减轻,这是由于患者处于高代谢状态以及萎缩肌肉中能量储备减少。即使患者不存在吞咽困难和营养摄入不足, 体重减轻也可见于几乎所有的 ALS 患者。

ALS 患者常出现情绪不稳,也叫"假性延髓情感"，这是由于上运动神经元变性造成的。某些患者的性格、行为和判断力可发生改变，表现为冷漠、冲动或社会性失控。通过详细的神经心理测验，可在高达 30%~50% 的 ALS 患者中检出认知障碍。这些患者可能有轻微的执行功能障碍、注意力障碍、口头表达障碍，从而提示有额颞叶痴呆。目前已知 ALS、ALS-FTD 和 FTD 有着共同的遗传和病理结果。

ALS 的分类

在临床上，ALS 可分为单一的上运动神经元症状和下运动神经元症状。进行性肌肉萎缩症（progressive muscular atrophy，PMA）属于下运动神经元综合征，占运动神经元病的 5%~10%，以老年男性多见，平均存活时间为 48 个月，较典型 ALS 的 36 个月存活时间长。但是，约 25% 的此型患者最终会出现上运动神经元损害的症状，从而提示 PMA 也是 ALS 中的一种，只是进展较慢。

原发性侧索硬化（primary lateral sclerosis，PLS）是单一的上运动神经元综合征，发病后 4 年间无临床上下运动神经元损害的体征。PLS 的病情进展缓慢，并且患者可保留较高的功能状态。由于某些 ALS 患者起初表现为单纯的上运动神经元症状，因此在疾病早期难以鉴别 PLS 和 ALS。临床研究表明，对于确诊为 PLS 的患者，若存在局灶性无力和延髓症状的基础，则更可能最终出现下运动神经元损害的体征。

肌萎缩性侧索硬化-帕金森-痴呆综合征（ALS with parkinsonism-dementia complex，ALS-PDC）是 ALS 中的一种，其不是典型的 ALS 或 ALS-FTD，而是 tau 蛋白病相关的神经退行性疾病。此病在西太平洋地区的发病率最高。与典型的 ALS 患者相比，ALS-PDC 患者的发病年龄更小且存活时间更长。

病理机制

ALS 患者运动神经元变性的病因仍不清楚。与其他神经退行性疾病相似，ALS 可能是遗传易感性和多种环境因素相互作用的结果。目

⚙ 基础知识回顾

散发性 ALS 的基本病理机制仍不清楚，可能是由于遗传和环境因素的相互作用所致。ALS 病情进展的危险因素包括年龄、饮食、体力活动、重金属和毒物接触、吸烟、创伤、电击伤、居住地域以及参加过海湾战争等。但是这些因素与 ALS 的确切关系仍不清楚。

对于家族性 ALS 患者，其 20% 是由于超氧化物歧化酶基因（superoxide dismutase gene，SOD1）突变所致，从而引起氧化应激反应的功能障碍。10% 的患者是由于肉瘤融合基因（fused sarcoma gene，FUS）和转录反应 DNA- 结合蛋白基因（transactive response DNA-binding protein gene，TARDBP）突变造成，TARDBP 是编码 TDP43 蛋白的基因，这种突变将引起 RNA 加工的异常。我们可以在散发性 ALS 和非 SOD1 家族性 ALS 患者的脑脊髓组织内发现异常 FUS 和 TDP43 蛋白的聚集，同样，我们仅在 SOD1 家族性 ALS 患者中发现异常 SOD1 蛋白的聚集。另外，alsin、senataxin、VAMP 相关蛋白基因、VAPB、angiogenin 和 optineyrin 的基因也与 ALS 的发病有关。

ALS 还与多种细胞机制相关，包括蛋白和神经丝的聚集、轴突运输、谷氨酸兴奋性毒性、线粒体功能障碍、神经胶质细胞病变和炎症性功能障碍。

前，我们对 ALS 潜在分子通路的认识来自于对流行病学、病理学和遗传学的研究。

ALS 的诊断

ALS 是一个临床诊断。因此，详细的病史询问和体格检查对 ALS 的确诊至关重要。不对称起病的进行性无力是怀疑 ALS 的临床基础。在体格检查时，内科医生需发现诸如肌肉萎缩、束颤等下运动神经元变性的体征和诸如精细运动笨拙、病理反射等受累肢体的上运动神经元损害的体征。这些体征必须沿着诸如延髓/颅脑、颈、胸和腰骶区域等神经轴分布，且需达到世界神经病学联盟在 1994 年第 4 次修订的原 El

★ 诊断 ALS 的要点和诀窍

下运动神经元体征（延髓/颅脑或脊髓肌肉）：

萎缩

束颤

反射减弱

肌无力

上运动神经元体征（延髓的下运动神经元体征对诊断 ALS 尤为重要）：

在无力的肢体上出现反射亢进或保留

刺激足底时出现 Babinski 征或者阔筋膜张肌收缩

霍夫曼征/下颌反射亢进

痉挛

精细运动时动作缓慢且笨拙

额颞叶变性的体征

冷漠

注意力不集中

社会性失控

口语表达不流利

眉间反射和掌颌反射异常

Escorial 标准中明确诊断的程度。

神经传导功能检查(NCS)/肌电图(EMG)是对下运动神经元损害在临床和体检基础上的补充，当排除其他神经肌肉疾病后，可拟诊为 ALS；NCS 和 EMG 可被用做 ALS 的早期诊断。

ALS 患者的典型 NCS 表现为感觉神经反应正常而运动神经反应临界正常或减慢。远端运动潜伏期延长或传导速度明显减慢需考虑其他疾病的可能。当出现局灶性减慢或近端传导阻滞时，应及时与伴传导阻滞的多灶性运动神经病相鉴别，后者可通过静脉注射丙种球蛋白进行治疗。

肌电图可明确下运动神经元功能障碍的特点和程度。根据 Airlie House 标准和新近修订的 Awaji 电生理指南，4 个区域（延髓/颅脑、颈、胸和腰）中至少有两个区域显示活动性和慢性失神经支配，从而可诊断为 ALS。

常规实验室检查包括全血计数、生化(包括钙、镁和磷)、肝功能检查、血沉、血清性病相关实验室检查、肌酸激酶、甲状腺功能检查和甲状旁腺激素以排除其他疾病。血清蛋白免疫固定电泳可用来排除副蛋白血症。胸片和与年龄相关的癌症筛查也应进行以排除主要损害运动神经元的罕见副肿瘤综合征。影像学 MRI 检查对排除结构性病变或可治疗的疾病是必不可少的，这些疾病包括颈椎病、脊髓、大脑或脑干肿瘤、慢性血管病变或脑白质营养不良，以上疾病出现的上运动神经元体征易与 ALS 相混淆。如果一位男性患者出现下运动神经元症状、乳房发育、感觉神经病变和下巴抽搐时，适合进行 Kennedy 病的基因检查。

表 31.1 列举了不同类型的 ALS 及其鉴别诊断。尽管如此，ALS 的早期诊断仍具有挑战性。在老年人群中，颈椎病和神经压迫的发病率很高，其与 ALS 的症状难于分辨；有时，只能靠时间和病情的进展来明确诊断。

🖐 注意事项

束颤可见于 ALS，也可见于良性肌束颤动综合征。无法将不伴有无力和肌肉萎缩的单纯束颤诊断为 ALS，并且内科医生不应太过于热衷强调，以避免患者产生不必要的焦虑。

感觉障碍、括约肌功能障碍、自主神经功能障碍、疼痛、视觉缺失和复视这些症状在 ALS 中并不常见。如果这些症状在疾病初期即出现，则应及时考虑其他疾病。

常被误诊为肢体起病型 ALS 的疾病包括颈椎病、包涵体肌炎、多发性肌炎和多灶性运动神经病。其他与延髓起病型 ALS 难以鉴别的疾病包括重症肌无力、神经结节病和脑干病变。

应告诫患者不要进行 ALS 未经证实的治疗，即没有经过严格的临床对照试验的治疗。

治疗

在 2009 年，美国神经病学会颁布了 ALS 的实践指南。在理想的状态下，ALS 的诊断应由该领域的专家在一个轻松的环境且患者家属在场的情况下给出，同时在有疑问时给予解

表 31.1　ALS 的分类和鉴别诊断

	以上运动神经元症状为主	以下运动神经元症状为主
延髓起病型 ALS	假性延髓麻痹	进行性延髓麻痹
鉴别诊断	脑干病变	重症肌无力
	痴呆	脊肌萎缩症
	帕金森综合征	口咽型肌营养不良症
	神经结节病	神经结节病
肢体起病型 ALS	原发性侧索硬化	进行性肌肉萎缩
		连枷臂/腿综合征
鉴别诊断	颈椎病	包涵体肌炎
	亚急性联合变性	小儿麻痹症后期综合征
	遗传性痉挛性截瘫	脊肌萎缩症
	HTLV 痉挛性截瘫	良性单肢肌萎缩
	肾上腺脑白质营养不良	多灶性运动元神经病
	多发性硬化	多发性神经根病
		氨基己糖酯酶 A 缺乏症

答,以得到家属的支持和理解。医生应该对 ALS 患者进行健康教育,帮助他们分析 ALS 的各种临床表现和进展,并告知患者此病的治疗依据、副作用和目前 ALS 的研究进展。医生承诺对患者继续进行治疗和护理是很重要的,这将使患者保持生活的希望和对医生的信任。

药物治疗

利鲁唑是谷氨酸释放的一种抑制剂,其是唯一被美国 FDA 批准的 ALS 治疗药物。由于其可以有效减慢病情的进展,因此被用于 ALS 的治疗。恶心和无力是此药常见的副作用,极少患者还会出现药源性的血清转氨酶增高。目前正在进行广泛的临床试验,以期发现更好的药物。

一些 ALS 患者为了使其萎缩的"肌肉再生"或延缓疾病进展,会服用大剂量的维生素、矿物质、抗氧化剂和类似的药物。但不幸的是,这些均被证明对 ALS 的治疗无效。

多学科管理

ALS 患者应尽早进行多学科管理(multi-disciplinary care,MDC),因为其能促进医疗服务,提高患者的生活质量并延长患者的生存时间。MDC 包括神经科医生、护士、物理治疗师、职业治疗师、营养师、语言心理学家、社会工作者和志愿者机构中的服务协调员。对 ALS 患者护理的关键医疗服务工作者还包括呼吸内科专家、消化内科专家、精神/心理学家、矫形师、牙科医生和研究专员。

呼吸管理

由于所有 ALS 患者最终都会发展为呼吸衰竭,因此对患者进行呼吸功能的监测很重要。早期呼吸肌受累的症状包括轻度劳累时出现呼吸困难、膈肌无力引起的端坐呼吸、夜间低通气引起的白天疲劳和嗜睡。用力肺活量(forced vital capacity,FVC)是肺功能检查最常用的方法。其他方法还有夜间血氧饱和度监测、嗅鼻压力(sniff nasal pressure,SNP)和最大吸气压力(maximal inspiratory pressure,MIP),其中 MIP 可能需要由呼吸内科医师进行评估。当出现以下情况时建议进行无创通气(noninvasive ventilation,NIV):FVC 值<50%预计值;仰卧和直立时肺活量之间有差异,后者反映患者端坐状态下的肺活量;出现夜间低通气,即SNP<40 cm H_2O 或 MIP<−60 cm H_2O(1 cm H_2O=

表 31.2　ALS 经循证医学认证的对症治疗药物

症状	治疗
疲劳	莫达非尼,并考虑 NIV
失眠	唑吡坦、阿米替林、NIV
束颤	物理治疗和推拿疗法
痉挛	巴氯芬、替扎尼定、丹曲林、地西泮、伸展运动、物理治疗
流涎	格隆、阿托品、东莨菪碱、阿米替林、腮腺注射肉毒杆菌、唾液腺辐射、便携式吸入装置
喉痉挛	劳拉西泮舌下含化、抗酸剂、质子泵抑制剂
便秘	水化、粗纤维、多库酯、番泻叶、果糖
假性延髓麻痹	右美沙芬/奎尼丁、三环类抗抑郁药、选择性 5-羟色胺再摄取抑制剂
抑郁	阿米替林(可用于流涎)、选择性 5-羟色胺再摄取抑制剂
焦虑	抗焦虑药
认知障碍	神经心理评估

NIV,无创通气。

0.098 kPa)。NIV 可以延长 ALS 患者的存活时间,延缓 FVC 的下降速率并且提高患者的生活质量。随着病情的进展,NIV 将无法维持患者正常的肺通气。医生应当在患者到达疾病终末期之前与患者和家人讨论临终关怀的选择问题,这包括是否需要行气管切开术进行长时间的有创的呼吸机辅助通气。

营养管理

如果 ALS 患者不能摄取足量的营养物质,将会影响预后。因此,我们建议每 3 个月对患者的体重和吞咽情况进行一次评估。对于出现吞咽困难的患者,初期可以进行保守治疗;但是,到最后需要进行经皮内镜下胃造瘘术或 X 线插入造瘘术以保证患者的营养供给。

症状管理

ALS 患者可出现各种各样的非运动症状,为使这些症状得到最好的治疗效果,需要医疗工作人员、患者及其家属的共同参与(表 31.2)。ALS 患者需要全面的护理。由于对 ALS 患者进行护理的工作繁重,因此对患者及其家属的心理疏导就非常重要。对 ALS 疾病知识的健康宣讲和对患者的心理支持能加强患者和家属对疾病的信心。临床试验参与者的成功案例会给患者带来精神支持、勇气和希望。在疾病的晚期,医生进行的姑息治疗和临终关怀服务将有助于解决患者的心理和精神问题,并陪伴患者走完生命的最后一段时光。

(岳冬日 译　卢家红 校)

参考文献

ALS and FTD

Lomen-Hoerth C. The overlap of amyotrophic lateral sclerosis and frontotemporal dementia. *Neurology* 2002;**59**:1077–9.

Strong MJ, Lomen-Hoerth C, Caselli RJ, et al. Prevalence and patterns of cognitive impairment in sporadic ALS. *Neurology* 2005;**65**: 586–90.

Variants of ALS

Gordon PH, Cheng B, Katz IB, Mitsumoto H, Rowland LP. Clinical features that distinguish PLS, upper motor neuron-dominant ALS, and typical ALS. *Neurology* 2009;**72**:1948–52.

Katz JS, Wolfe GI, Andersson PB, et al. Brachial amyotrophic diplegia: a slowly progressive motor neuron disorder. *Neurology* 1999;**53**: 1071–6.

Kim WK, Liu X, Sandner J, et al. Study of 962 patients indicates progressive muscular atrophy is a form of ALS. *Neurology* 2009;**73**: 1686–92.

Diagnosis of ALS

Brooks BR. El Escorial World Federation of neurology criteria for the diagnosis of amyotrophic lateral sclerosis. Subcommittee on Motor Neuron Diseases/Amyotrophic Lateral Sclerosis of the World Federation of Neurology Research Group on Neuromuscular Disease and the El Escorial "Clinical limits of amyotrophic lateral sclerosis" workshop contributors. *J Neurol Sci*, 1994;**124**(suppl):96–107.

Brooks BR, Miller RG, Swash M, Munsat TL, World Federation of Neurology Research Group on Motor Neuron Diseases. El Escorial revisited: revised criteria for the diagnosis of amyotrophic lateral sclerosis. *Amyotroph Lateral Scler Other Motor Neuron Disord* 2000;**1**:293–9.

de Carvalho M, Dengler R, Eisen A, et al. Electrodiagnostic criteria for diagnosis of ALS. *Clin Neurophysiol* 2009;**119**:497–503.

Srinivasan J, Scala S, Jones HR, Saleh F, Russell JA. Inappropriate surgeries resulting from misdiagnosis of early amyotrophic lateral sclerosis. *Muscle Nerve* 2006;**34**:359–60.

Yoshor D, Klugh A 3rd, Appel SH, Haverkamp LJ. Incidence and characteristics of spinal decompression surgery after the onset of symptoms of amyotrophic lateral sclerosis. *Neurosurgery* 2005;**57**:984–9.

Management of ALS

Miller RG, Jackson CE, Kasarskis EJ, et al. Practice Parameter update: The care of the patient with amyotrophic lateral sclerosis: Drug, nutritional, and respiratory therapies (an evidence-based review): Report of the Quality Standards Subcommittee of the American Academy of Neurology. *Neurology* 2009;**73**:1218–26.

Miller RG, Jackson EJ, Kasarskis EJ, et al. Practice Parameter update: The care of the patient with amyotrophic lateral sclerosis: Multidisciplinary care, symptom management, and cognitive/behavioral impairment (an evidence-based review): Report of the Quality Standards Subcommittee of the American Academy of Neurology. *Neurology* 2009;**73**:1227–33.

Mitsumoto H, Rabkin JG. Palliative care for patients with amyotrophic lateral sclerosis: "prepare for the worst and hope for the best". *JAMA* 2007;**298**:207–16.

Mitsumoto H, ed. *Amyotrophic Lateral Sclerosis: A guide for patients and families*, 3rd edn. New York: Demos Medical Publishing, 2009.

Science revisited

Rothstein JD. Current hypotheses for the underlying biology of amyotrophic lateral sclerosis. *Ann Neurol* 2009;**65**:S3–9.

第 32 章

重症监护室中的神经肌肉疾病

Maxwell S. Damian, David Hilton-Jones

ICU 与神经肌肉疾病

出现呼吸困难或心脏疾病,包括心肌病或心律失常等的神经肌肉疾病患者常需进入重症监护室(intensive care unit,ICU)病房进行监护。这些患者可分为三大类:

- 可治疗的神经肌肉疾病患者(如格林-巴利综合征/肌无力危象/肉毒中毒);
- 合并其他并发症的慢性神经肌肉疾病患者(如肌营养不良患者出现呼吸衰竭/心肌病患者出现心力衰竭或心律失常);
- 其他特殊原因或起病危重的患者(危重病性神经肌肉疾病/横纹肌溶解症/继发性中毒性肌病)。

神经内科医生和重症监护室医生的协作是患者得到有效治疗的关键。本章节将对可能在ICU出现的神经肌肉疾病的主要护理事项做一简要概述。

特殊急性神经肌肉疾病的管理

- 格林-巴利综合征(GBS);
- 肌无力危象;
- 其他肌无力综合征;
- 急性神经肌肉疾病的呼吸监测原则。

格林-巴利综合征

格林-巴利综合征或急性炎性脱髓鞘性多发性神经根神经病(acute immune demyelinating polyradiculoneuropathy,AIDP)主要表现为远端感觉异常、背痛、上升性肌无力和腱反射消失。出现呼吸衰竭是此病患者进入 ICU 管理的主要原因,患者由于延髓肌无力造成气道保护不足而常合并肺部感染。自主神经功能异常是第二常见的危及患者生命的潜在并发症,即使没有通气不足,也是这类患者需考虑进入 ICU 的原因。

在发病后 10 天左右多数 AIDP 患者的病情发展至高峰,这就意味着在进入 ICU 之前,患者在医院已经住了一段时间。大约30%的患者需要卧床,其中 1/3 的患者将出现四肢瘫并需要插管治疗。大多数卧床患者有呼吸衰竭和心律失常的危险。高达 60%的患者会出现自主神经功能的异常,从而引起体位性低血压、尿崩症、肠梗阻或心律不齐,这些并发症需要药物治疗或紧急起搏。此病死亡率为 5%~10%,主要死亡原因为感染(常由气道保护不足引起的窒息所致)和心律失常。

最重要的是,通过对病情进展的观察判断,及早发现高风险的患者,从而及时进行 ICU 的监护。否则,重症监护治疗可能只是患者在极端情况下的紧急需要,这是监护不够的表现,同样也意味着对患者病情的进展缺乏预见。

对于呼吸肌无力的患者,肺活量、吸气和呼气口压力预计值的定期检测更为重要。这些指标的检测很方便,在病房中使用简易手持装置即可完成。有面肌受累的患者则需要检测鼻嗅压力。患者需要定期检测这些指标,以帮助我们判断其是否需要插管:临界值为肺活量<20 mL/kg;最大吸气压力<30 cm H$_2$O;最大呼气压力<40 cm H$_2$O。ICU 应该有一个明确的监管指南来建立患者的指标监测和呼吸道管理要求以及公认的 ICU 准入标准。需要进入 ICU 的患者包括:步行距离<5 m(Hughes 量表评分≥3)的患者;有明显自主神经功能异常的患者或肺功能检查中无法完成之前提到的"20/30/40"的患者。后者由于其延髓肌无力,则存在误吸的风险,可能需要插管。

★ **要点和诀窍**

● 步行距离<5 m(Hughes 量表评分≥3)的患者需要重症监护。

● 有自主神经功能异常的患者或肺功能检查中无法完成之前提到的"20/30/40"的患者要进入 ICU 进行监护。

● 呼吸功能进一步恶化,存在误吸风险的延髓肌无力,需要插管,并进行无创正压通气。

卧床的患者更易出现自主神经功能异常,表现为直立性低血压、心律失常和心脏停搏。此类患者需持续进行心电监护,同时备好体外的经胸起搏器,从而可对突然出现心脏自主神经功能异常的患者进行及时救治。此外,心动过缓/心动过速可能是患者出现心律失常的前驱症状。而且此类患者在病程中,包括康复期,可能会合并出现自主神经功能异常。

对 GBS 患者的插管治疗宜早不宜晚,由于双相正压通气(bilevel positive airway pressure,BiPAP)对于进展性患者并不十分安全,因此仅适于短期使用。目前更推荐使用协助控制通气、正压同步间歇指令通气和呼气末正压通气来协助患者呼吸。50%的插管患者需要接受 3 个月以上的辅助通气。自主神经功能异常的表现除心律失常引起的血压不稳定外,

还可有麻痹性肠梗阻和膀胱功能异常,不要忽略这些症状的治疗。这些患者对一些常用药的反应可能更大,特别是血管扩张药和 β-受体阻滞剂,在使用时一定要谨慎,对于心动过缓的患者使用新斯的明和甲氧氯普胺片也要慎重。循证依据所支持的特殊治疗有静脉注射免疫球蛋白(400 mg/kg,连续 5 天)和血浆置换(每次 1.5~2 L,隔天或连续每天进行,共 4~6 次)。年幼患者预后较好,即使经过长期的辅助通气也可能会痊愈。但是在所有的存活者中,高达 20%的患者在病后会长期残疾。GBS 患者的死亡率为 5%~10%,但曾辅助通气患者的死亡率却高达 20%。本书作者认为,GBS 患者的死亡率在不同的 ICU 中也各不相同,因此最终的数据需做系统的分析。

📖 **注意事项**

● 严密监测有助于及时进行预防性 ICU 准入。

● GBS 患者的相关治疗药物在自主神经功能方面的副作用可能会增大。

● 对于仅治疗过极少患者的 ICU,可能无法识别患者出现的不良后果。

肌无力危象

重症肌无力(myasthenia gravis,MG)是一种自身免疫性疾病,由于多种抗体破坏了神经-肌肉接头处的突触后膜蛋白,从而导致乙酰胆碱受体(AChR)的功能异常。多数患者首先累及眼外肌,表现为复视和上睑下垂。一些患者仅限于眼外肌受累,但多数患者为全身肌肉受累,可发展为重度肌肉无力,甚至出现呼吸衰竭。MG 患者在发病初期并没有特定某一块肌肉的无力,因此会使一些经验不足的医生低估患者疾病的严重程度。

早期可使用胆碱酯酶抑制剂吡啶斯的明来缓解 MG 患者的肌无力症状。与 AChR-Ab 阳性的 MG 患者相比,MuSK-Ab 阳性的 MG 患者对胆碱酯酶抑制剂的治疗反应不好,预后不佳。

多数患者免疫抑制剂治疗(大剂量类固醇激素,同时可加用诸如硫唑嘌呤等激素减量替代药物)有效。

一旦患者出现延髓肌受累或呼吸肌无力而影响呼吸道通气时,即出现"肌无力危象",则需要接受重症护理。危象常在起病后1~2年间出现,可由于感染或者疾病后期的不规范治疗引起。由于抗胆碱酯酶药物过量使用,可引起少量患者"胆碱能危象",表现为肌肉无力伴瞳孔缩小、心动过缓、支气管分泌物增加、痉挛、肌束颤动和腹泻等症状。当吡啶斯的明剂量小于360 mg/d时,不会出现胆碱能危象。

及早发现患者要出现的肌无力危象并进行适当的处理极具挑战。除肌力之外,我们还需要监测患者肌肉的疲劳性,即肌肉持续收缩试验(定量MG评分表——Barohn等1998)。定期监测患者的肺功能、咳嗽、吞咽、血氧饱和度和肺泡-动脉血氧分压差。MG患者的病情比GBS患者更不稳定,因此当考虑进入ICU进行治疗时,需要重症监护相关学科的协助。

ICU的治疗原则包括控制感染、补液和对使用神经肌肉传导阻滞药物的密切监测。对于插管的患者,一般在开始时停用吡啶斯的明,然后逐渐加用。吡啶斯的明的静脉用量是口服剂量的1/30;60 mg的吡啶斯的明口服用量约等于新斯的明静脉注射0.5 mg和肌肉注射或皮下注射1~0.5 mg。标准剂量的静脉注射免疫球蛋白(intravenous immunoglobulin,IVIG)或血浆置换(plasma exchange,PE)可对MG患者进行免疫调节治疗,由于IVIG和PE可避免激素使用初期出现的肌无力症状加重,其与大剂量的激素合用可治疗插管的患者。密切的呼吸治疗和早期无创BiPAP可缩短插管时间。多数肌无力危象患者仅需要短期的辅助通气,因此无需早期(发病7日内)行气管切开。但是,当MG患者出现肺不张时,重新插管有相当高的风险,因此ICU用于预测拔管的标准指标可能并不适用。

其他肌无力综合征

先天性肌无力是由于遗传因素引起的神

★ 要点和诀窍

● 吡啶斯的明的使用剂量应控制在360 mg/d以下。

● 低氧血症是肌无力危象患者的晚发症状——必须进行肺活量的监测。

● MG造成的肌肉易疲劳性可能很重要——定时监测患者的肌力并不能预测病情在几分钟后的进展。

经-肌肉接头处损害。损害可累及突触前膜、后膜以及影响突触间隙乙酰胆碱酯酶的锚定。患者在幼年时常有眼外肌受累和四肢近端肌无力。一些患者可伴有致命性的发作性呼吸暂停。吡啶斯的明等抗乙酰胆碱酯酶药物对部分患者有效,但会加重其余患者的病情。其他药物如3,4-二氨基吡啶、麻黄碱及选择性5-羟色胺再摄取抑制剂对特殊综合征有效。在成年后,患者极少需要进入ICU进行治疗。

肉毒中毒是一种罕见的食物源性肌无力综合征,世界年发病率为930人/年,死亡率约为5%。虽然此型患者常累及延髓肌,但极少出现呼吸衰竭,因此并不需要重症护理。鉴于进展型患者的呼吸肌无力发展迅速,推荐进入ICU监护。尽管大多数毒素在小肠的上段被吸收,但仍可尝试清除消化道中未被吸收的毒素。抗毒素将延缓毒素的吸收速度。患者需要进一步的密切护理,其完全恢复可能要经历相当长的一段时间。虽然肉毒中毒患者有显著的自主神经功能异常,但均非致命性并发症。

慢性神经肌肉疾病合并症的ICU管理

一般原则

慢性神经肌肉疾病的良好管理主要是定期的多学科随访,旨在降低患者的意外住院和急救。原发病不断进展和出现疾病非相关性并发症(如创伤恢复期活动不足引起的并发症或术后呼吸抑制)时需要进行重症监护治疗。神经内科医生和其他治疗组的有效沟通是非常重要的。同时,要关注患者对创伤性治疗的期望、长期生存率、生活质量的意愿以及患者在进入重症监护室治疗前的各种治疗方案的优缺点。在多数情况下,神经科医生参与太晚,以至于错过最佳的选择时机,并在医患双方未对利弊进行充分考虑下将患者转入 ICU。

Duchenne 肌营养不良症和其他类型萎缩症的重症护理和急救管理

现如今,由于多学科对 Duchenne 肌营养不良症(duchenne muscular dystrophy,DMD)患者的精心护理和无创通气等技术的应用,使得 DMD 患者的生存时间较之前延长了一倍。患者在合并有并发症的情况下倾向选择接受重症监护,而此时医疗团队对 DMD 患者目前生存时间和生活质量的熟知程度至关重要。当患者的肺功能接近临界值时,常因呼吸道感染而出现呼吸衰竭,且预后不佳。长期良好的管理包括在患者发生紧急事件前考虑好通气及气管切开的选择。ICU 患者的基础肺功能和营养状况等条件以及长期的护理质量和无创通气技术水平将影响其预后。对于长期使用家用呼吸机的患者,在进入 ICU 前是否需要撤机可能不再是主要问题,更重要的是与患者进行沟通以及早进入 ICU。

对于心脏受累的 DMD 患者,一旦合并有呼吸系统并发症将增加 ICU 治疗的难度,同时增加发生心律失常和心力衰竭的风险。DMD 患者的麻醉并发症包括术中心力衰竭、吸入性麻醉剂相关的骨骼肌溶解、琥珀酰胆碱导致的骨骼肌溶解和高血钾。因此,对 DMD 患者禁用肌肉松弛剂进行麻醉。

肌病患者的心脏损害和移植

肌肉疾病患者的心脏损害可能非常严重,一些肌病(如 Becker 肌营养不良症或部分肌原纤维病)多会出现心肌受累并需进行心脏移植手术,然而其他肌病患者(如核纤层蛋白病或强直性肌营养不良)常出现心律失常,则需要植入心脏起搏器或紧急应用除颤器。约 50% 的出现肌肉萎缩的 Becker 肌营养不良症患者进行了心脏移植手术。

ICU 获得性肌无力和危重病性神经肌病

长期的机械通气常会造成患者出现神经源性的肌肉无力,这将延迟患者的脱机时间和康复的开始,有时还会造成长时间的瘫痪。我们通常并不清楚患者的首发症状,因此排除代谢性和急性脑病以及脊髓病变很重要。ICU 中的患者常需要接受多种治疗和干预手段,而这些治疗有可能引起急性神经系统疾病(如胺碘酮或甲硝唑)或横纹肌溶解症(异丙酚),并且多种药物合用时可引起中毒,如他汀类药物与环孢菌素合用。

当患者出现四肢对称性迟缓性瘫痪而面肌未受累时,若无明确的代谢性因素,需考虑合并存在危重病性多发神经病(critical illness polyneuropathy,CIP)和危重病性肌病(critical illness myopathy,CIM)。这些疾病在临床上难以鉴别。CIP 患者常有感觉神经电位潜伏期的异常,而 CIM 患者常有肌肉对直接刺激反应的减弱,但通过常规的电生理检查难于区分以上两种疾病,并且我们考虑这两种病同时存在,因此"ICU 获得性肌无力"这一概念更加贴切。肌肉活检发现,58% 存在肌纤维的坏死;36% 存在肌球蛋白的丢失;52% 有线粒体的异常。先前有关 CIM 经肌肉活检的报道表明,CIM 有 3 个典型的类型,分别为以 2 型纤维受累为主的弥漫性非坏死性肌病、急性肌球蛋白缺失性肌病,以及急性坏死性肌病。以前认为周围神经病是最常见的,而现在肌病可能更占优势。区分 CIP 和 CIM 并非那么重要,因为目前没有证据显示 CIM 的预后比 CIP 好。CIP 和 CIM 有同样的危险因素:机械通气时间大于 7 天的患者中约 1/3 有不同程度的神经肌肉损害,其中有高达 60%~70% 的患者出现败血症/全身炎症反应综合征或急性

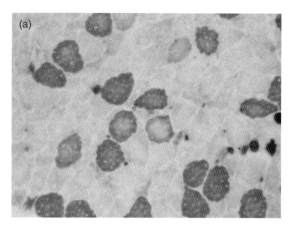 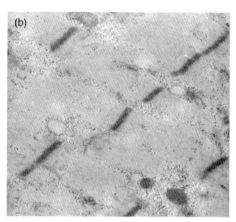

图 32.1　急性肌球蛋白缺失性肌病(急性四肢瘫痪性肌病)。(a)光镜下,肌细胞内可见散在的肌原纤维缺失——HE 染色;(b)粗肌丝(肌球蛋白)的完全缺失——可见纤维密集的 Z 线,由其发出细肌丝(肌动蛋白),而两个相邻 Z 线中间区域的粗肌丝(肌球蛋白)完全缺失。(Courtesy of Dr W Squier, Department of Neuropathology, John Radcliffe Hospital, Oxford, UK.)

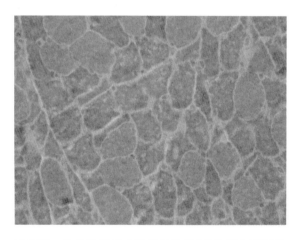

图 32.2　急性肌球蛋白损伤性肌病(急性四肢瘫痪性肌病)。光镜 Gomori 三色法染色可见肌纤维大量破坏。(见彩图)

呼吸窘迫综合征,并且以上患者 100% 合并多器官功能衰竭。急性肌球蛋白缺失性肌病(临床上表现为急性四肢瘫痪性肌病)常见于在接受激素治疗的同时加用神经-肌肉接头阻滞剂的哮喘患者,也可见于单用激素时。顾名思义,粗肌丝(肌球蛋白)多为选择性的缺失。此病的预后一般较好,只是需要数月(图 32.1 和图 32.2)。

目前认为,此病的危险因素为长期卧床、延时制动、败血症和皮质类固醇的瀑布效应。虽然本病虽没有特效治疗,但预后较好,约 1/2 的 CIP/CIM 患者可以痊愈, 而余下的 1/2 患者可能会长期瘫痪。目前仍没有通过长期随访研究所得的严格诊断分类。

(岳东日 译　赵重波 校)

参考文献

Barohn RJ, Mcintire D, Herbelin L, Wolfe GI, Nations S, Bryan W. Reliability testing of the quantitative myasthenia gravis score. *Ann NY Acad Sci* 1998;**841**:769–72.

Bleck TP. *Clostridium botulinum* (botulism). In: Mandell GL, Bennett JE, Dolin R (eds), *Principles and Practice of Infectious Diseases*, 5th edn. Philadelphia: Churchill Livingstone, 2000: pp 2543–8.

Bushby K, Finkel R, Birnkrant DJ, et al. Diagnosis and management of Duchenne muscular dystrophy, part 2: implementation of multidisciplinary care. *Lancet Neurol* 2010;**9**:177–89.

Fernández-Lorente J, Esteban A, Salinero E, et al. Critical illness myopathy. Neurophysiological and muscular biopsy assessment in 33 patients. *Rev Neurol* 2010;**50**:718–26.

Flachenecker P, Toyka KV, Reiners K. Cardiac arrhythmias in Guillain–Barré syndrome. An overview of the diagnosis of a rare but potentially life-threatening complication. *Nervenarzt* 2001;**72**:610–17.

Fletcher DD, Lawn ND, Wolter TD, Wijdicks EF. Long-term outcome in patients with Guillain–Barré syndrome requiring mechanical ventilation. *Neurology* 2000;**54**:2311–15.

Griffiths RD, Hall JB. Intensive care unit-acquired weakness. *Crit Care Med* 2010;**38**:779–87.

Gurnaney H, Brown A, Litman RS. Malignant hyperthermia and muscular dystrophies. *Anesth Analg* 2009;**109**:1043–8.

Hatheway CL. Botulism: the present status of the disease. *Curr Top Microbiol Immunol* 1995;**195**: 55–75.

Hermans G, De Jonghe B, Bruyninckx F, et al. Clinical review: critical illness polyneuropathy and myopathy. *Crit Care* 2008;**12**:238.

Hermans G, Wilmer A, Meersseman W, et al. Impact of intensive insulin therapy on neuromuscular complications and ventilator dependency in the medical intensive care unit. *Am J Respir Crit Care Med* 2007;**175**:480–9.

Hill NS. Neuromuscular disease in respiratory and critical care medicine. *Respir Care* 2006;**51**: 1065–71.

Plasma Exchange/Sandoglobulin Guillain–Barré Syndrome Trial Group. Randomised trial of plasma exchange, intravenous immunoglobulin, and combined treatments in Guillain–Barré syndrome. *Lancet* 1997;**349**:225–30.

Seneviratne J, Mandrekar J, Wijdicks EF, Rabinstein AA. Noninvasive ventilation in myasthenic crisis. *Arch Neurol* 2008;**65**:54–8.

Tong J, Laport G, Lowsky R. Rhabdomyolysis after concomitant use of cyclosporine and simvastatin in a patient transplanted for multiple myeloma. *Bone Marrow Transplant* 2005;**36**: 739–40.

Wijdicks EF, Roy TK. BiPAP in early Guillain–Barré syndrome may fail. *Can J Neurol Sci* 2006;**33**: 105–6.

Wu RS, Gupta S, Brown RN, et al. Clinical outcomes after cardiac transplantation in muscular dystrophy patients. *J Heart Lung Transplant* 2010;**29**:432–8.

索　引

A

阿伦膦酸盐　16
阿糖胞苷　173
阿托伐他汀　19
氨基糖苷类　111
胺碘酮　21

B

白介素-2　103
伴神经传导阻滞的运动神经病　133
包涵体肌炎　12,133
背根神经节　130
本体感觉　129
苯丁酸氮芥　17
苯妥英　23,66,81
苯扎贝特　30
鼻嗅压力　208
吡啶斯的明　102,117
吡哆醇　3,151
臂丛上干　178
臂丛神经病　173,178
臂丛下干　178
边缘性脑炎　175
冰冷试验　100
丙氨酸转氨酶　10,13
丙种球蛋白　15
并指(趾)畸形　83
薄髓纤维　129
卟啉病　157
步态障碍　113

C

长 QT 综合征　83

长春新碱　173
长度依赖性轴索性周围神经病　150
长时运动试验　80
常染色体隐性 CMT　140
超氧化物歧化酶基因　202
成肌细胞移植　45
成人肠道肉毒中毒　107
成纤维细胞培养　4
弛缓性四肢瘫　155
出汗异常　114
传导阻滞　147,161,170
床旁饮水试验　69
锤状趾　137
纯自主神经病　130
粗肌丝　76
促甲状腺激素刺激激素　3
猝死综合征　28

D

大剂量静脉冲击治疗　16
大纤维周围神经病　153
大运动发育迟缓　41
代谢性肌病　7,25
单纯下运动神经元综合征　176
单纯型大疱性表皮松解　124
单克隆丙种蛋白病　151,176
单纤维肌电图　97
胆碱能神经末梢　106
胆碱能危象　102,209
胆碱乙酰转移酶　120
胆碱酯酶抑制剂　100,111,208
蛋白免疫印迹　73
低钾性周期性麻痹　78,82
低频重复电刺激　114

骶丛神经病 182
地夫可特 42
递增现象 116
癫痫 35
点突变 45
淀粉样变 2,154
淀粉样变神经病 176
淀粉样周围神经病 4,151,154
奠基者突变 63
动力蛋白 85
动眼神经麻痹 146
短棘多相波 71
短时运动试验 81
多发性单神经病 130
多发性骨髓瘤 165,176
多发性周围神经病 7
多肌炎 7,12
多聚腺嘌呤结合蛋白核 1 70
多微轴空肌病 85
多灶性 CIDP 165
多灶性运动神经病 130,162,190
多重配体依赖探针扩增 44

E

额颞叶痴呆 202
恶病质 39,69,173
恶性高热 20,25,89
恶性胸腺瘤 100

F

发汗试验 147
发作性肌无力 79
反常性肌强直 78
反义寡核苷酸 67
反转录病毒 22
泛醌 39
放射性臂丛神经病 181
非副癌性 LEMS 113
非特异性肌炎 12
非系统性血管炎性神经病 169

肥大肌纤维 14
肥厚型心肌病 35
腓肠肌肥大 43
腓肠神经活检 147
腓骨肌萎缩症 90,165
肺间质病变 15
辅酶 Q_{10} 19
复合肌肉动作电位 108,122,157
复视 7,65,69,208
副癌性 LEMS 113
副癌性感觉神经病 114
副癌综合征 130
副蛋白血症 165,176,203
副肌强直 7,78
副交感神经 129
副肿瘤性神经肌肉疾病 173
副肿瘤综合征 173,192,203

G

干燥综合征 2,175
杆状体肌病 8,85
肝肿大 8,28
感觉神经病 3
感觉神经定量测试 144
感觉神经性耳聋 31
感觉神经元 129,144,173
感觉性共济失调 129,164,174
感觉性异常股痛 144,146
感觉运动性周围神经病 151
感染性肌病 7
感染性周围神经病 151
高 CK 血症 20
高颚弓 2,85
高弓足 129,131,137
高钾性周期性麻痹 78,82
高镁血症 108
高频电刺激 110
格林–巴利综合征 1,151,155,207
跟腱挛缩 86,198
共济失调 31,35,114,155

骨骼肌毒性　22
骨骼畸形　129
关节挛缩　8,124,198
管状细丝样结构　70

H

核内包涵体　70
核内移　10,70,85
核纤层蛋白病　210
横纹肌溶解症　8,18,207
呼吸肌麻痹　104
呼吸衰竭　21,59,107,155,201,207
踝足矫形器　61,138
坏死性肌病　8,12,20
环孢菌素　17,103,118
环磷酰胺　17,171
环咽肌切开术　72
黄素蛋白脱氢酶　39
获得性肌病　15
获得性免疫缺陷综合征　22
获得性神经性肌强直　174
霍奇金病　175

J

机械通气　158
肌病　7,96,108
肌颤搐　173
肌电图　3
肌肥大　79
肌管聚集　80
肌红蛋白尿　2,7,25
肌痉挛　25
肌皮神经　178
肌强直　3,78
肌丘　3
肌球蛋白聚集性肌病　85,90
肌球蛋白重链　90
肌容积下降　198
肌肉活检　4,10
肌肉痉挛　7,129,201

肌肉离子通道病　78
肌肉特异性激酶　96,100,120
肌收缩蛋白　73
肌束颤动　2,150,163,190,201
肌酸激酶　3,10
肌梭　129
肌痛性痉挛　138
肌萎缩　73,129
肌萎缩侧索硬化症　1,100,133,189,201
肌萎缩性侧索硬化-帕金森-痴呆综合征　202
肌无力危象　102,207,209
肌纤维变性　10
肌纤维颤搐　2
肌纤维分裂　10
肌纤维坏死　44
肌小管蛋白　90
肌小节　89
肌营养不良　7,41,207
肌原纤维肌病　73
肌源性疾病　73
肌张力低下　85,107,195
肌阵挛　31,35
激发实验　3
吉非贝齐　21
急性臂丛神经病　179
急性坏死性肌病　210
急性肌球蛋白缺失性肌病　210
急性全自主神经病　130
急性炎性脱髓鞘性多发性神经根神经病　161,207
脊肌萎缩症　86,192,195
脊髓背根神经节　148
脊髓灰质炎　108
脊髓灰质炎后期综合征　199
脊柱侧弯　41,89,138
脊柱前凸　3
脊柱融合固定　198
继发性中毒性肌病　207
继减现象　27
加巴喷丁　172

家族性 ALS　202
甲氨蝶呤　13,15,171
甲强龙　15
甲状腺功能减退性肌病　7
钾恶化性肌强直　81
假性球麻痹　190
假性手足徐动症　174
假性延髓情感　201
间质性肺病　13
肩胛综合征　8
肩胛固定术　61
剪切位点突变　44,122
交替性眼睑下垂　97
接头皱褶　124
节段性脱髓鞘　161
结蛋白病　75
结节病　13,157
结节性多动脉炎　168
进行性肌肉萎缩　192
进行性肌无力　25
进行性眼外肌麻痹　34
颈–咽–臂变异型　108
痉挛性构音障碍　99,191
静脉丙种球蛋白　118
局灶性周围神经病　145

K

抗毒素　111
抗核抗体　3,13
抗惊厥药物　172
可逆型婴儿肌病　40
空肠弯曲菌前驱感染　155
空泡变性　21
空泡性肌病　22
口轮匝肌　99
叩击性肌强直　63,78

快通道综合征　122
扩张型心肌病　42

L

莱姆病　156,170,190
郎飞结　157
雷诺定受体　85
类结晶样包涵体　22
冷球蛋白血症　154
利鲁唑　204
利塞膦酸盐　16
利妥昔单抗　165
涟漪性肌病　20
良性婴儿肌病　40
磷酸化酶 b 激酶　28
硫胺素缺乏　151
硫唑嘌呤　15,102,118,171,209
氯喹　15,21
洛伐他汀　21

M

麻风病　151
麻黄碱　209
马尾综合征　173
慢通道 CMS　120
慢通道综合征　122
慢性获得性脱髓鞘性多发性神经病　162
慢性进行性眼外肌麻痹　35,71
慢性免疫介导的多发性神经病　161
慢性炎性脱髓鞘性多发性神经病　1,100,130
慢性炎性脱髓鞘性多发性神经根神经病　161
帽状肌病　86
霉酚酸酯　17,103,118
美西律　66,81
弥漫性非坏死性肌病　210
面肩肱型肌营养不良　4,58
莫达非尼　66
幕帘征　99

N

脑白质营养不良 192
内分泌肌病 7
逆行性死亡 148

P

披肩征 13
皮肤活检 4
皮肌炎 7,12
蜱叮咬 108
嘌呤核苷酸脱氨酶缺陷 27
破碎红纤维 22,31,37
普鲁卡因酰胺 23
普瑞巴林 172

Q

齐多夫定 22
气管切开 86,197
前臂缺血试验 27
嵌压性周围神经病 145
嵌压综合征 144
强直性肌肉疾病 7
强直性肌营养不良 4,58,63,210
羟氯喹 21
青年卒中样发作 35
去羟肌苷 22
全身型 MG 99

R

热身现象 65,78
人类白细胞抗原 115
人类免疫缺陷病毒 170,190
日间嗜睡 66
溶血性贫血 32
肉毒杆菌毒素 106
肉毒碱 30
肉毒碱棕榈酰基转移酶缺乏 8
肉毒素免疫球蛋白 111

肉毒梭状芽孢杆菌 106
肉毒中毒 2,100,106,207,209
肉芽肿性肌炎 12

S

三核苷酸重复序列异常扩增 70
散发性 ALS 202
散发性包涵体肌炎 75
伤害感受器 129
伤口性肉毒中毒 107
上睑下垂 208
上运动神经元综合征 189,202
舌肌束颤 195
舌肌萎缩 2
舌肌纤颤 2,163
舌体肥大 2
伸肌无力 76
神经-肌肉接头疾病 9,108
神经病理性疼痛 138,144,155,172
神经节苷脂抗体 157
神经结节病 203
神经痛性肌萎缩 180
神经性耳聋 2
神经性肌强直 3
神经源性疾病 73
肾上腺脊髓神经病 191
肾小管酸中毒 38
生酮作用 33
施万细胞 123
食管上括约肌扩张术 72
食源性肉毒中毒 107
视乳头水肿 163
视神经病 35
视神经萎缩 31
视网膜色素变性 2,28
视网膜色素沉着 35
视网膜血管病变 59
嗜酸性肌炎 12
手套-袜子型感觉障碍 145

手套–袜子样分布　164

束周萎缩　14

双水平式呼吸道正压通气　86

双相正压通气　208

双向室性心动过速　83

睡眠呼吸暂停　66

顺铂　150,173

四核苷酸异常重复　67

酸性磷酸酶缺乏症　28

酸性麦芽糖酶缺乏　8

酸性麦芽糖缺陷　27

髓鞘蛋白零基因　138

梭状芽孢杆菌属　106

T

他克莫司　15,118

他汀类药物肌病　18

铊中毒　134

糖尿病性多发神经病　144

糖尿病性肌萎缩　184

糖尿病腰骶丛病　146

糖皮质激素　15,16,42,102,171

糖原累积病　2

腾喜龙试验　97,100,125

体感诱发电位　3

体位性低血压　113,175,207

铜缺乏症　191

痛性痉挛　150

透明体肌病　90

突触后膜　99

突触囊泡　120

脱髓鞘性周围神经病　39,134

W

腕管综合征　4,144

网格蛋白　120,123

危重病性多发神经病　210

危重病性肌病　210

微小插入突变　44

微小终板电位　120

胃造瘘　197

沃勒变性　171

无创通气　204

无创正压通气治疗　197

无肌强直电位　66

无髓纤维　129

无痛性肌病　18

无义突变　44,122

X

西尼罗河病毒　108

吸入性肉毒中毒　107

硒蛋白 N　89

细胞色素 C 氧化酶　37

细肌丝　76

下行性软瘫　107

下运动神经元综合征　189,202

先天性副肌强直　78,81

先天性肌病　7,36,40,85

先天性肌强直　7,78,80

先天性肌无力　36

先天性肌无力综合征　86,120

先天性肌营养不良　2,86

先天性髋关节脱位　85,89

先天性强直性肌营养不良　2,63

纤颤波　43,45

纤颤电位　157

纤维肌痛症　39

显性中间型 CMT　141

显性轴突型 CMT　140

线粒体 DNA　34

线粒体病　2,34

线粒体肌病　7,71

线粒体聚合酶 γ　36

线粒体脑肌病　35

线粒体融合蛋白 2　140

线粒体胃肠脑肌病　34

镶边空泡　12,14,70,76

镶嵌缺失　44

小窝蛋白　7

小细胞肺癌　98,113
小纤维感觉神经病　134
小纤维损害　129
小纤维性周围神经病　153
小指展肌　116
心肌病　28
心律失常　207
心脏传导阻滞　35
心脏毒性　21
辛伐他汀　19
胸部CT　117
胸苷磷酸化酶　39
胸廓出口综合征　180
胸腺瘤　100
胸腺切除　97,102
胸腺增生　100
血管炎性周围神经病　4,151,134
血浆置换　104,118,209
血清蛋白免疫固定电泳　3

Y

鸭步　3,13,41
亚急性联合变性　134
延髓肌无力　208
延髓麻痹　133
炎性肌病　7,12
炎性周围神经病　134
眼肌麻痹　155
眼肌型MG　99
眼睑成形术　38
眼睑痉挛　81,97
眼睑下垂　7,8,95
眼轮匝肌　97
眼外肌麻痹　8
眼咽型肌营养不良　4,36,69
厌氧芽孢杆菌　106
阳痿　113
阳性症状　1,7,129
洋葱头样改变　164
腰骶神经丛病　146,182

腰椎前凸　13
夜间通气不足　90,197
腋神经　178
一过性MG　104
医源性肉毒中毒　107
依泽替米贝　21
移码缺失突变　45
遗传性感觉神经病　130
遗传性感觉运动周围神经病　73
遗传性肌病　4
遗传性痉挛性截瘫　191
遗传性压力敏感性周围神经病　133,137
遗传性运动感觉神经病　137
遗传性运动神经病　192
遗传性周围神经病　2,4
遗传异质性　137
遗传早现　70
乙酰胆碱酯酶　120
乙酰辅酶A脱氢酶缺乏　30
乙酰唑胺　81
翼状肩　13,60
阴性纤维　22
阴性症状　1,7,129
婴儿肉毒中毒　107
用力肺活量　86,204
有创机械通气　197
有髓纤维　129
预激综合征　35
原发性侧索硬化　192,202
原发性系统性血管炎　168
原肌球蛋白　89
远端肌病　73
远隔效应　173
运动不耐受　7,25,129
运动单位电位　110
运动发育迟缓　40,196
运动神经元病　9,96,189,201
运动性周围神经病　108
运动轴索性周围神经病　151

Z

扎西他滨 22
正尖波 21,45
正中神经 178
肢带型肌营养不良 8,44
脂肪酸氧化缺陷 28
脂质沉积性肌病 2
直立性低血压 129
指屈肌 3
致死型婴儿肌病 40
中毒性肌病 7,18
中毒性离子通道病 150
中毒性神经病 134,150
中链乙酰辅酶 A 脱氢酶 29
中央核肌病 90
中央轴空肌病 85
重症肌无力 36,71,95,99,108,113,208
重症肌无力危象 157
重症监护室 207
周期性麻痹 7,78
周围神经病 10
周围髓鞘蛋白 22 138
轴空性肌病 85,89
轴索变性 139,163
轴索性周围神经病 31,134
爪形手 178,201
姿势性震颤 138
紫杉醇 173
自发电位 71
自噬泡 21
自主神经病 134,173
自主神经系统 98,107
足下垂 138
卒中样发作 31
左旋肉碱 38

其他

3,4-二氨基吡啶 111
6-巯基嘌呤 102

Andersen-Tawil 综合征 8,83
Anoctamin 肌病 73
Aβ 脂蛋白血症 152
Becker 肌营养不良症 41
Becker 型先天性肌强直 80
Beevor 征 59
Bell 面瘫 146
Bickerstaff 脑干脑炎 155
Castleman 病 176
Charcot-Marie-Tooth 病 39,137,151
Churg-Strauss 综合征 130
Coat 综合征 59
Cogan 征 71
D-青霉胺 23
Duchenne 肌营养不良症 2,41
Dystrophin 蛋白病 41
Emery-Dreifuss 肌营养不良 8
Erb 瘫痪 178
Escobar 综合征 124
E 型毒素 106
Friedreich 共济失调 175
F 波 157
F 型毒素 106
Gomori 三色法 38,86
Gottron 征 13
Gower 征 8,41
HE 染色 14
Horner 征 178
IgM 球蛋白血症相关脱髓鞘性神经病 162
Isaac 综合征 177
Kearns-Sayre 综合征 34,71
Kennedy 病 190,203
Kugelberg-Welander 病 196
Laing 远端肌病 75
LAMB2 基因 123
Lambert-Eaton 综合征 95,108
Lambert-Eaton 肌无力综合征 101,113
Leigh 综合征 40
Lewis-Sumner 综合征 162
McArdle 病 27

Miller-Fisher 综合征　108,155

Miyoshi 远端肌病　8,73,75

Morvan 综合征　177

mtDNA 耗竭综合征　40

Niemann-Pick 病　38

Nonaka 远端肌病　75

Pancoast 瘤　181

POEMS 综合征　162

Pompe 病　27

Prader-Willi 综合征　86

Reye 综合征　28

Romberg 征　3,129,145

tau 蛋白病　202

Thomsen 型先天性肌强直　80

Turner 综合征　43

Udd 肌病　75

Valsalva 动作　134

V 字征　13

Wegener 肉芽肿　168

Welander 远端肌病　73

X-性联扩张型心肌病　43

X-性联显性遗传 CMT　139

Ⅰ型肌纤维　22,89

Ⅱ型肌纤维　22,90

α-肌动蛋白　88

α-硫辛酸　38

β_2-层粘连蛋白　120

β 氧化　21

γ-谷氨酰转移酶　10

λ 轻链　165